全国高职高专护理类专业规划教材（第三轮）

老年护理学

第 2 版

（供护理类专业用）

主　编　丁建红　杨术兰
副主编　林雪峰　孙海燕　董林青　周　玥
编　者　（以姓氏笔画为序）
　　　　丁建红（长春医学高等专科学校）
　　　　刘冬玲（长春医学高等专科学校）
　　　　孙海燕（江苏医药职业学院）
　　　　杨术兰（重庆三峡医药高等专科学校）
　　　　林雪峰（天津医学高等专科学校）
　　　　周　玥（广东江门中医药职业学院）
　　　　聂　荔（重庆三峡医药高等专科学校）
　　　　唐　芳（长沙卫生职业学院）
　　　　黄臻颖（漳州卫生职业学院）
　　　　崔倩倩（山东现代学院）
　　　　董林青（山东中医药高等专科学校）

中国健康传媒集团
中国医药科技出版社

内 容 提 要

本教材是全国高职高专护理类专业规划教材（第三轮）之一，根据老年护理学教学大纲的基本要求和课程特点编写而成，内容上涵盖老年人的健康评估、老年保健、老年人的日常生活保健护理、老年人常见心理问题与维护、老年人的安全用药与护理、老化改变及常见健康问题与护理、老年常见疾病与护理、老年人的临终护理、老年人权益保障等。本教材为书网融合教材，即纸质教材有机融合电子教材、教学配套资源（PPT、微课、图片等）、题库系统、数字化教学服务（在线教学、在线作业、在线考试），具有教学资源多样化、立体化的特点。

本教材供高等职业院校护理类专业师生教学使用，也可作为临床护理和养老机构护理人员的指导用书。

图书在版编目（CIP）数据

老年护理学／丁建红，杨术兰主编. -- 2 版.
北京：中国医药科技出版社，2024.12. --（全国高职高专护理类专业规划教材）. -- ISBN 978-7-5214-5098-9

Ⅰ. R473

中国国家版本馆 CIP 数据核字第 2024A4P887 号

美术编辑 陈君杞
版式设计 友全图文

出版 **中国健康传媒集团** | 中国医药科技出版社
地址 北京市海淀区文慧园北路甲 22 号
邮编 100082
电话 发行：010-62227427 邮购：010-62236938
网址 www.cmstp.com
规格 889mm×1194mm $^1/_{16}$
印张 13 $^3/_4$
字数 397 千字
初版 2015 年 8 月第 1 版
版次 2025 年 1 月第 2 版
印次 2025 年 1 月第 1 次印刷
印刷 河北环京美印刷有限公司
经销 全国各地新华书店
书号 ISBN 978-7-5214-5098-9
定价 **49.00 元**

获取新书信息、投稿、为图书纠错，请扫码联系我们。

数字化教材编委会

主　编　丁建红　杨术兰

副主编　董林青　林雪峰　孙海燕　周　玥

编　者　（以姓氏笔画为序）

丁建红（长春医学高等专科学校）

刘冬玲（长春医学高等专科学校）

孙海燕（江苏医药职业学院）

杨术兰（重庆三峡医药高等专科学校）

林雪峰（天津医学高等专科学校）

周　玥（广东江门中医药职业学院）

聂　荔（重庆三峡医药高等专科学校）

唐　芳（长沙卫生职业学院）

黄臻颖（漳州卫生职业学院）

崔倩倩（山东现代学院）

董林青（山东中医药高等专科学校）

出版说明

全国高职高专护理类专业规划教材，第一轮于 2015 年出版，第二轮于 2019年出版，自出版以来受到各院校师生的欢迎和好评。为深入学习贯彻党的二十大精神，落实《国务院关于印发国家职业教育改革实施方案的通知》《关于深化现代职业教育体系建设改革的意见》《关于推动现代职业教育高质量发展的意见》等有关文件精神，适应学科发展和高等职业教育教学改革等新要求，对标国家健康战略、对接医药市场需求、服务健康产业转型升级，进一步提升教材质量、优化教材品种，支撑高质量现代职业教育体系发展的需要，使教材更好地服务于院校教学，中国健康传媒集团中国医药科技出版社在教育部、国家药品监督管理局的领导下，组织和规划了"全国高职高专护理类专业规划教材（第三轮）"的修订和编写工作。本轮教材共包含 24 门，其中 21 门为修订教材，3 门为新增教材。本套教材定位清晰、特色鲜明，主要体现在以下方面。

1. 强化课程思政，辅助三全育人

贯彻党的教育方针，坚决把立德树人贯穿、落实到教材建设全过程的各方面、各环节。教材编写将价值塑造、知识传授和能力培养三者融为一体。深度挖掘提炼专业知识体系中所蕴含的思想价值和精神内涵，科学合理拓展课程的广度、深度和温度，多角度增加课程的知识性、人文性，提升引领性、时代性和开放性，辅助实现"三全育人"（全员育人、全程育人、全方位育人），培养新时代技能型创新人才。

2. 推进产教融合，体现职教精神

围绕"教随产出、产教同行"，引入行业人员参与到教材编写的各环节，为教材内容适应行业发展献言献策。教材内容体现行业最新、成熟的技术和标准，充分体现新技术、新工艺、新规范。

3. 创新教材模式，岗课赛证融通

教材紧密结合当前实际要求，教材内容与技术发展衔接、与生产过程对接、人才培养与现代产业需求融合。教材内容对标岗位职业能力，以学生为中心、成果为导向，持续改进，确立"真懂（知识目标）、真用（能力目标）、真爱（素质目标）"的教学目标，从知识、能力、素养三个方面培养学生的理想信念，提升学生的创新思维和意识；梳理技能竞赛、职业技能等级考证中的理论知识、实操技能、职业素养等内容，将其对应的知识点、技能点、竞赛点与教学内容深度衔接；调整和重构教材内容，推进与技能竞赛考核、职业技能等级证书考核的有机结合。

4. 建新型态教材，适应转型需求

适应职业教育数字化转型趋势和变革要求，依托"医药大学堂"在线学习平台，搭建与教材配套的数字化课程教学资源（数字教材、教学课件、视频及练习题等），丰富多样化、立体化教学资源，并提升教学手段，促进师生互动，满足教学管理需要，为提高教育教学水平和质量提供支撑。

前言 PREFACE

本教材是全国高职高专护理类专业规划教材（第三轮）之一，为了贯彻落实《国务院关于印发国家职业教育改革实施方案的通知》《关于深化现代职业教育体系建设改革的意见》《职业教育提质培优行动计划（2020—2023 年）》《关于推动现代职业教育高质量发展的意见》，以教育部颁布的《高等职业学校专业教学标准》为依据，适应学科发展和高等职业教育教学改革等新要求，对标国家健康战略，服务老年健康产业。紧紧围绕培养目标、社会需求、岗位需求精心编写，将"落实立德树人根本任务，发展素质教育"的战略部署要求贯穿教材编写全过程，体现护理专业特色和突出职业教育内涵。可供高等职业院校护理类专业师生教学使用，也可作为临床护理和养老机构护理人员的指导用书。

本教材以岗位所需要的基本理论、基本知识、基本技能为目标，以"实用、适用、够用"为原则，力求体现创新性、科学性、先进性、启发性和实用性，坚持"以就业为导向，以全面组织为基础，以能力为本位"的现代职业教育教学改革方向，体现高职高专教育特点，同时结合医学知识博大精深、护理知识实践操作性强等特点，在编写内容上注重课程思政，编写详略得当、简明扼要、重点突出、层次分明。

本教材共分十章理论知识，内容包括绪论、老年人的健康评估、老年保健、老年人的日常生活保健护理、老年人的常见心理问题与维护、老年人的安全用药与护理、老化改变及常见健康问题与护理、老年常见疾病与护理、老年人的临终护理、老年人权益保障等，旨在通过学习，培养和提高学生的综合职业能力和关爱老年人健康的职业素养。本教材设置了"学习目标""情境导入""知识链接""重点小结""目标检测"等模块，可以扩展学生的知识量和提高学生阅读兴趣，注重培养学生的技能应用能力、创新能力、执行能力、沟通交流能力、团队合作能力、责任心、职业素养等，努力将其培养成具有职业核心能力的高素质技能型人才。本教材为书网融合教材，配备丰富多样化、立体化教学资源，提升教学手段，促进师生互动，使教材内容更加形象化、生动化。引入岗位微课或视频，实现岗位情景再现，让学生提前了解岗位需求。提升知识性内容数字资源的品质，激发学生学习兴趣。促进师生互动，满足教学管理需要，为提高职业教育教学水平和质量提供支撑。

本教材由丁建红、杨术兰担任主编，具体编写分工如下：第一章由丁建红编写；第二章由孙海燕编写；第三章由董林青编写；第四章由唐芳编写；第五章由周玥编写；第六章由林雪峰编写；第七章由杨术兰编写；第八章由刘冬玲、黄臻颖编写；第九章由聂荔编写；第十章由崔倩倩编写。

本教材在编写过程中得到了护理届同仁和各编者单位的大力支持，在此表示诚挚的谢意。由于编者水平与经验有限，教材中难免有疏漏和不足之处，恳请广大读者不吝赐教，以便我们进一步修订完善。

编 者
2024 年 8 月

CONTENTS 目录

第一章 绪 论

PPT

学习目标

知识目标：通过本章的学习，应能掌握我国人口老龄化趋势所带来的影响和健康老龄化对策，老年护理的工作目标和原则；熟悉老年护理学的特点；了解老年护理的道德准则和职业素养。

能力目标：具备运用老年护理学知识，针对人口老龄化发展趋势与我国国情特色，采取应对措施推进老年护理事业发展和助力健康老龄化的能力。

素质目标：通过本章的学习，树立为老年人健康服务为中心的职业素养，培养"为老尊老服老"意识，提升"知老敬老爱老"的专业情怀和职业精神。

情境导入

情境：《全国人口普查条例》规定人口普查每10年进行一次。我国自1999年进入老龄化社会，老年人口规模日益壮大，老龄化程度逐步加深。根据国家统计局、国务院第七次全国人口普查领导小组办公室发布人口普查结果显示，中国人口共141178万人（14.1178亿人），60岁及以上人口为26402万人，占18.70%，其中，65岁及以上人口为19064万人，占13.50%。与2010年第六次全国人口普查相比，60岁及以上人口的比重上升5.44个百分点，65岁及以上人口的比重上升4.63个百分点。从目前的趋势来看，未来中国老龄化速度会以较高斜率逐年上升。

思考：1. 何谓人口老龄化？人口老龄化的主要原因有哪些？

2. 人口老龄化给国家和社会带来哪些影响和挑战？

3. 采取哪些应对措施，助力健康老龄化？

4. 老年护理人员应具备哪些职业素养？

《中华人民共和国基本医疗卫生与健康促进法》的实施，为推进健康中国建设提供了法律保障。国家正在积极推动健康管理、养老养生等领域协同发展，从以"治病为中心"向以"健康为中心"转变。随着生活水平和生活质量的提高，人们逐渐养成良好的生活习惯和生活方式，能够利用科学的方法，合理搭配营养膳食，保持愉悦心情，经常适当运动，为"老年期"的身心健康打下坚实基础。每个人都要面临衰老阶段，老年人要逐步培养健康养老习惯，做好疾病预防、治疗、护理和康复，做好生命质量管理，做一个身心健康的老年人，度过一个近乎完美的人生。

《"健康中国2030"规划纲要》是推进健康中国建设的行动纲领。"共建共享、全民健康"，是建设健康中国的战略主题，核心是以人民健康为中心，落实预防，推行健康生活方式，减少疾病发生，强化早诊断、早治疗、早康复，实现全民健康。随着社会经济和科学进步的快速发展，以及人民生活条件的日益改善和生活质量的不断提高，人类平均寿命逐渐普遍延长，人口老龄化也随之日益明显，人口老龄化和老龄化社会问题已成为当今世界重要社会问题。老年人的社会保障、医疗保障、服务需求、产业发展等面临着机遇和挑战。探讨与研究老年人的健康问题，满足老年人的健康需求，提高老年人的生活质量和生活水平，是老年护理的重要课题。

我国进入中度老龄化社会，老龄化往高龄化发展速度加快。随着我国老年人口的日益壮大，老年病的预防、治疗、护理与康复，会越来越多地占用大量的卫生资源，这必将成为我国医疗卫生保健事业关注的焦点之一。因此，老年人群的相关问题越来越突出，老年护理学也显得尤为重要，它是一门针对老年人这一特殊群体，研究老年人健康问题，探讨老年病的有效护理措施，最大限度满足老年人的健康需要，以提高老年人生活质量为宗旨的综合性应用学科。老年护理学已成为与老年生物学、老年医学、老年社会学等相适应的一门独立分支学科。人口老龄化和老龄化社会对护理专业提出了许多新课题，同时也为老年护理学的发展提供了机遇和挑战。

第一节　老年人与健康老龄化 🅔 微课

　　整个生命过程即生命周期，源于生物学概念，逐步延伸到社会科学领域，是指一个生命个体从出生到逐渐成长、衰退，再到死亡的一系列形态和功能的变化过程。在生命过程中，大多数人都会经历童年、青年、成年和老年等不同阶段。人的年龄是标记生命周期的时间尺度，在不同的年龄阶段，人体会发生一系列的生理和心理变化。"老年期"是人的生命周期中的最后阶段，其特点是身体各器官组织和功能出现明显的退行性变性，心理方面也发生相应变化，衰老现象逐渐明显。由于各种变化包括衰老是循序渐进的，人生各个时期很难截然划分。衰老与人的健康水平有关，不同时代、不同地区的人，衰老进度也不尽相同。当人类步入"老年期"，其组织器官走向老化、生理功能走向衰退、心理情绪走向低落。老年期是需要全社会关怀照护的人生阶段。

一、人的寿命

（一）人的寿命

　　人类的寿命以日历年龄表示，衡量人类寿命主要有三种指标，即"平均预期寿命、健康预期寿命和最高寿命"。目前，人类的寿命正在逐年缓步增长，而这种增长似乎没有界限可言。过去，研究者将 120 岁视为人类年龄的极限，几乎没有人能超越。人类的寿命是个不定数，没有统一的上限标准。

　　1. 平均预期寿命　平均预期寿命（average life expectancy）是指通过回顾性死因统计和其他统计学方法，计算出特定人群能生存的平均年数，简称平均寿命或预期寿命。它代表一个国家或地区人口的平均存活年龄，可以概括地反映该国家或地区人群寿命的长短。普遍采用平均预期寿命作为衡量一个国家人口的生存质量和健康水平的一个重要指标。平均预期寿命表示生命的长度，是以死亡作为终点。由于平均预期寿命是以当前分年龄死亡率为基础计算，而死亡率又是不断变化的，因此，平均预期寿命实际上是一个假定的指标。据 World Bank Group 2020 年报道，2019 年世界人口平均预期寿命为 72.7 岁；我国居民平均预期寿命为 76.9 岁，比世界平均水平约高 4.2 岁，并首次超过美国（76.8岁）。这不仅反映了我国社会经济和科学进步的快速发展，也反映了我国在疾病预防、治疗、护理、康复水平等方面正在逐步提升。

　　2. 健康预期寿命　健康预期寿命（active life expectancy）是指个人在良好状态下的平均生存年数，也就是老年人能够维持良好的日常生活活动功能的年限。健康预期寿命是卫生领域评价居民健康状况的指标之一，主要体现人的生命质量。测定健康预期寿命的主要指标是日常生活活动能力（activity of daily living，ADL），健康预期寿命的终点是日常生活活动能力的丧失，即进入寿终前的依赖期。因此，平均预期寿命是健康预期寿命和寿终前依赖期的总和，健康预期寿命占平均预期寿命的 80% ~ 90%。健康预期寿命是人口健康状况的一个综合指标，是可持续发展的目标之一，体现了人的生命质量。

3. 最高寿命 最高寿命（maximum life – span of human）是指在没有外因干扰的条件下，从遗传学角度而言人类可能生存的最高年龄。科学家们用各种方法来推测人的最高寿命，如按性成熟期（14～15 岁）的 8～10 倍推算，人的寿命可达 112～150 岁；按生长期（20～25 岁）的 5～7 倍推算，人的最高寿命可达 100～175 岁；按细胞分裂次数（40～60 次）的 2.4 倍推算，人的寿命可达 120～132 岁。尽管人的正常寿命可以超过百岁，但是由于个人生活习惯、生活方式、疾病困扰、生存环境和社会因素等影响，目前人类寿命与最高寿命的差距仍然较大，随着科学技术的不断发展和社会进步，人类的平均寿命也许会逐渐接近或达到最高寿命，这也是人类所期盼的。

（二）我国人均预期寿命

从 2015 年到 2019 年底，我国居民人均预期寿命从 76.3 岁提高到 77.3 岁，4 年提高了 1 岁。我国居民健康预期寿命稳健提升，反映了我国积极应对人口老龄化社会的策略与措施正在发挥卓有成效的作用。

二、老年人的年龄划分

联合国世界卫生组织（WHO）根据现代人的生理心理结构上的变化和特点，将人的生命周期做了新的划分，确定新的年龄界限为：青年人（44 岁以下）、中年人（45～59 岁）、年轻老年人（60～74 岁）、老年人（75～89 岁）、长寿老年人（90 岁以上）。WHO 对老年人年龄的划分标准有两个标准，即划分为 65 岁以上人群和 60 岁以上人群。

1982 年，中华医学会老年医学学会将 60 岁以上人群划分为老年人。老年分期按 45～59 岁为老年前期（中老年人），60～79 岁为老年期（老年人），80～89 岁为高龄期（高龄老年人），90 岁以上为长寿期（长寿老年人），这种划分标准沿用至今（表 1 – 1）。我国民间常用"年过半百"意味着人已步入老年，习惯以"六十花甲，七十古稀，八十为耄，九十为耋"代表不同老年时期。

表 1 – 1 我国划分老年人的标准（1982 年）

年龄（岁）	分期	老年人称呼
45～59	老年前期（初老期）	中老年人
60～79	老年期	老年人
80～89	高龄期	高龄老年人
90 以上	长寿期	长寿老年人

三、人口老龄化和老龄化社会

（一）人口老龄化的相关概念

1. 老化（aging） 又称衰老，是指人体从出生到成熟期后，随着年龄的增长而产生的一系列的全身性、进行性的组织结构、生理功能和心理行为上的退行性变化。老化是一种正常发展过程，是一种生理过程。老化分为正常老化和异常老化。

（1）正常老化 也称为生理性老化，是指机体在生长过程中随着年龄的增长而发生的生理性的退行性变化，是符合自然规律的。

（2）异常老化 也称为病理性老化，是指在生理性老化的基础上因生物、心理或环境等因素而导致提前出现的各种退行性变化，是不符合自然规律的。

老化速度与个体的遗传、营养、生活方式、文化程度、心理状态、职业、环境和社会等因素有关，其中遗传因素可能起决定性作用。同时，同一个体的各个系统、各个器官的老化速度也不同步，同一种改变在各器官的表现也不同，如心、脑及肾的动脉硬化的程度并不完全同步。简单功能（如心搏出量或肾排泄功能）与复杂功能（如神经系统的反应时间及身体的适应能力等）相比受老化影响较轻。老化在机体成熟期后开始出现，在 40 岁左右逐渐发展，60 岁左右开始更加明显。老化速度最快的时期是老年期。

2. 老年人口系数（proportion of aged population） 又称老年人口比例，是指在社会人口年龄结构中，老年人口数（60 岁或 65 岁以上）占总人口数的比例，它是用来衡量人口老龄化程度的重要指标。

3. 人口老龄化（aging of population） 简称人口老化，是指总人口中因年轻人口数量减少、年长人口数量增加而导致的老年人口比例不断上升的一种动态过程。

人口老龄化包含两个方面。

（1）老年人口相对增多，在总人口中所占比例不断上升的过程。

（2）社会人口结构呈现老年状态，进入老龄化社会。

人口老龄化是一种社会发展的必然规律和现象，是指人类群体的老化，老年人口数量在社会总人口中达到一定比例且持续增长的过程。出生率和死亡率下降和平均预期寿命的延长，是人口老龄化的直接原因。人口老龄化问题日益突出，老年人生活照料的需求也相应地随之改变，除一些传统的养老模式外，也有越来越多的老年人倾向于选择新型的养老模式。

4. 积极老龄化（active aging） 2002 年，在马德里召开的第二次老龄问题世界大会上正式提出"积极老龄化"理念，围绕健康、参与和保障三个维度设立了行动框架，看成三位一体，强调老年人社会参与的必要性、重要性。它可以让老年人认识到自己在一生中身体、心理以及社会方面的潜能，能够积极地面对老年时期的生活。作为家庭和社会的重要资源，能够继续为社会发挥余热，作出有益的、力所能及的贡献。同时，能够按照自己的需求、愿望和能力去参与社会活动。当他们需要帮助和照顾时，社会能够给予老年人获得充分的保护、保障和照护等。积极老龄化是应对人口老龄化和老龄化社会所不可或缺的。

5. 健康老龄化（aging of healthy） 是指个人在进入老年期时，其躯体、智力、心理、社会、经济五个方面的功能仍能保持良好的状态，将身患疾病或生活不能自理的时期推迟到生命的最后阶段。联合国倡议，将健康老龄化作为全球解决老龄化问题的奋斗目标。一个国家或地区的老年人中若有较大比例属于健康老龄化，老年人的作用则能够得到充分发挥，老龄化的负面影响会得到制约或缓解，其老龄化过程或现象即称为健康老龄化或成功老龄化。

（二）老龄化社会及划分标准

1. 老龄化社会 人口老龄化是过去和当前人口出生、死亡、迁移、变动对人口发展的综合作用，也是经济增长、社会发展和人类进步的必然结果。随着老年人口总数的增加，在社会中老年人口总数比例不断上升，从而形成了"老年型国家"或"老龄化社会"。老龄化社会的形成是十分复杂的，它是社会进步的标志，也体现了人类衰老的延迟、寿命的延长、死亡率和出生率的下降。评价一个国家或地区老龄化社会程度，应包含人口平均寿命、老年人口系数、年龄中位数（指以上和以下的人口各占一半的那个年龄）、长寿水平、老龄化指数等指标，对这些指标进行综合评价，才是相对客观的。

2. 老龄化社会的划分标准 老龄化社会的划分标准尚未完全统一，通常是指老年人口系数 10% 以上。目前，WHO 根据各个国家的实际状况，对老龄化社会的划分也相应执行两个标准。即 65 岁以上的老年人口系数超过 7%，或 60 岁以上的老年人口系数超过 10%，称为老龄化社会。对于一个国家或一个地区来说，即为老年型国家或老年型地区（表 1-2）。

表 1 - 2 老龄化社会的划分标准

项目	标准一	标准二
老年人年龄界定	65 岁以上	60 岁以上
青年型老龄化社会（老年人口系数）	<4%	<8%
中年型老龄化社会（老年人口系数）	4% ~ 7%	8% ~ 10%
老年型老龄化社会（老年人口系数）	>7%	>10%

（1）标准一 65 岁以上人口占总人口比例的 7% 以上，称为老年型老龄化社会（老龄化国家或地区）。

（2）标准二 60 岁以上人口占总人口比例的 10% 以上，称为老年型老龄化社会（老龄化国家或地区）。

我国于 1999 年进入老龄化社会，按照以上标准，60 岁以上的老年人口数为 1.26 亿，全国总人口数为 12.96 亿，老年人口数占总人口数的 10.03%，超过了 10%。即我国于 1999 年进入老龄化社会，成为老年型老龄化社会（老龄化国家）。

四、人口老龄化发展趋势与特点

（一）世界人口老龄化趋势与特点

1. 人口平均预期寿命延长 据不完全统计，19 世纪许多国家的平均寿命只有 40 岁，到了 20 世纪末已达到 60 ~ 70 岁。2019 年全球人均预期寿命为 72.8 岁，比 1990 年提高近 9 岁，但该数据受客观原因影响，在 2021 年降至 71 岁。《世界人口展望 2022》报告预计 2050 年全球人均预期寿命将达到 77.2 岁。据 2023 年世界卫生组织发布的数据，全球平均寿命为 72.6 岁，其中女性寿命比男性寿命长 3 ~ 4 岁。

2. 人口老龄化速度增快 世界总人口数量以每年 1.2% 的速度增长，而老年人口数量增长率在 2010—2017 年已增至 3.1%。

3. 高龄和女性老年人增长速度快 高龄老年人是老年人口中增长最快的群体。1950 ~ 2050 年间，80 岁以上高龄老年人人口数量平均每年以 3.8% 的速度增长，远远超过 60 岁以上老年人人口 2.6% 的平均增长速度。2015 年全球高龄老年人口超过 1.24 亿，2020 年超过 1.46 亿，预计到 2050 年将达 3.8 亿，在世界总人口中的占比将升至 4.3%，占老年人总数的 1/5，且女性平均年龄高于男性。

（二）中国人口老龄化趋势

21 世纪中国的人口老龄化可以划分为三个阶段。

第一阶段：快速老龄化阶段（2001 ~ 2020 年），老年人口已达到 2.48 亿。

第二阶段：加速老龄化阶段（2021 ~ 2050 年），老年人口最终将超过 4.0 亿。

第三阶段：稳定的重度老龄化阶段（2051 ~ 2100 年），老年人口规模将稳定在 3.0 亿 ~ 4.0 亿。

因此，中国将面临人口老龄化和人口总量过多的双重压力。

（三）中国人口老龄化特点

我国人口老龄化特点有老年人口基数大、老年人口增速快、高龄化等趋势明显、老龄化程度差异大、未富先老等。

1. 老年人口基数大 老年人口规模巨大，老年人口数量居世界之首。我国第七次人口普查数据显示，60 岁及以上人口为 2.64 亿，占总人口的 18.70%，其中 65 岁及以上人口为 1.91 亿，占总人口 13.50%。截至目前，中国老年人口数量占亚洲老年人口总数的 1/2，占世界老年人口总数的 1/5。

2. 老年人口增速快 我国从 1999—2024 年用了 25 年的时间，人口年龄结构基本完成了从成年型向老年型的转变历程。从 2010—2020 年 60 岁及以上人口比重上升了 5.44 个百分点，65 岁及以上人口上升了 4.63 个百分点，属于老龄化速度发展较快的国家，未来 30 年处于老龄化快速深化期。少部分国家 65 岁以上老年人口占总人口比例从 7% 上升到 14%，大多需要平均用 45 年的时间。

3. 高龄化等趋势明显 高龄化、空巢化、贫困化、少子化等趋势明显。全国老龄工作委员会数据显示，从 2020 到 2035 年，我国将进入急速老龄化阶段，老年人口将从 2.12 亿增加到 4.18 亿，占比提升到 29%。高龄老年人（80 岁及以上老年人）正以 2 倍于老年人口的速度增加，以年均增长 100 万人的态势发展。民政部数据显示，目前中国城乡空巢家庭达 50%~70%，空巢老年人数量超过 1.2 亿人，其中农村留守老年人口数约 4000 万人，占农村老年人口的 37%，贫困老年人口数 2300 万人。中国目前正处于少子化阶段，这意味着出生人口数量相对较少。

4. 老龄化程度差异大 人口老龄化城乡差异扩大，乡村老龄化水平明显高于城镇。

国家应对人口老龄化战略研究表明，我国农村人口老龄化程度已经达到 15.4%，比全国 13.26% 的平均水平高出 2.14 个百分点，高于城市老龄化程度，已出现"农村比城市先老""东部比西部先老""老龄化程度出现阶段性差异"等特点。

5. 未富先老 我国人口老龄化与社会经济发展水平不相适应，2000 年中国 60 岁以上人口占 10.03%，人均 GDP 仅为 3976 美元，进入人口老龄化阶段，呈现出"未富先老"和"未备先老"的态势。

五、人口老龄化的影响与健康老龄化对策

人口老龄化是社会发展的重要趋势和必然现象，也是今后较长一段时期我国的基本国情，这既是挑战也存在机遇。从挑战方面看，人口老龄化将减少劳动力的供给数量、增加家庭养老负担和基本公共服务供给的压力。从机遇方面看，人口老龄化促进了"银发经济"发展，扩大了老年产品和服务消费，有利于推动科学技术进步，带来一些新的商机和社会发展。

大多数国家人口增长较快的因素通常有社会、经济、传统和社会保障体制等。医疗卫生事业的发展提高了人口出生的成活率，降低了死亡率，所以人口增长率提高，使得人口增长速度加快。全球面对日益增大的人口老龄化压力，各国政府根据各自国情构建多方位、多支柱的养老保障体系。我国目前拥有 14 多亿人口，老龄化进程加快，劳动年龄人口减少，老龄化人口增多，面临比其他国家更大的压力，因此，我国应对人口老龄化的策略必须具有战略性和前瞻性。我们需要结合我国国情，借鉴各国应对人口老龄化的经验，积极探索具有中国特色的应对人口老龄化的对策和积极老龄化措施，助力健康老龄化。

（一）人口老龄化的主要影响

人口老龄化和老龄化社会所带来的一系列现实问题，不仅有老年人自身的问题，还牵涉到政治、经济、文化和社会发展诸多方面的问题。人口老龄化对经济运行全领域、社会建设各环节、社会文化多方面，以及国家综合实力和国际竞争力都具有深远的影响。

1. 社会负担 随着人口老龄化和老龄化社会的加速发展，使劳动年龄人口的比重逐渐下降，老年抚养系数不断上升，从而加重了劳动人口的经济负担。社会负担系数，即抚养比/抚养系数，是指非劳动力人口数与劳动力人口数之间的比率，总抚养系数等于老年人抚养系数与少儿抚养系数相加。根据《2023 年度国家老龄事业发展公报》显示，预计到 2030 年，我国将迎来老年人口高负担的重要历史时期。约 2.5 个劳动年龄人口抚养 1 位老年人。

2. 养老保障负担 老龄化社会和人口老龄化使得国家用于老年社会保障的费用日益增加，医疗

费用和养老金是社会对老年人支出的主要项目，其次还有各种涉老救助和福利待遇等。截至2023年末，我国享受高龄津贴的老年人3547.8万人，享受养老服务补贴的老年人621.4万人，享受护理补贴的老年人98.5万人，享受综合补贴的老年人66.7万人。全国共支出老年福利资金421.7亿元，养老服务资金223.2亿元。

3. 医疗保健服务需求　随着人的寿命逐渐延长和老年人口数量的不断增加，因疾病、伤残、衰老等而失去日常生活活动能力的老年人日渐增多。老年人医疗卫生消费支出的经济压力越来越大，老年人社会服务的需求也迅速加大。目前我国阿尔茨海默病患者近1000万人。60岁以上人群发病率为3.9%，而65岁以上人群的发病率为5%左右，85岁以上人群的发病率甚至高达30%。阿尔茨海默病死亡已上升至中国城乡居民总死亡原因的第5位。阿尔茨海默病患者中，92%需要家人照护，57%需全天陪同，近2/3的照护者感到轻度及以上的看护压力。因此，老年人对专业医护人员、医疗保健康复设施的需求增大，对卫生资源和养老服务的需求不断增加。

4. 家庭式养老功能减弱　人口老龄化、高龄化影响家庭结构和赡养功能。"9073模式"是未来我国重要的三种养老模式，即"90%的人居家养老，7%的人社区养老，3%的人专业养老机构养老"。目前随着我国国情的发展，家庭规模日趋缩小，大多数城市家庭人口代际结构模式呈现"4~2~1"（即4个老人、1对夫妇、1个孩子）或家庭少子化，从而使家庭养老功能不断减弱。

5. 社会养老服务需求加大　目前，我国的社会养老服务资源略显不足。根据民政部不完全统计，截至2023年三季度，全国各类养老机构和设施总数达40万个、床位820.6万张。养老护理员的数量不足60万人，按照国际上失能老人与护理员3∶1的配置标准推算，我国老年护理人员缺口在1000万人以上，由此可见，养老服务的发展任重道远，养老服务需求加大。《养老机构重大事故隐患判定标准》的提出，全国养老服务监管效能提升年活动等实施，提升了养老机构服务质量。近年来，我国聚焦老年群体急难愁盼问题，有效满足老年人多层次、多样化养老服务需求，养老服务供给更趋优化。通过不断努力和提高社会养老服务能力，以期逐步解决养老难题，逐步提高老年人养老生活质量。

（二）健康老龄化的对策

人口老龄化是社会发展的必然规律，老龄化社会是人类发展的必然现象，是世界上每一个国家都要面对和解决的问题。老龄化社会带来的影响包括积极的影响和消极的影响，努力探索和解决应对人口老龄化的措施和健康老龄化对策，将消极影响转化为积极影响，逐步推进老年医疗卫生服务体系建设，将医疗卫生服务延伸至社区、家庭。

建立健全医疗卫生机构与养老机构合作机制，支持养老机构开展医疗服务。推进中医药与养老融合发展，推动医养结合，为老年人提供"治疗期住院、康复期护理、稳定期生活照料、安宁疗护一体化"的健康和养老服务，促进慢性病全程防治管理服务同"居家、社区、机构"养老紧密结合。鼓励社会力量兴办医养结合机构。加强老年常见病、慢性病的健康指导和综合干预，强化老年人健康管理。推动开展老年心理健康与关怀照护服务，加强老年痴呆症等疾病的有效干预。推动居家老年人长期照护服务发展，全面完善经济困难的高龄、失能老年人补贴制度，建立多层次长期护理保障制度。进一步完善政策，使老年人更便捷获得基本药物。在提高老年人生活质量的同时，对国家政治、经济、文化和社会发展起到积极有效的推动作用。

2023年10月，《民政部　财政部关于组织开展中央财政支持经济困难失能老年人集中照护服务工作的通知》民发〔2023〕53号（以下简称《通知》）发布。《通知》称，为贯彻落实积极应对人口老龄化国家战略，加快推进基本养老服务体系建设，积极发展服务类社会救助，探索构建可持续、可推广的经济困难失能老年人长期照护服务模式和保障机制，民政部、财政部决定于2023年起组织开展中央财政支持经济困难失能老年人集中照护服务工作。《通知》分4部分，分别为总体要求、工作内容、资金分配、工作要求。重点内容主要有四点如下。

（1）规定经济困难失能老年人救助范围为同时满足"年满60周岁、已纳入最低生活保障范围，且经评估为完全失能等级并自愿入住养老机构"条件的老年人。

（2）明确老年人享受的救助额度为入住养老机构实际收费标准扣除老年人已获得的最低生活保障金、残疾人"两项补贴"等行政给付后的差额。长期护理保险参保人员已经通过基金支付基本护理服务费用的，不纳入救助范围。

（3）确定经济困难失能老年人救助流程分为能力评估、入住机构、救助审核、救助实施，救助金从申请对象入住养老机构当月起算，并于次月由县（市）区民政部门按月支付到其本人最低生活保障金账户。该政策施行前救助对象入住养老机构的费用不能使用该项资金予以救助。

（4）要求县（市）区民政部门定期根据服务人数、满意度等内容进行绩效考核，可以结合考核结果对养老机构发放绩效补助，绩效补助总额不能超过当地向经济困难失能老年人实际发放基本养老服务救助金总额的30%，对考核结果不合格的建立清退机制。

人口老龄化的结果，势必对老年人本身，对家庭、社会及国家带来一系列新问题。因此，要积极地研究健康老龄化对策，建立健全具有中国特色的社会养老制度和老年医疗保险制度，加强老年学和老年医学研究，加强老年医疗保健康复工作与老年健康教育。引导老年人践行积极老龄观，推进健康老龄化和积极老龄化。积极老龄化能充实老年人"六个老有"，即"老有所养、老有所医、老有所为、老有所学、老有所教、老有所乐"，强化我国老年人"归属感"，提高老年人的生活质量，使老年人健康长寿，积极安享晚年享受生活的同时，为社会和家庭做出力所能及的贡献，实现人生价值。

第二节　老年护理学概述

一、老年护理学及相关概念

（一）老年学

老年学（gerontolog）由老年医学（或医学老年学）、老年生物学、老年心理学及老年社会学四大分支学科构成，老年医学是临床医学中的一个新的分支学科，它不仅研究老年病，而且还涉及人类衰老的基础理论研究和老年医学教育的研究。

老年学是研究人类老化及其引起一系列经济和社会等与老年相关的问题。老年学是在老年医学、老年生物学、老年心理学和老年社会学等边缘性学科产生和发展的基础上形成的一门综合性学科。老年学是对人们衰老的研究，包括从学科和实际工作领域，对衰老过程从生理、心理和社会方面进行的全方位研究。它涉及社会、经济、环境、保健和其他诸多领域，目前已成为一门重要而独立的学科体系。

（二）老年医学

老年医学（geriatrics）是研究人类衰老的机制，人体老年性变化规律，老年人卫生保健和老年疾病防治特点的科学，是医学中的一个分支，也是老年学的主要组成部分。老年医学范围很广，包括老年基础医学、老年临床医学、老年康复医学、老年流行病学、老年预防医学（包括老年保健）及老年社会医学等内容。

（三）老年护理学

老年护理学（gerontological nursing）是研究、诊断和处理老年人对自身存在的和潜在的健康问题的反应的学科。它是护理学的一个分支，与社会科学、自然科学相互渗透。是以老年人为研究对象，研究衰老过程中老年人身心健康、疾病护理特点与预防保健的学科。其研究的重点在于从老年人生理、心理、社会文化以及发展角度出发，研究自然、社会、文化教育和生理、心理因素对老年人健康的影响，探讨用护理手段或措施解决老年人健康问题。

二、老年护理学的范畴和特点

（一）老年护理学的范畴

老年护理学起源于老年学和护理学，是一门跨学科、多领域并具有其独特性的综合性学科。现有理论包括护理理论和社会学、生物学、心理学、健康政策等学科理论。美国护士协会（American nurses associatin，ANA）于1987年提出用"老年护理学（gerontological nursing）"代替"老年病护理（geriatric nursing）"的概念，老年护理学涉及的护理范畴更广泛，包括评估老年人的健康和功能状态，制订护理计划，提供有效护理和其他卫生保健服务，并评价效果；强调维持和促进健康，治疗和康复，预防和控制由急慢性疾病引起的残疾，协助自理和慢性病管理，为衰弱和自理能力缺失的老年人提供医疗护理服务、姑息治疗和临终关怀等连续护理服务。最大限度发挥老年人的日常生活活动能力，实现老年人机体的最佳功能或维持最佳的健康状态，使其保持乐观向上的态度和舒适的生活质量，直至有尊严地安宁离世。

（二）老年护理学的特点

1. 理论性、实践性、复杂性 由于老年人的个体和群体特点决定了老年护理学具有较强的理论性、实践性的特点。随着年龄的增长，老年人带病生存是老年人群中的一个普遍现象，在高龄老年人中尤为常见，多种慢性病共存而导致了患者临床症状不典型、诊疗困难、多重用药、并发症多且严重等，这都提示了老年护理的复杂性。这些决定了在老年护理学的理论构建与能力培养中，需要考虑老年护理实践的特点。

2. 多学科性 多学科性是老年护理学的一个重要特点。主张、主导多学科共同合作，在多种场所服务，强调团队协作关系，需要社会家庭的共同努力。由于老年护理涉及面广，包括疾病、功能状态、精神健康、社会经济体制、医疗体制、养老政策和法规、社会文化、伦理道德等，决定了老年护理必须与多学科进行合作，建立老年护理专业综合的教育体系，以满足老年人特有的多方面需求。在预防疾病、治疗护理、康复保健、社会福利等方面，应与医学、护理学、社会学、心理学、经济学、伦理学等领域专家共同探讨老年人健康问题的解决路径。

三、老年护理的工作目标和原则

随着年龄的增长，进入老年期的人们的身心功能会逐渐走向衰弱或衰退。尽管老年人面临老年期生理、心理变化和多种慢性疾病的折磨，但老年护理的最终目标是提高其生活质量，使其保持最佳功能和享有舒适生活，直至有尊严地安宁离世。

（一）老年护理的工作目标

老年护理的工作目标是努力维持老年人的健康状态，保持其最佳身心功能，提高生活质量，减轻疾病负担，延缓衰老，培养老年人的自信感和责任感，改善老年人与社会的交往，回归自我，给予老年人尊严与尊重，促进他们行为健康与生活合理，实现老年人身心平衡发展，优雅衰老安享晚年。

1. 维护自我照顾能力 老年护理应强化个体自我照顾意识。随着年龄的增长，老年人在生理上会出现一些器官功能的逐渐衰退，心理上经常会出现焦虑、抑郁、自卑、孤独的情绪低落反应，有些老年人还会患有多种慢性疾病，这些现象都会导致老年人独立生活的能力降低。同时，过强的依赖心理会影响老年人自我照顾的主动性和积极性，影响生活质量。面对老年人的身体衰弱和心理情绪需求，护理人员应在全面评估老年人健康状况及日常生活能力的基础上，以健康宣教为干预手段，因人而异采取不同的措施，运用老年人的自身资源，尽量维持老年人的自身能力，帮助老年人提高自我照顾的意识和自我生活能力，提高生活质量，促进身心健康。

2. 延缓功能衰退 老年人随着年龄的增长，其生理功能的逐渐衰退是不可逆的。通过"三级预防"策略，针对老年人疾病发生因素，提出综合性预防措施，改善生产、生活环境，消除致病因素，对老年人进行健康宣教和健康管理，改变不良的生活方式和行为，避免和减少健康危险因素的危害，做好"临床前期预防"，即三早"早期发现、早期诊断、早期治疗"。对患病老年人进行护理干预，防治疾病或延缓病情恶化，积极预防并发症，着眼于康复，力求减轻疾病的不良后果，对患者及时有效地采取治疗和护理措施，防止或延缓合并症、后遗症、伤残的发生和发展。

3. 提高质量，体现价值 老年人的护理目标：积极促进老年人在生理、心理和社会适应能力方面的完好状态，维护生命尊严，提高生活质量，体现生命价值和生命意义。因此，护理人员应最大限度地帮助老年人，尽可能避免老年人抱病余生，全心全意助力健康老龄化和积极老龄化，使老年人在身心健康的基础上，做到"年高不老、寿高不衰"，提高健康预期寿命，更好地为社会为家庭做出力所能及的贡献。

4. 关爱生命，安享晚年 对待临终老年人，护理人员在临终关怀的护理实践中，应从生理、心理和社会全方位为他们提供服务。在增进老年人舒适和缓解疾病疼痛的同时，正确评估临终老年人的生理状态和心理状态，主动与其沟通，给予老年人心理关怀，对其进行综合评估分析，识别预测并满足其需求，在老年人生命的终末阶段，做到陪伴、照护、体贴、关爱，以确保临终老年人能够安享晚年安宁离世。

（二）老年护理的原则

老年护理的特定含义是指为老年人提供医疗护理、预防保健、精神慰籍、康复娱乐等一系列服务，以促使其达到最佳身体、心理、社会功能状态。因此，为了实现护理目标，在护理实践中根据其特殊规律和专业要求，应遵循"早期防护、关注整体、因人施护、满足需求、挖掘潜能、持续照护、面向社会"的护理原则。

1. 早期防护 由于一些老年病发病演变时间长，如高血压、糖尿病、高脂血症、动脉粥样硬化、骨质疏松症等多数起病于中青年时期，因此，一级预防应当及早进行。老年护理的实施应从中青年时期开始入手，进入老年期要更加予以特别关注。详实了解老年人常见病的病因、危险因素和保护因素，采取有效的预防措施，延缓老年疾病的发生和发展。对于有慢性病、残疾的老年人，根据自身实际情况，具体实施康复医疗和护理的开始时间也是越早越好，越早开始越有利于身体的康复。

2. 关注整体 由于老年人在生理、心理、社会适应能力各方面与其他人群有不同之处，尤其是多病共存，各种疾病之间彼此交错和相互影响。因此，护理人员必须树立整体护理理念，研究老年人健康的影响因素，提供多层次、多元化、全方位的护理。一方面要求护理人员对患者全面负责，在工作中注重患者身心健康的统一，解决患者的整体健康问题；另一方面要求护理业务、护理管理、护理制度、护理科研和护理教育各个环节的整体配合，共同保证护理水平和护理能力的整体提高。

3. 因人施护 人的衰老是全身性、多方面、很复杂的退化过程。老化程度也因人而异，影响衰老和健康的因素也是错综复杂的。当老年人出现病理性改变后，由于老年人的个体状况差异很大，疾病的转归和康复会受到性别、年龄、基础疾病、家庭情况、经济状况、文化背景等各方面因素的不同影响。因此，护理人员要做到有针对性和实效性的护理，既要遵循一般性护理原则，也要执行个体化的护理原则，做到因人施护。

4. 满足需求　护理人员在护理实践过程中，应增强对老化过程的认识和理解，将正常及病态老化过程及老年人独特的心理社会特性与一般的护理知识相结合，及时发现老年人现存的和潜在的健康问题和各种需求。人的需求与健康成正比，因此，护理人员应以满足老年人实际需求为基础，使护理内容能够提供满足老年人的各种需求和照护的需求，满足老年人在生理、心理、社会及精神等方面的护理需求，切实有效地帮助老年人维持健康身心，延缓疾病发生。

5. 挖掘潜能　护理人员对于没有完全丧失生活自理能力的老年人，应鼓励和帮助其充分发挥自身资源和自我照顾能力，进行自我管理和自我照护。积极指导患病老年人进行康复护理，帮助其保持和恢复生活自理能力，并促进其保持积极乐观的生活态度和健康的心理情绪，提高其日常生活功能和生活质量，减轻家庭和社会负担。

6. 持续照护　老年人随着年龄增长和衰老加速，特别是患病老年人，由于病程长、身体健康恢复时间长，加上老年慢性疾病的合并症、并发症、后遗症等，大多数患病老年人的生活自理能力，随着疾病的延长或加重会逐渐降低，有的甚至出现严重的生理功能障碍和心理障碍，这些必定会导致患病老年人对护理人员和家人依赖性增加。因此，患病老年人在急性期后的持续护理和康复期的长期照护（long term care，LTC）就显得尤为必要和重要，以此来减轻老年人因疾病或残疾所遭受的痛苦，降低老年人反复入院率，减少医疗费用支出，缩短临终依赖期，对老年人生命的最后阶段提供系统的整体护理和社会全面支持。

7. 面向社会　老年护理的对象不仅是患病的老年人，还包括健康的老年人。因此，老年护理必须兼顾医院、社区和家庭，护理工作场所不仅包括医院病房，还应当包括社区和家庭。常言道，"三分治疗、七分护理"，医院治疗后的护理是短暂的，而家庭和社区护理是长期且更为重要的，不但可以使老年人自身受益，还可以大大减轻家庭和社会的各种负担，使老年人得到有效持续护理，早日恢复身体健康，尽早回归家庭和社会，再次实现自我价值。

四、老年护理的道德准则和老年护理人员的职业素养

护理本质上就是尊重人的生命、尊严和权利。因此，护理职业是一个神圣且道德水准要求较高的职业，护理人员应有严格的道德准则和职业素养。

（一）老年护理的道德准则

老年护理的道德准则是指护士在实施老年护理过程中应遵循的道德原则。老年人由于生理、心理、社会的特殊性，使他们常常处于可能发生不良后果的较大危险或风险之中，属于弱势群体。因此，老年护理是一般护理的延伸和深入，其服务对象特殊，是一种更具社会意义和人道主义精神的工作，要求护理人员遵循严格的道德准则。

（1）尊老爱老，扶病解困。

（2）忠诚职业，良好沟通。

（3）热情服务，一视同仁。

（4）高度负责，技术求精。

（5）真诚关爱，助力健康。

（二）老年护理人员的职业素养

根据我国国情，老年护理工作逐渐从医院过渡到社区、家庭、养老机构等，护理人员的工作范围

逐渐扩大，责任也越来越重。因此，对老年护理专业人员的职业素养也提出了更高的要求。

（1）具有高度的责任心、爱心、耐心、细心、诚心。

（2）具有博专兼备的专业素质、扎实的护理理论知识和精湛的护理实操技能。

（3）具有良好的人际沟通交流能力、团队协作意识、精益求精的技术和无私奉献精神。

（4）具有较强的分析问题和解决问题的能力，以及处理问题的应急能力。

老年护理人员的基本职业素养：要求具有高度的责任感和以人为本的护理理念，对老年人要做到有"责任心、爱心、耐心、细心、诚心"；与其建立相互信任的护患关系。要保障老年人的合法权益，在工作中做到细致、审慎、周密，最大限度地帮助老年人，满足其护理需求，提高其生活质量，恢复其身心健康。

护理质量的重要保障是需要护理专业人员具有博专兼备的专业素质、扎实的护理理论知识和精湛的护理实操技能。老年人由于其自身的生理特点及患病特点，存在许多健康问题和各种需求，这就增加了护理的复杂性和护理难度。因此，护理人员还要具备心理学、社会学、教育学、法学等多方面的知识，从老年人身心、社会及文化的需求出发，解决老年人的实际问题和需要。能够与老年人进行有效沟通交流，及时处理和解决老年人的需求。在临床护理实践过程中，医护之间需要互相配合，做好团队协作。遇到棘手的、突发的事件或问题时，要求护理人员具备及时处理突发事件的应急能力，能够有效解决实际问题。

第三节　老年护理学的发展

一、老年护理学的发展概况

（一）三个阶段

老年护理学源于老年医学，是相对年轻的学科领域。人类早期的护理是从家庭护理走向社会，形成早期护理的雏形。直到19世纪中叶，科学的护理事业发展成为护理的转折点，标志着现代护理的形成。现代护理经历了"以疾病为中心，以病人为中心，以人的健康为中心"三个阶段。

（二）四个时期

老年护理是在现代护理和社会发展科技进步基础上的必然产物，因此，老年护理学的发展与科学技术的发展和社会的进步密切相关。老年护理学的发展大致经历了四个时期。

1. 理论前期（1900—1955 年）　在执行护理实践活动中，几乎没有任何理论可以作为基础支撑。

2. 理论基础初期（1955—1965 年）　随着护理学专业理论和科学研究的发展，老年护理学的理论开始进入研究、建立、发展阶段，期间出版了第一本老年护理教材，成为护理工作者学习老年护理知识和从事老年护理实践活动的指南。

3. 推行老年人医疗保险福利制度后期（1965—1981 年）　老年护理的专业活动与社会福利待遇等活动紧密结合。

4. 全面完善和发展时期（1985 年至今）　老年护理学全面发展，形成比较系统的老年护理学理论，逐步完善并指导老年护理实践活动。

二、我国老年护理学的发展

我国的老年医疗、强身养生活动，已有 3000 多年的历史。我国古代的护理寓于传统医学之中，在祖国传统医学书籍中记载了很多关于护理方面的论述。我国传统医学专著中并无"护理"两字，但中医治疗疾病的一个重要原则是"三分治，七分养"。包括改善患者的休养环境和心态，加强营养调理，注重动静结合的体质锻炼等，这些都是中医辨证施"护"的精华。历代名医，如华佗擅长外科，医术高明，且医护兼任。明代中药学巨著《本草纲目》的作者李时珍，他虽然是著名的药学家，也能医善护，为患者煎药、喂药，被传为佳话。我国最早的医学经典著作《黄帝内经》中记载着"不治已病，治未病"的保健思想，以及"闭户塞牖，系之病者，数问其性，以从其意"，强调了解、关心患者疾苦，进行针对性疏导的整体观点；还有唐代杰出医药学家孙思邈创造的葱叶去尖插入尿道，以引出尿液的导尿术；明清时期为防治瘟病而采用的燃烧艾叶、喷洒雄黄酒消毒空气和环境的方法，用蒸汽消毒法处理传染病患者的衣物等护理技术，至今仍不失其科学意义。

（一）发展进程

1835 年，第一所西医医院在广东省建立，以短期训练形式培养护理人员。1920 年，北京协和医学院建立了协和高等护士专科学校，是中国第一所具有本科水平的护士学校。

1949 年以后护理事业迅速发展。1950 年，第一届全国卫生工作会议将护士教育列为中等专业教育之一。1984 年，教育部与原卫生部联合召开会议，决定在高等医学院校内增设护理专业或护理专修科，恢复了护理高等教育，同年原天津医学院（现天津医科大学）率先在国内开设了五年制本科护理专业，学生毕业后获得学士学位。2011 年，教育部批准护理专业硕士研究生教育。2024 年 3 月 19 日，教育部公布了 2023 年度普通高等学校本科专业备案和审批结果，护理学被调整为国家控制布点专业。

随着人口老龄化和老龄化社会进程的加速，以及养老产业的快速发展，需要大批的老年护理专业护士和老年专科护士。通过十余年的探索，我国培养了一大批老年护理专业人才，老年护理的专业定位可以面向各种形式的医院老年科、养老机构、社区养老护理岗位等，培养具有护理学基本理论和专业知识，掌握老年人的生理、心理特点，具备规范标准熟练的老年专科护理基本实操技能，以及良好的沟通能力和服务态度，并能顺利通过国家护士执业资格考试和老年护理专业培训的应用型护理专业人才。

（二）管理条例

护理专业作为一门学科，也和其他专业一样，在不断地提高和发展中，通过晋级考核，评定出不同层次的初级、中级、高级的护理专业技术职务（职称）。1993 年 3 月原卫生部公布了《中华人民共和国护理管理办法》。我国首部保护护士劳动者劳动权益的法规《中华人民共和国护士管理条例》（简称《护士条例》）经 2008 年 1 月 23 日国务院第 206 次常务会议通过，于 2008 年 1 月 31 日公布，自 2008 年 5 月 12 日起施行。2020 年 3 月 27 日，根据《国务院关于修改和废止部分行政法规的决定》修订。

（三）学术团体

中华护理学会是中国护理界的群众性学术团体，早期称中华护士会，1909 年，中华护理学会在江西牯岭成立。1951 年改为中华护士会，1964 年改为中华护理学会并沿用至今。1954 年，中华护士学会的学术委员会创刊《护理杂志》，1981 年改名为《中华护理杂志》。1996 年，中华护理学会提出要发展和完善我国社区的老年护理，1999 年，学会增设老年病护理专业委员会。

（四）人才培养

随着我国向老龄化社会的逐步转变，对老年医学和老年护理的专业人才需求也将逐渐提高，保健医师、家庭护士也将成为热门人才。另外，专门为个人服务的护理人员的需求量必将逐步增大。

护理专业学生主要学习相关的人文社会科学知识和医学基础、预防保健的基本理论知识，接受护理学的基本理论、基本知识和临床护理技能的基本训练，具有对服务对象实施整体护理及社区健康服务的基本能力。培养基本的临床护理能力、初步的教学能力、管理能力、科研能力以及终身学习能力和良好的职业素养，培养能够在各类医疗卫生保健机构从事护理工作的应用型护理专业人才。

我国正处在老龄化社会的新的历史发展时期，我国老年护理学迎来了新的发展契机。2019 年，国家卫生健康委员会和国家中医药管理局组织制定了《老年护理专业护士培训大纲（试行）》和《老年护理实践指南（试行）》。

2021 年，在《"十四五"国家老龄事业发展和养老体系规划》中提出要加大养老服务人才队伍建设，积极增设养老服务相关本科专业，引导普通高校、职业院校、开放大学、成人高校等加大养老服务人才培养力度。将老年医学、护理、康复等医学人才纳入卫生健康紧缺人才培养。加强养老服务领域职业教育教学资源建设，推动职业院校深化养老服务领域"三教"改革。积极稳妥推进 1 + X 证书制度，推进老年照护等职业技能等级培训及考核工作。

（五）养老服务

过去，老年护理以医院护理占主导地位。如综合医院设立老年病科，开设老年门诊与老年病房等，按专科收治和管理老年患者；很多大城市均建立了老年病专科医院，按病情不同阶段，提供不同的医疗护理、生活护理、心理护理和临终关怀。医院老年护理对适应老年人的医疗需求发挥了重要的作用。由于大多数患病老年人长期住院，导致医疗照护成本不断上升。大多数老年人经济收入有限，会选择居家养老，由家人或保姆进行照顾和护理，但是由于他们的医学专业知识不足，缺乏相应护理指导，老年人的健康需求难以得到满足，生活质量无法得到保障。

1988 年，我国第一所老年护理医院在上海成立，为养老服务奠定了基础。随着社会经济的发展和科学技术的进步，老年人专业护理机构逐步成立，各地相继成立了多种性质和多种形式的老年人长期照护机构，如老年护理院、老年服务中心、老年公寓、托老所、普通养老院、高级养老会所、医养康护养老院等，为老年人提供必要的基础医疗护理，满足老年人的生活需求等。对社区内的高龄、病残、孤寡老人提供上门医疗护理服务和生活照顾，对老年重病患者建立健康档案，定期巡访，进行医疗护理咨询，老年人可优先得到入院治疗、护理、康复和临终关怀服务等。服务对象、内容和层次都会随着老年人的不同需求而变化，在一定程度上满足了城市人口老龄化的需要。

近年来，随着社区卫生服务的深入普及，"社区居家养老"成为养老护理主体方向，社区护理已将老年护理服务融入居家环境中，逐步建立以"居家为基础，社区为依托，机构为支撑"的养老服务体系，为广大老年群体提供专业化的健康与生活服务。

三、国外老年护理学的发展

（一）确定老年护理专业

1900 年，老年护理作为一个独立的专业被确定下来。至 20 世纪 60 年代，已经形成了比较成熟的老年护理专业。1904 年，第 1 篇老年护理文章发表；1935 年，建立第一家 nursing home；1961 年，设立老年护理专科小组，标志着老年护理逐步成为一门独立学科的跨越；1966 年，成立"老年病护理分会"，确立了老年护理专科委员会，使老年护理真正成为护理学中一个独立的分支，形成了比较成熟的老年护理专业。

（二）公布老年护理执业标准

1967 年老年护理执业标准由美国护理协会提出，为发展老年护理专科护士，依据护理程序制订，

1987 年修订，明确了专业护理人员在提供老年护理服务时应负的责任，主要强调增加老年人的独立性及维持其最高程度的健康状态。重新制订的老年护理执业标准如下。

（1）所有老年护理服务是有计划、有组织且由护理人员执行管理。

（2）护理人员参与理论的发展和评定。护理人员使用理论概念指引有效的老年人护理事务。

（3）老年人的健康状态需要定期做完善、精确和系统的评估，在健康评估中获取的资料可以和健康护理小组的成员分享，包括老年人及其家属。

（三）开展老年护理教育

自 20 世纪 70 年代，国外提出发展老年护理学，关注老年人对现存的和潜在的健康问题的反映，从护理的角度和范畴执行老年护理实践活动，显示完整的专业化发展历程。开展老年护理实践的高等教育和训练，培养从事老年护理的高级执业护士，具备熟练的专业知识技能和研究生学历，经认证能够以整体护理模式处理老年人复杂多样的健康照护相关问题。1975 年，美国开始颁发老年护理专科证书，同年《老年护理杂志》诞生，"老年病护理分会"更名为"老年护理分会"，进一步明确了老年护理的服务对象是全体老年人而不仅仅是患病的老年人。

目前，很多国家提倡专业化的老年护理实践，以提升老年人的照护质量，成立了老年护理专科组织，并且已编写或修订老年专科技能、执业标准或指南，相继制订了老年护理人员的能力与标准，以保证老年护理实践的专业化、标准化、规范化和优质化，如《老年护理学实践范围与标准》《老年护理能力与实践标准》《老年专科护士核心能力标准》等。

此外，老年护理场所的创新实践模式、长期照护、家庭护理等问题也逐步得到重视。近些年，由政府资助成立老年教育中心或老年护理研究院，以改进老年护理实践质量。国外某些护理学院有专门的附属老年人院，便于护理教学、研究和护生见习实习。老年循证护理的开展，为老年护理学发展成为一门以研究为基础的专科奠定了扎实的基础。2017 年 WHO 发布《老年综合护理循证指南》，为老年护理从业人员提供了基于最佳证据的实践指导，有助于提高老年人的生活质量，助力老年人的健康。很多国家护理学院相继设置老年护理课程，逐步开设老年护理学硕士和博士项目教育。

四、老年护理学的发展趋势

经过多年的发展，老年护理学已经形成了一些独特的理论和实践方法，其主要发展趋势为学科观念发生转变、学科之间融合加强、学科发展推动教育、研发深入范围扩大。

（一）学科观念发生转变

（1）老年护理学的发展将逐步引导人们观念的转变，重新认识老年护理的特殊性、专业性、实践性。

（2）从业人员不仅要具备一般的护理学知识和实践技能，而且要熟悉老年护理学的特殊知识和技能。

（3）通过大力宣传老年护理的知识和特殊的护理措施，增强和提高老年人自我照顾和护理的能力，提高自身生活质量。

（二）学科之间融合加强

（1）由于老年人健康问题变得越来越复杂，越来越受到关注与重视。单纯靠老年护理学不能满足老年人群健康保健方面的服务需求，因此，老年护理学要与其他学科融合，借鉴其他学科的理论知识，使其研究成果具有更广泛的影响力、应用性和实用性。

（2）老年护理人员要与其他专业领域的人员协同合作，才能更全面地解决老年人的各种身心健康和护理需求。

（三）学科发展推动教育

（1）老年护理专业人才是社会紧缺人才，老年护理学科的发展也推动了老年护理教育的发展。扩大老年护理教育规模，开设老年护理学专业，以缓解老年护理专业人才紧张状况。

（2）研究生院开设老年护理学方向的硕士课程和博士课程，培养老年护理领域的临床专家和学术专家。

（3）面对我国老龄化社会的迅速发展，结合我国国情，大力培养适应我国社会发展需要和老年人需求的专业型、实用型老年护理专业人才。

（四）研发深入范围扩大

（1）随着老年护理学科的发展，其研发的内容不断深入。

（2）老年护理相关理论的研究探索不断加深，为创建适合的老年护理体系奠定基础。

（3）开发老年护理设备、设施、器材，为社区和家庭护理提供良好的护理条件。

（4）围绕老年照护开展研究，加强老年人照顾者在提供老年照护中的作用。

（5）研究多元文化与老年护理的关系，提升护理人员在多元文化下的老年护理照护能力。

（6）开拓老年护理保健市场的研究，为大力发展老年服务产业提供条件等，不断推动老年护理事业的发展。

知识链接

老年护理安全管理及安全器具的应用

随着年龄增长而出现器官系统生理功能的变化和逐步老化，老年人容易发生跌倒、骨折、心搏骤停等意外事件，老年护理的重点和难点之一是安全管理。

从安全的需要出发，大多数的养老院、老年病医院在建筑设计中设置了斜坡或无障碍通道，方便轮椅通行；走廊、楼梯等老年人经常出入的地方安装扶手；老年人居室，特别是浴室、卫生间安装防滑设施等。还有，为方便老年人阅读的特殊放大镜和特殊折射眼镜（卧位阅读）；方便老年人洗澡的特殊浴盆、座椅等清洁卫生用具；便于持物困难的老年人使用的特殊刀、叉、汤匙；帮助行动障碍的老年人的各种助行器等，这些都为老年人的安全提供了保障。

护理人员应关爱体贴老年人，根据老年人的具体情况，提供相应安全用具的应用指导，做好老年人的安全保障，防止意外发生。

目标检测

答案解析

一、最佳选项题

1. 老年护理学的发展经历的第一个时期是（　　）
   A. 理论前期　　　　　　B. 理论基础初期　　　　　C. 理论基础后期
   D. 福利制度后期　　　　E. 全面完善和发展时期

2. 不属于老年护理学特点的是（　　）
   A. 理论性　　　　　　　B. 复杂性　　　　　　　　C. 多学科性
   D. 实践性　　　　　　　E. 综合性

3. 用来衡量人口老龄化程度的重要指标是（　）

    A. 人口总数   B. 人口老化系数   C. 老年人口数

    D. 老年人口系数   E. 老化系数

4. 不属于我国人口老龄化特点的是（　）

    A. 总量大   B. 增速快   C. 未老先富

    D. 差异大   E. 任务重

二、填空题

1. 中华医学会老年医学学会于（　）年建议，我国老年人年龄界限是（　）。

2. 老化进行最快的时期是（　）。

3. 衡量人类寿命主要有三种指标，即（　）、（　）、（　）。

4. 我国第一所老年护理医院是（　）年在（　）建立的。

三、实例分析题

患者，76 岁，脑梗死后左侧肢体偏瘫，经住院治疗后可以在他人协助下行走，返回家中继续康复治疗。近日，社区护士上门回访指导时，发现患者情绪低落，充满失望感，觉得自己给家人带来沉重负担，害怕自己丧失生活自理能力，对未来不抱有任何期待和希望。护士再次回访时发现他仍然情绪低落，状态没有任何好转。于是，护士调整干预策略，并采取干预措施，着重分析患者疾病发生原因，对其进行健康宣教，通过帮助其回忆过去的人生困难或挫折，协助其接纳自己的过去，确认自己一生的成就和价值。同时，分析目前还可以生活自理的现状，嘱其增强信心挑战自我，着眼于康复，逐步减轻疾病的不良后果，维护身心健康。

请思考：

（1）针对患者目前情绪低落的现状，护士应采取哪个护理工作目标？

（2）护士采取干预措施后，可以有效预防哪些问题？

（丁建红）

书网融合……

重点小结

微课

习题

第二章 老年人的健康评估

PPT

学习目标

知识目标： 通过本章的学习，应能掌握老年人健康评估的原则和方法；熟悉老年人健康评估的注意事项；了解老年人疾病的非典型表现的健康评估。

能力目标： 具备运用健康评估的方法进行老年人身体、心理和社会健康状况评估能力，能够解析老年人常见辅助检查结果的能力。

素质目标： 通过本章的学习，树立以老年人为中心的职业素养，形成尊老、爱老、敬老的服务意识。

情境导入

情境： 患者，女，80岁，退休教师。一年前接受右眼白内障手术。近1个月来，出现左眼看东西模糊，确诊为左眼白内障，希望再次手术治疗。但是，她一方面担心手术费用，另一方面担心手术住院期间无人照顾。此外，由于听力障碍以及眼疾和腿疾，很少下楼，在家无人陪伴，时常感到孤独寂寞。

思考： 1. 请对患者进行护理健康评估，确定其目前存在的护理问题？

2. 作为社区护士，对患者进行健康评估时应注意哪些事项？

3. 如何为患者排解内心的孤独和寂寞感？

随着老年人生理功能衰退及慢性病患病率增加，其健康卫生需求的范围也在不断扩大，因而对老年人进行健康问题的全面、准确评估，已成为老年护理的重要组成部分。随着年龄的增长，老年人机体的诸多功能均发生不同程度的老化，辨别正常老化和异常病变是老年健康评估的重点之一。护士对老年人进行健康评估时，通过耐心细致地观察、询问以及体格检查，获得全面、客观的评估资料。准确判断老年人的健康状况与功能状态，是制订全面的护理与随访保健计划，促进老年人身心健康的必要条件。

第一节 概 述

准确、全面的健康评估，是确认老年人健康问题、制订护理目标及相应措施、实施优质护理的重要前提。更重要的是，认真把握老年人健康评估的原则，正确解析辅助检查的结果，有利于护理人员及时发现老年人的健康问题，可为科学、有效的健康管理决策制订提供依据。

一、老年人健康评估原则

老年人机体老化和慢性病患病率较高，在对其进行健康评估的过程中，护士应根据其特点，遵循以下评估原则。

（一）了解老年人身心变化特点

护士充分了解老年人生理和病理性改变的特点，是全面客观地收集老年人健康资料的基础。生理性改变是指随着年龄的增长，机体发生分子、细胞、器官和全身各系统的多种退行性变性，属于正常的生理变化；病理性改变则是指由于生物、物理或化学因素所导致的老年性疾病引起的变化，属于异常的变化。在多数老年人身上，这两种变化过程往往同时存在，相互影响，有时难以严格区分，需要护士认真实施健康评估，确定与年龄相关的正常改变，区分正常老化和现存或潜在的健康问题，采取适宜的措施予以干预。

老年人心理变化有以下特点：身心变化不同步，心理发展具有潜能和可塑性，个体差异性大。在智力方面，由于其反应速度减慢，在限定的时间内学习新知识、接受新事物的能力较年轻人低；在记忆方面，老年人记忆能力变慢、下降，以有意识记忆为主、无意识记忆为辅；在思维方面，个体差异性较大；在特性或个性方面，可出现孤独、任性、因把握不住现状而产生怀旧、焦虑、烦躁等；在情感与意志方面，老年人的变化相对稳定。

（二）正确解读辅助检查结果

老年人辅助检查结果的异常有三种可能：一是由于疾病引起的异常改变；二是正常的老年期变化；三是受所服药物影响而发生的改变。目前关于老年人辅助检查结果标准值的资料较少。老年人检查标准值（参考值）可通过年龄校正可信区间或参照范围的方法确定，但对每个临床病例都应个别看待。护士应通过长期观察和反复检查，正确解读老年人的辅助检查结果，结合病情变化，确认辅助检查值的异常是生理性老化，还是病理性改变所致，采取适当的处理方式，避免延误诊断或处理不当而造成严重后果。

（三）注意疾病非典型性表现

非典型性临床表现是指老年人因感受性降低，加之常并发多种疾病，发病后往往没有典型的症状和体征。例如，部分老年人患肺炎时仅表现出食欲差、全身无力、脱水，或突然意识障碍，而无呼吸系统的症状；阑尾炎导致肠穿孔的老年人，临床表现可能没有明显的腹膜炎体征，或仅主诉轻微疼痛。由于这种非典型临床表现的特点，给老年人疾病的诊治带来了一定的困难，容易出现漏诊、误诊。因此对老年人要重视客观检查，对体温、脉搏、血压及意识的评估极为重要。

二、老年人健康评估内容和方法

老年人健康评估是为了制订便于对老年人实施护理的综合性计划而进行的一个多维、多科的诊断过程，即全面而详尽地对老年人的身体、心理、社会等方面进行的综合评估，以了解老年人的身体状况、生活方式、社会支持等情况，为老年人的健康管理和疾病预防提供依据。老年人健康评估的主要内容包括躯体健康、心理健康、社会功能及综合反映这三方面功能的生活质量评估，主要从身体健康评估、心理健康评估及社会健康评估进行阐述。

对老年人健康评估的方法主要包括以下几种，具体方法的选择需要根据老年人的实际情况进行综合考虑。

（一）交谈

指通过与老年人、亲友、照护者及相关的医务人员进行谈话沟通，了解老年人的健康情况。在交谈中，护士应运用有效的沟通技巧，与老年人及相关人员建立良好的信任关系，有效获取老年人的相关健康资料和信息。

（二）体格检查

指运用视诊、触诊、叩诊、听诊等体格检查的方法，对老年人进行有目的的全面检查。如，视诊是指运用视觉感官获取老年人的健康资料和信息，观察老年人的各种身体症状、体征、精神状态、心理反应及其所处的环境，以便发现潜在的健康问题。在观察的过程中，必要时可采用辅助仪器，以增强观察效果。

（三）辅助检查

辅助检查包括实验室检查、心电图检查、影像学检查，如血常规、尿常规、肝功能、肾功能、血脂、血糖、心电图、X线、超声、CT检查等。辅助检查法的优点是准确、客观，可以发现一些潜在的健康问题，但是需要专业的医学设备和技术进行。

（四）阅读

指通过查阅病历、各种医疗与护理记录、辅助检查结果等资料，获取老年人的健康信息。

（五）测试

指用标准化的量表或问卷，测量老年人的身心状况、功能状态及社会环境状况等。量表或问卷的选择必须根据老年人的具体情况来确定，并且需要考虑量表或问卷的信度及效度。目前国内老年综合评估常用综合量表有美国老年人资源和服务（older americans resources and services，OARS）量表中文版、中国老年人健康综合功能评价量表、老年健康功能多维评定量表等。

三、老年人健康评估注意事项

在对老年人进行综合评估的过程中，要结合老年人的特点，做到以老年人为中心。因此，评估时应注意以下事项。

（一）提供适宜的环境

老年人血流缓慢，代谢率与体温调节功能、感觉功能降低，容易受凉感冒，体检时应注意调节室内温度、湿度，以22~24℃、45%~60%湿度为宜。老年人视力和听力下降，评估时应避免对老年人的直接光线照射。环境尽可能要安静、无干扰，注意保护老年人的隐私。

（二）安排充足的时间

老年人由于感官的退化，反应较慢，行动迟缓，思维能力下降，评估所需的时间较长。加之老年人往往患有多种慢性疾病，很容易感到疲劳。护士应根据老年人的具体情况，分次进行健康评估，让其有充足的时间回忆过去发生的事件，这样既可以避免老年人疲惫，又能获得详尽的健康史。

（三）选择合适的方法

对老年人进行身体评估时，应根据评估的要求，选择合适的体位，在全面评估的基础上，重点检查已发生病变或有潜在病变的部位。对有移动障碍的老年人，可取合适的体位。检查口腔和耳部时，要取下义齿和助听器。有些老年人部分触觉功能消失，需要较强的刺激才能引出，在进行感知觉检查，特别是痛觉和温觉检查时，注意不要损伤老年人。

（四）运用沟通的技巧

对老年人进行健康评估时，应充分考虑他们因听觉、视觉、记忆等功能衰退而出现的反应迟钝、语言表达不清等情况，适当运用有效的沟通技巧。例如，采用关心、体贴的语气提出问题，语速减慢，语音清晰，选用通俗易懂的语言，注意适时停顿和重复，运用倾听、触摸等技巧，注意观察非语言性信息，增进与老年人的情感交流，以便收集到完整而准确的资料。为认知功能障碍的老年人收集资料时，询问要简洁得体，必要时可由其家属或照护者协助提供资料。

（五）获取客观的资料

对老年人的健康评估应在全面收集资料的基础上，进行客观准确的判断分析，避免因为护士的主观判断引起偏差。尤其是在进行功能状态评估时，护士应通过直接观察进行合理判断，避免受老年人自身因素的影响，提供错误信息。在评估社会环境状况过程中，涉及人际关系、经济状况等敏感问题时，为获取更客观准确的信息应单独约谈老年人、主要家庭成员或照护者。

（六）进行全面的评估

全面、系统地评估老年人的整体健康状况，包括身体健康、心理健康、社会健康及特有问题。评估的重点不在于诊断与治疗，而在于全面评估老年人的功能及生活质量。评估时，综合考虑所有因素及其之间的相互影响，重点放在预防问题的发生，而非处理已发生的问题。

第二节　老年人身体健康评估 ⓔ 微课

护理评估是护理程序的第一步，也是重要和关键的一步，随着护理角色的扩大及延伸，对患者进行躯体健康评估来收集资料，已经成为护理人员的职责之一。躯体健康评估是医疗保健专业人员检查患者身体是否有疾病迹象和症状的过程。老年人随着年龄的增加，器官功能逐渐出现衰老和功能障碍，躯体活动能力降低，对老年人进行躯体健康的评估，不仅可以了解其疾病和健康状态，还是判断老年人照护需求的重要手段。

一、健康史

健康史包括老年人过去、现在的健康状况以及老年综合征的病史。老年人健康史采集时，由于健康史跨越时间长，易出现回忆性偏倚。采集过程中，可能会出现反应迟钝、记忆不确切、主诉与症状不相符，甚至隐瞒症状等问题，护士应多渠道采集相关资料以确保健康史的全面性和准确性，可向家属或照护者了解病情。在医疗机构，评估重点是识别老年人的护理问题，以辅助医疗诊断和专业护理。在长期照护机构，评估重点是识别老年人的护理需求，为制订照护计划提供依据。社区卫生服务中心，健康史内容分两种：一种是在中心为老年人开展健康体检，重点是通过评估，筛查健康问题；一种是对失能老年人提供上门访视，重点是通过评估，解决某个具体的护理问题。

（一）基本情况

基本情况包括老年人的姓名、性别、出生日期、民族、婚姻状况、职业、籍贯、文化程度、宗教信仰、经济状况、医疗费用的支付方式、家庭住址与联系方式、入院时间等。

（二）健康史采集

健康史采集是指老年人健康状况和相关医疗信息记录的过程，建立老年人健康档案有助于全面了解个体的健康状况，为后续的健康管理提供准确的依据。询问健康史的过程中，护理人员一方面要启发老年人、主要照护者充分表述，另一方面还要根据个人的专业判断适时引导，识别具有高临床价值的反馈信息，判断老年人所反馈的症状、体征之间的相互作用，以及与既往健康问题的关联性。目前，很多医疗机构的信息系统都可以支持查询健康信息、既往病史，有些建立合作关系的医疗机构之间还建立了数据互通无缝链接，这些对于全面掌握患者的健康史有很大的促进作用。

1. 现病史　目前有无急慢性疾病史，如疾病发生的时间，主要的症状有无加重，治疗情况及恢复程度，疾病的严重程度，对日常生活活动能力和社会活动的影响。

2. 既往史　既往疾病、手术、外伤史，食物、药物等过敏史，药物使用情况，参与日常生活活动和社会活动的能力。

3. 家族史　主要了解患者直系亲属的健康状况及患病情况，有无遗传性、传染性疾病。

（三）老年综合征

老年综合征（comprehensive geriatric assessment，CGA）是指老年人由多种疾病或多种原因造成的同一种临床表现或问题的症候群。老年综合征包含的种类，目前国际上尚无统一的界定。2013年亚太地区老年医学会发表共识指出，老年综合征包含阿尔茨海默病、跌倒、听觉下降、视觉下降、肌肉减少症、衰弱和压疮等12种。老年综合征的评估工具主要有两种：一是使用综合测量评估工具进行测量并对结果做出评价；二是使用单项测量评估工具分别对老年人的各个方面进行评估，最后进行综合测评。

1. 常用的综合测量评估工具

（1）老年人资源与服务评价量表（OARS）　OARS量表从经济资源、精神健康、躯体健康、社会资源、日常生活能力5个维度对老年人进行评估，共计70个条目。每个维度从小到大依次代表优秀、良好、轻度、中度、重度和完全障碍，5个维度评分之和代表老年人的综合健康状况。综合评分范围为5~30分，得分为5~10分的老年人代表其健康状况良好，11~14分代表健康状况一般，大于等于15分说明老年人健康状况较差。得分越高说明老年人综合健康状况越差，得分越低说明老年人综合健康状况越好。OARS量表具有良好的信度和效度，评定者的克隆巴赫系数在0.662~0.865。该量表内容全，使用时间长，应用范围广。但条目较多且耗时长，不适合用于紧急情况下进行评估。

（2）综合评价量表（continuity assessment record and evaluation，CARE）　综合评价量表是一个半结构式的问卷包括4个方面1500个条目，覆盖了老年人生理、心理、营养、社会、经济问题。但由于条目过多且较复杂，很少应用于临床实践，随后研究人员又开发了简版CARE量表，包含了抑郁、痴呆、活动障碍、主观记忆、睡眠、躯体症状6个方面，用于老年人认知功能的评价。该量表的克隆巴赫系数>0.6。其得分越高代表老年人存在的认知障碍就越严重。

（3）中国老年人健康综合功能评价量表　中国老年人健康综合功能评价量表是结合中国文化背景，通过相关文献研究和德尔菲法构建而成，包括生活功能健康状态、精神心理健康、社会功能3个维度的内容，共7个指标、67个条目。其克隆巴赫系数为0.909，具有良好的信度与效度。该量表内容少且操作方便，推荐在养老机构、医院和社区中使用。

2. 常用的单项测量评估工具　常用的单项测评工具主要有：老年疾病累计评分法（MCIRS-G）、查尔森合并症指数（WIC）、评分简易营养评分法（MNA）、简易精神状态检查表（MMSE）、Morse跌倒量表（MFS）、老年抑郁量表（GDS）等，此类量表在评估患者的单独某一方面较为准确便捷，一些已在国际上被广泛使用。但只能评定老年人群的单一维度指标，最终还应结合综合测评工具得出最终结论。

> **知识链接**
>
> #### 老年衰弱综合征
>
> 衰弱是一种临床综合征，其特征是生理储备功能降低、多系统失调、对应激事件的易感性增加。老年衰弱往往是一系列慢性疾病、一次急性事件或严重疾病的后果。高龄、跌倒、疼痛、营养不良、肌少症、多病共存、多重用药、活动功能下降、睡眠障碍及焦虑抑郁等均与衰弱相关。衰弱作为独立因素，不同于共病和失能，但又与其相互重叠。许多衰弱的个体是失能的，但不是所有失能的个体都

是衰弱的。评价衰弱的方法有很多种，可根据具体适用的条件来选择应用，主要包括以下几种：Fried衰弱表型、埃德蒙顿衰弱量表、临床衰弱性量表、Groningen衰弱指标、Tilburg衰弱指标、衰弱指数等。

护理人员应关爱体贴老年人，树立以老年人为中心的职业素养，形成尊老、爱老、敬老的服务意识，延缓老年人慢性疾病的发生与发展。

（四）健康史采集过程中的技巧

健康史的采集常通过交谈、观察和测试进行。在健康史采集过程中要注意尊重和关爱老年人，与他们建立良好的关系，并运用以下技巧。

1. 环境和距离 环境宜安静、舒适，温度适宜，光线柔和，避免目眩。健康史采集宜采取面对面的交流方式。因此，护士与老年人之间的距离以相互能看清对方的表情和口型为宜。必要时借助扩音设备或书面交谈。

2. 沟通方式 在老年人健康史采集过程中，要有足够的耐心，仔细询问并倾听。采集前，首先应作好自我介绍，并说明采集目的。询问次序一般从主诉开始，有目的、有顺序地进行。可选择一般易于回答的开放性问题提问，如"您感到哪儿不舒服""多长时间了"等。在与老年人交谈时，语言要通俗易懂，音量适中，语速宜慢，吐字清晰，切勿催促。对于语言表达障碍而思维功能正常的老年人，可采用文字或图画等书面形式沟通。当老年人的叙述偏离主题时，要进行适时引导。

3. 核实 对含糊不清、存有疑问或矛盾的内容必须进行澄清和核实，以获取老年人准确的健康史资料。

4. 家属或照护者的帮助 对记忆力下降、语言表达障碍或患有老年痴呆的老年人，可向家属或照护者了解老年人的详细情况。

5. 非语言沟通技巧的运用 采集健康史时，始终保持与老年人的目光交流，并恰当使用手势和良好的体态语言。

（五）健康史采集过程中常见问题

老年人因为机体器官功能的进行性退化，出现记忆力、判断力、认知功能、语言表达能力等障碍，以及疾病的不典型症状因素，在健康史采集过程中可能会遇到一些问题，主要表现如下。

1. 记忆不清 多数老年人对发病时间、经过等记忆不确切，有时次序颠倒或遗漏重点发病环节。

2. 反应迟钝 表现为老年人对所提问题反应迟钝，回答不具体、不准确甚至答非所问。

3. 主诉凌乱 老年人常因多种疾病共存，社会、心理问题复杂等因素，出现主诉多且重叠，有及主诉与症状不符等现象。有的老年人陈述冗长，却重点不突出，有的怀疑身患重大疾病而主诉繁多。

4. 隐瞒症状 老年人隐瞒症状可能与下列因素有关，如对疾病的危险程度认识不够，对某些检查和治疗措施感到恐惧，担心检查和治疗的费用过高给家庭带来负担等。另外，有些老年人由于脑功能受损或认知障碍，也可能出现否认或夸大疾病事实的现象。

二、体格检查

随着年龄的增长，老年人罹患心脑血管等疾病的危险因素增加。一般情况下，老年人应1~2年进行一次全面的健康检查。检查时，护士按要求协助老年人选择适宜的舒适体位，采用视诊、触诊、叩诊、听诊等方法，了解其身体健康状况以及重要脏器疾病的相关高危因素。

（一）全身状态

1. 生命体征 反映人体生理活动状态的最基本参数和体征。

（1）体温 老年人基础体温较成年人低，70 岁以上的患者感染常无发热的表现。如果午后体温比清晨高 1℃以上，应视为发热。

（2）脉搏 老年人测量脉搏的时间每次不应少于 30 秒，并且应注意脉搏的不规则性。

（3）呼吸 评估呼吸时应注意呼吸的形态、节律以及有无呼吸困难。老年人正常呼吸频率为 16～25 次/分，在其他临床症状和体征出现之前，如老年人出现呼吸大于 25 次/分，可能是下呼吸道感染、充血性心力衰竭或其他病变的信号。

（4）血压 高血压和直立性低血压在老年人中较为常见，一般建议老年人平卧 10 分钟后测量血压，再于直立第 1 分钟、3 分钟、5 分钟后各测定血压一次，如直立时任何一次收缩压比卧位降低 ≥20mmHg 或舒张压降低 ≥10mmHg，称为直立性低血压或体位性低血压。初次测量血压和调整用药后，应注意站立时血压的测量。

（5）疼痛 疼痛被称为第五大生命体征，是老年人常见的一种症状。疼痛与其他 4 项生命体征不同的是，它不具备客观的评价依据，护士应以整体的观点、选用合适的工具对疼痛患者进行个体化的评估，对疼痛的来源、程度、性质等方面做出综合的判断。

2. 意识状态 意识状态主要反映老年人对周围环境的认识和对自身所处状况的识别能力，是判断颅脑病变及代谢性疾病患者病情演变最重要的客观指标之一。

3. 体位、步态 姿势和步态的维系有赖于运动、感觉和小脑功能。仰卧位是老年人最常用的体位之一，有助于缓解腰背疼痛和颈部不适。疾病常可使体位发生改变，如心肺功能不全的老年人，可出现强迫坐位。步态的类型对疾病诊断有一定帮助，评估老年人步态时，应识别步态异常是否是继发于关节炎或关节疼痛。老年人常见的异常步态包括：慌张步态见于帕金森病，醉酒步态见于小脑病变，痉挛步态见于脑卒中等。

4. 营养状态 评估老年人每日活动量、饮食状况以及有无饮食限制，测量身高、体重，计算身体质量指数，简称体质指数（body mass index，BMI），BMI 是国际上常用的衡量人体胖瘦程度以及是否健康的一个标准。身体质量指数正常范围为 18.5～23.9，低于 18.5 提示体重过低，24.0～27.9 提示超重，大于等于 28 提示肥胖。

（二）皮肤

皮肤评估的内容包括皮肤的颜色、温度、湿度，皮肤的完整性与特殊感觉，有无癌前病变或癌性病变。老年人如长期卧床不起，应重点检查骨突处容易发生破损的部位，观察皮肤有无发生压力性损伤。老年人由于生理上的退行性变性，皮肤出现衰老现象，如皮肤干燥，皱纹多，缺乏弹性，没有光泽，常伴有皮损。常见的皮损有老年色素斑、老年疣、老年性白斑等。

（三）头、面、颈部

1. 头发 随着年龄的增长，头发变成灰白，发丝变细，头发稀疏，并有脱发现象。

2. 眼睛 老年人眼窝内的脂肪组织减少，眼球凹陷；眼睑下垂；瞳孔直径缩小，反应变慢；泪腺分泌减少，易出现眼干；角膜周围有类脂性浸润，随着年龄的增加角膜上出现白灰色云翳。老年人晶状体柔韧性变差，睫状肌肌力减弱，眼的调节能力逐渐下降，迅速调节远、近视力的功能下降，出现老花眼，这是生理性衰老过程在眼部的表现之一。老年人因瞳孔缩小、视网膜的再生能力减退，使其区分色彩、暗适应的能力有不同程度的衰退和障碍。异常病变可有白内障、斑点退化、眼压增高或青光眼、血管压迹。

3. 耳朵 老年人的听力随着年龄的增加逐渐减退，对高音量或噪声易产生焦虑，常有耳鸣，特别在安静的环境下明显。外耳检查可发现老年人的耳廓增大，皮肤弹性差，耳垢干燥。为使用助听器的老年人检查耳部时，应注意取下助听器。

4. 鼻腔　老年人鼻腔黏膜萎缩变薄，且变得干燥，罹患萎缩性鼻炎的概率比年轻人更高。

5. 口腔　由于毛细血管血流减少，老年人口唇黏膜颜色变浅，口腔黏膜及牙龈显得苍白；唾液分泌减少，口腔黏膜干燥；味蕾的退化和唾液的减少使味觉减退。由于长期的损害、外伤、治疗性调整和老化的影响，老年人多有牙齿颜色发黄、变黑，以及牙齿缺失，常有义齿。评估口腔时，应检查有无出血或肿胀的齿龈、松动和断裂的牙齿、经久不愈的黏膜白斑等。

6. 颈部　其结构与成年人相似，无明显改变。脑膜受刺激、阿尔茨海默病、脑血管病、颈椎病、颈部肌肉损伤和帕金森病的患者，可有颈项强直的体征。

（四）胸部

1. 胸、肺部　老年人的视诊、听诊及叩诊过程同成年人体检。视诊时，老年人尤其是患有慢性阻塞性肺气肿者，常呈桶状胸改变。由于生理性无效腔增多，肺部叩诊多为过清音。胸部检查发现与老化相关的体征，如胸腔前后径增大，胸廓横径缩小，胸腔扩张受限，呼吸音强度减轻。

2. 心前区　老年人因脊柱侧弯或驼背引起心脏下移，可使心尖搏动出现在锁骨中线旁。胸廓坚硬，使得心尖搏动幅度减小。静息时心率变慢。听诊第一及第二心音减弱，心室顺应性减低可闻及第四心音。主动脉瓣、二尖瓣的钙化、纤维化，脂质堆积，导致瓣膜僵硬和关闭不全，听诊时可闻及异常的舒张期杂音，并可传播到颈动脉。因此，重点检查有无血管杂音、心肌肥厚及心脏扩大等情况。

3. 乳房　随着年龄的增长，女性乳腺组织减少，乳房变平坦。如发现肿块，要高度怀疑癌症。男性如有乳房发育，常常是由于体内激素改变或药物的副作用所致。

（五）腹部

腹部评估时，老年肥胖者会有明显的腹部脂肪堆积，常常会掩盖一些腹部体征；而消瘦者则因腹壁变薄松弛，腹膜炎时也不易产生腹肌紧张，但肠梗阻时则很快出现腹部膨胀。由于肺扩张，使膈肌下降致肋缘下可触及肝脏。随着年龄的增长，膀胱容量减少，很难触及到充盈的膀胱。老年人腹部听诊可闻及肠鸣音减少。

（六）泌尿生殖器

老年男性外阴改变与激素水平降低相关，表现为阴毛变稀及变灰，阴茎、睾丸变小，双阴囊变得无皱褶。此外，随着年龄的增长，老年男性前列腺逐渐发生组织增生，增生的组织引起排尿阻力增大，导致后尿道梗阻，出现排尿困难。此外，老年女性由于雌激素缺乏使外阴发生变化，例如，阴毛稀疏，呈灰色；阴唇皱褶增多，阴蒂变小；阴道变窄，阴道壁干燥苍白，皱褶不明显；子宫颈变短，子宫及卵巢缩小。对老年人排尿进行评估时，应注意了解排尿的次数、尿量、尿液性状以及有无尿潴留、尿失禁等异常排尿情况，必要时测量膀胱残余尿量。

（七）脊柱与四肢

随着年龄的增长，老年人的肌张力下降、腰脊变平，导致颈部脊柱和头部前倾，形成老年驼背的典型姿态。椎间盘退行性病变可使脊柱后凸。由于关节炎及类似的损害，致使部分关节活动范围受限。评估四肢关节时，应检查各关节及其活动范围、动脉搏动情况，注意有无疼痛、肿胀、畸形以及运动障碍等情况。如出现下肢皮肤溃疡、足冷痛、坏疽以及脚趾循环不良，常提示下肢动脉供血不足。

（八）神经系统

老年人神经的传导速度变慢、对刺激反应的时间延长，因此老年人精神活动能力可出现不同程度的下降，如记忆力减退，易疲劳、注意力不易集中，反应变慢，平衡能力降低、动作不协调，生理睡眠缩短，容易出现失眠问题。此外，老年人还可能会出现肌肉萎缩和肌力下降等问题。

三、功能状态评估

功能状态主要是指老年人处理日常生活的能力，其完好与否影响着老年人的生活质量。护士定期对老年人的功能状态进行客观评估，是老年护理的良好开端，对维持和促进老年人独立生活能力、提高其生活质量，具有重要的指导作用。

（一）评估内容

老年人的功能状态受年龄、视力、躯体疾病、运动功能、情绪等因素的影响，评估时要结合其身体健康、心理健康及社会健康状态进行全面衡量和考虑。功能状态的评估包括日常生活能力、功能性日常生活能力、高级日常生活能力三个层次。

1. 日常生活活动能力（activities of daily living，ADL） 老年人最基本的自理能力，是老年人自我照顾、从事每天必需的日常生活的能力。如衣（穿脱衣帽、鞋袜，修饰打扮）、食（进餐）、行（行走、变换体位，上、下楼）、个人卫生（洗漱、沐浴、如厕、控制大小便），这一层次的功能受限，将影响老年人基本生活需要的满足。ADL 不仅是评估老年人功能状态的指标，也是评估老年人是否需要补偿服务的指标。

2. 功能性日常生活活动能力（instrumental activities of daily living，IADL） 老年人在家中或寓所内进行自我护理活动的能力，包括购物、家庭清洁和整理、使用电话、付账单、做饭、洗衣、旅游等，这一层次的功能提示老年人是否能独立生活并具备良好的日常生活功能。

3. 高级日常生活活动能力（advanced activities of daily living，AADL） 反映老年人的智能能动性和社会角色功能，包括主动参加社交、娱乐、职业活动等。随着老年期生理变化及疾病的困扰，这种能力可能会逐渐丧失。例如，股骨颈部骨折使一位经常参加各种社交和娱乐活动的老年人失去了参与这些活动的能力，这将使这位老年人的整体健康受到明显影响。高级日常生活活动能力的缺失，要比日常生活活动能力和功能性日常生活活动能力的缺失出现得早，一旦出现，就预示着更严重的功能下降。因此如果发现老年人有高级日常生活活动能力的下降，就需要及时作进一步的功能性评估，包括日常生活活动能力和功能性日常生活活动能力的评估。

（二）评估工具

在医院、社区、康复中心等开展老年护理时，有多种标准化的评估量表可供使用（表 2 -1）。使用较为广泛的工具包括 Katz ADL 量表和 Lawton IADL 量表。

表 2 -1 评估日常生活能力常用的量表

量表	功能
Katz ADL 量表	基本自理能力
Barthel 量表	自理能力与行走能力
Kenny 自护量表	自理能力与行走能力
IADL 量表	购物、烹饪、家务等复杂活动
Lawton IADL 量表	IADL 能力

1. Katz 日常生活功能指数评价表 是了解老年人对描述性语言信息内容心理感知的语义评定量表，可用于测量评价慢性疾病的严重程度及治疗效果，也可用于预测某些疾病的发展。

（1）量表的结构和内容 此量表将 ADL 功能分为 6 个方面，即进食、更衣、沐浴、移动、如厕和控制大小便，以决定各项功能完成的独立程度。

（2）评定方法 通过与被测者、照护者交谈或被测者自填问卷，确定各项评分，计算总分值。

（3）结果解释 总分值的范围是 0 ~ 12，分值越高，提示被测者的日常生活能力越高。

2. Lawton 功能性日常生活能力量表 主要用于评定被测试者的功能性日常生活能力。

（1）量表的结构和内容 此量表将 IADL 功能分为 7 个方面，包括做饭、家务、服药、步行、购物、理财、打电话。

（2）评定方法 通过与被测者、照护者等知情人的交谈或被测者自填问卷，确定各项评分，计算总分值。

（3）结果解释 总分值的范围是 0 ~ 14，分值越高，提示被测者功能性日常生活能力越高。

3. Barthel 指数评定量表 该量表评定简单、可信度、灵敏度高、应用广泛。

（1）量表的结构和内容 此量表将自理能力分为 10 个方面，即进食、洗澡、修饰、穿衣、控制大便、控制小便、如厕、床椅转移、平地行走、上下楼梯。

（2）评定方法 通过与被测者、照护者交谈或被测者自填问卷，确定各项评分，计算总分值。

（3）结果解释 总分值的范围是 0 ~ 100 分，分值越高，提示被测者的自理能力越高。

（三）注意事项

1. 避免评估偏差 老年人在生活能力评估时，会出现高估或低估自己能力的现象。评估者不应受老年人自身评估的影响，应真实、客观、准确地判断老年人的功能状态。同时还应避免老年人在做某项活动时，因表现出色而掩盖了平时的状态，产生霍桑效应。

2. 避免主观判断 评估者应通过直接观察老年人的进食、穿衣、如厕等日常活动来判断老年人的功能状态，并注意周围环境对老年人活动的影响，避免主观判断出现偏差。

四、辅助检查

老年人机体形态和功能的一系列进行性、退行性变性，可不同程度影响辅助检查的结果，对此护士应予以正确的解读和分析，以免延误诊断、治疗和护理（表 2-2）。

表 2-2 老年人生化与功能检查中常见的生理变化

常用检查内容	老年期生理变化
空腹静脉血糖	轻度升高
肌酐清除率	降低
血尿酸	轻度升高
乳酸脱氢酶	轻度升高
碱性磷酸酶	轻度升高
总蛋白	轻度升高
总胆固醇	60 ~ 70 岁达高峰，随后逐渐降低
低密度脂蛋白	60 ~ 70 岁达高峰，随后逐渐降低
高密度脂蛋白	60 岁后稍升高，70 岁后开始降低
三酰甘油（甘油三酯）	轻度升高
甲状腺激素 T_3	降低
甲状腺激素 T_4	降低
促甲状腺素	轻度升高或无变化

（一）常规检查

1. 血常规 人体外周血液中红细胞、血红蛋白和血细胞比容随着年龄增长而略微下降，但仍在成年人的正常范围内。血常规检查值有性别差异，但高龄时差异会消失，一般以红细胞小于 $3.5 \times 10^{12}/L$，血红蛋白小于 110g/L，血细胞比容小于 0.35，作为老年人贫血的标准，但贫血并非老年期正常生理变化，因而需要进行全面系统的评估和检查。多数学者认为白细胞、血小板计数无增龄性变化。白细胞的参考值为（$3.0 \sim 8.9$）$\times 10^{9}/L$。在白细胞分类中，T 淋巴细胞减少，B 淋巴细胞则无增龄性变化。

2. 尿常规 老年人尿蛋白、尿胆原与成年人之间无明显差异。老年人肾糖阈值升高，可出现血糖升高而尿糖阴性的现象。老年人对泌尿系感染的防御功能随年龄增长而降低，其尿沉渣中的白细胞大于 20 个/HP 才有病理意义。老年人中段尿培养污染率高，可靠性较低，老年男性中段尿培养菌落计数 $\geq 10^{3}/ml$、女性 $\geq 10^{4}/ml$ 为判断真性菌尿的界限。

3. 血沉 在健康老年人中，随着年龄的增长而增快，且血沉变化范围很大。一般血沉在 $30 \sim 40mm/h$ 之间无病理意义；如血沉超过 65mm/h，应考虑感染、肿瘤及结缔组织病。

（二）生化功能检查

1. 血糖 根据《国家基层糖尿病防治管理指南（2022）》的建议，老年人的血糖标准与正常成年人一致，但是已诊断为糖尿病的老年人，在控制的过程中可以适当放宽，这是由于低血糖比高血糖对老年人的伤害更大，这在高龄老年人中要更为注意。一般来说，罹患糖尿病的老年人，空腹血糖 $5.0 \sim 7.2mmol/L$ 可视为正常，餐后 2 小时血糖一般控制在 $8 \sim 9mmol/L$ 可视为正常。

2. 血脂 血脂检查中最关键的指标包括总胆固醇、低密度脂蛋白胆固醇、高密度脂蛋白胆固醇、甘油三酯、脂蛋白等。其中低密度脂蛋白胆固醇，随着年龄增长而升高，目前认为具有致动脉粥样硬化发生的作用，也是血脂异常治疗的关键。除了实验室检查指标，血脂异常的老年人还会出现眼睑部位脂质沉积、胸闷、胸痛、头晕、跛行等症状。

3. 电解质 老年人血清钙随年龄增长而下降，可能与白蛋白降低有关；血清磷也随年龄增长而降低。老年人血清铁及不饱和铁结合力可降低 5% ~ 10% 或无变化。

4. 肺功能 老年人的肺功能随着年龄增长会有所下降，健康老年人的肺活量应 >60%，第 1 秒肺活量应 >50%。目前认为老年人血氧分压正常低值为 70mmHg，低于此值应视为异常。

5. 肝功能 常用的肝功能检查指标可以反映肝脏、胆汁排泄、分泌及解毒功能，包括总胆红素、直接胆红素、间接胆红素、总胆酸等；反映肝脏凝血功能的指标包括总蛋白、白蛋白、前白蛋白、胆碱酯酶、凝血酶原时间等。其中白蛋白随年龄增长而升高。

6. 肾功能 肾功能检查包括多个功能指标检测：血液尿素氮、血清肌酐、血尿酸的水平及内生肌酐清除率反映肾小球功能。随着年龄的增长，老年人的肾脏组织结构、全身血流动力学及内分泌也会发生生理性的衰退，表现为夜尿增多，严重者可能出现水肿、蛋白尿、高钾血症等。

7. 内分泌功能检查 内分泌功能检查种类繁多，常用的包括甲状腺功能、肾上腺功能、性激素功能等。甲状腺激素无年龄增长性变化，肾上腺素、去甲肾上腺素升高，性激素随年龄增长而下降。

（三）心电图检查

心电图检查有利于及时发现老年人无症状的心肌缺血、心肌梗死等病变。随着年龄的增长，老年人的心电图常有非特异性改变，如 P 波轻度低平、PR 间期延长、T 波变平、ST 段非特异性改变等。

（四）影像学及内镜检查

影像学检查已广泛应用于老年疾病的诊治，如 CT、磁共振成像对急性脑血管病、颅内肿瘤的诊断有很大价值。内镜检查对老年人胃肠道肿瘤、消化性溃疡以及呼吸、泌尿系统的疾病诊断，具有重要意义。

第三节 老年人心理健康评估

进入老年期，在应对各种生活事件的过程中，老年人常有一些特殊的精神心理活动。老年人的精神心理状况直接影响其身体健康和社会功能状态，良好的精神心理状况是实现健康老龄化不可缺少的维度之一。老年人的精神、心理状况常从情绪和情感、认知功能、自我概念、压力与应对等方面进行评估。

一、情绪和情感评估

老年人的情绪纷繁复杂，焦虑和抑郁是最常见也是最需要进行干预的情绪障碍。

（一）焦虑

焦虑（anxiety）是个体感受到威胁时的一种紧张的、不愉快的情绪状态，表现为紧张、不安、急躁、失眠等，但无法说出明确的焦虑对象。常用的评估方法有以下三种。

1. 访谈与观察 询问、观察老年人有无焦虑的症状。

2. 心理测试 可用于评估老年人焦虑状态，其中使用较多的为汉密尔顿焦虑量表、状态－特质焦虑问卷等。

（1）汉密尔顿焦虑量表（Hamilton anxiety scale，HAMA） 由 Hamilton 于 1959 年编制，是广泛用于评定焦虑严重程度的他评量表。该量表包括 14 个条目，分为精神性和躯体性两大类，各由 7 个条目组成。采用 0 ~ 4 分的 5 级评分法，各级评分标准：0 为无症状，1 为轻度，2 为中等，有肯定的症状、但不影响生活与劳动，3 为重度，症状重、需进行处理或影响生活和劳动，4 为极重，症状极重、严重影响生活。由经过训练的两名专业人员对被测者进行联合检查，然后各自独立评分。总分超过 29 分，提示可能为严重焦虑；超过 21 分，提示有明显焦虑；超过 14 分，提示有肯定的焦虑；超过 7 分，可能有焦虑；小于 7 分，提示没有焦虑。

（2）状态－特质焦虑问卷（state－trait inventory，STAI） 是自我评价问卷，能直观地反映被测者的主观感受。状态焦虑描述一种不愉快的情绪体验，如紧张、恐惧、忧虑和神经质，伴有自主神经系统的功能亢进，一般为短暂性的；特质焦虑用来描述相对稳定的，作为一种人格特质且具有个体差异的焦虑倾向。该量表包括 40 个条目，第 1 ~ 20 项为状态焦虑量表，21 ~ 40 项为特质焦虑量表。每一项进行 1 ~ 4 级评分。由受试者根据自己的体验选择最合适的分值。凡正性情绪项目均为反序计分，分别计算状态焦虑量表与特质焦虑量表的累加分，最小值 20，最大值 80。状态焦虑量表与特质焦虑量表的累加分，反映状态或特质焦虑的程度。分值越高，说明焦虑程度越严重。

3. 焦虑可视化标尺技术 利用直观感觉，请被评估者在可视化标尺相应位点上标明其焦虑程度（图 2－1）。

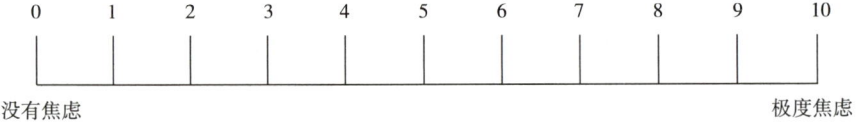

图 2－1 焦虑可视化标尺

（二）抑郁

抑郁（depression）是个体失去某种其重视或追求的东西时产生的情绪状态，其特征是情绪低落，甚至出现失眠、悲哀、自责、性欲减退等表现。常用的评估方法有以下三种。

1. 访谈与观察　通过询问、观察，综合判断老年人有无抑郁情绪存在。

2. 心理测试　可用于评估老年人抑郁，社区流调使用的抑郁量表如汉密尔顿抑郁量表、老年抑郁量表，已经在临床上应用被广泛接受的量表。

（1）汉密尔顿抑郁量表（Hamilton depression scale，HAMD）　于1960年编制，是临床上评定抑郁状态时应用普遍的量表。量表的结构和内容：汉密尔顿抑郁量表经多次修订，版本有17、21和24项三种。所有问题指被测者近几天或近一周的情况。大部分项目采用0~4分的5级评分法。各级评分标准：0为无，1为轻度，2为中度，3为重度，4为极重度。少数项目采用0~2分的3级评分法，其评分标准：0为无，1为轻到中度，2为重度。由经过训练的两名专业人员对被测者进行联合检查，然后各自独立评分。总分能较好地反映疾病的严重程度，即总分越高，病情越重。例如，24项版本的总分超过35，可能为严重抑郁；超过20，可能是轻或中等度的抑郁；如小于8，则无抑郁症状。

（2）老年抑郁量表（geriatric depression scale，GDS）　于1982年创制，是专门用于老年人的抑郁筛查表。该量表共30个条目，包含情绪低落，活动减少，易激惹，退缩痛苦的想法，对过去、现在与将来的消极评分。每个条目要求被测者回答"是"或"否"，其中第1、5、7、9、15、19、21、27、29、30条用反序计分（回答"否"表示抑郁存在）。每项表示抑郁的回答得1分。该表可用于筛查老年抑郁症，但其临界值仍然存在疑问。用于一般筛查目的时建议采用：总分0~10表示正常；11~20表示轻度抑郁；21~30表示中重度抑郁。

3. 抑郁可视化标尺技术　利用直观感觉，请被评估者在可视化标尺相应位点上标明其抑郁程度（图2-2）。

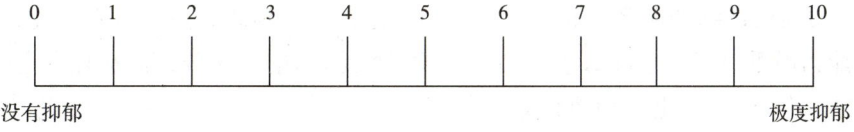

图2-2　抑郁可视化标尺

二、认知功能评估

认知是个体推测和判断客观事物的思维过程，通过个体的行为和语言表达出来，反映个体的思维能力。认知评估包括个体的感知觉、记忆、理解判断、思维能力、语言能力、注意力及定向力等方面。在已经确定的认知功能失常的筛选测试中，对老年人的测试最普及的是简易智力状态检查、简易操作智力状态问卷和蒙特利尔认知评估量表。此外，一些较短的筛查表也被证实有效，例如：1分钟回忆复述3个事项、画钟试验和简易认知功能测试等。

（一）简易智力状态检查

于1975年编制，主要用于筛查有认知缺损的老年人，适合于社区老年人群调查。量表结构和内容该量表共19项，30个小项，评估范围包括11个方面（表2-3）。评定时，向被试者直接询问，被试者回答或操作正确记"1"，错误记"5"，拒绝或说不会做记"9"和"7"。全部答对总分为30分。结果解释简易智力状态检查的主要统计量是所有记录"1"的项目（和小项）的总和，即回答或操作准确的项目和小项数，称为该检查的总分，范围是0~30。分界值与受教育程度有关，未受教育文盲组17分，教育年限小于等于6年组20分，教育年限大于6年组24分，若测量结果低于分界值，可认为被测量者有认知功能缺损。

表2-3　简易精神状态检查量表的项目与内容

评估项目	具体内容	分值
1. 时间定向	今天是星期几？几日？几月？那一年？什么季节	5
2. 地点定向	我们现在在什么地方？什么街道？这是第几层？哪个城市？什么国家	5
3. 语言即刻记忆	我对你说三件东西"钥匙、杯子、尺子"，请你复述一下，好，请你记住，待会儿请你再说出来	3
4. 注意和计算能力	请计算一下"100-7"是多少？再向下连着减7，共减5次	5
5. 短期记忆	请回忆一下我刚才让你记住的三件东西是什么	3
6. 物品命名	（出示手表）这是什么？（出示钢笔）这是什么	2
7. 重复能力	请你跟我说"四十四只石狮子"	1
8. 阅读理解	请念出这句话，并按照上面的意思去做（出示写有"闭上你的双眼"的纸片）	1
9. 语言理解	我给你一张纸，请按照我说的话去做，"用右手将这张纸拿起来""对折""然后放在腿上"	3
10. 语言表达	请你说出一句完整的有意义的句子	1
11. 绘图	（出示图案）请你照着这个样子画一个	1

（二）简易操作智力状态问卷

于1975年编制，适用于评定老年人认知状态的前后比较。该问卷评估包括定向、短期记忆、长期记忆和注意力4个方面、10项内容（表2-4）。评定时，向被试者直接询问，被试者回答或操作正确记"1"。问卷满分10分，评估时需要结合被测试者的教育背景做出判断。错2~3项者，表示认知功能完整；错3~4项者，为轻度认知功能损害；错5~7项者，为中度认知功能损害；错8~10项者，为重度认知功能损害。受过初等教育的老年人允许错一项以上，受过高等教育的老年人只能错一项。

表2-4　简易操作智力状态问卷的内容与注意事项

评估内容	注意事项	对或错
1. 今天是几号	年、月、日都对才算正确	
2. 今天是星期几	星期对才算正确	
3. 这是什么地方	对所在地有任何的描述都算正确；说"我的家"或正确说出城镇、医院、机构的名称都可接受	
4-1. 你的电话号码是多少	经确认号码后证实无误即算正确；或在会谈时，能在2次间隔较长时间内重复相同的号码即算正确	
4-2. 你住在什么地方	如没有电话才问此问题	
5. 你几岁了	年龄与出生年月日符合才算正确	
6. 你的出生年月日	年、月、日都对才算正确	
7. 现任的国家主席是谁	姓氏正确即可	
8. 前任的国家主席是谁	姓氏正确即可	
9. 你的孩子叫什么名字	不需要特别证实，只需说出一个与他不同的名字即可	
10. 从20减3开始算，一直减3减下去	如有出现任何错误或无法继续进行即算错误	

（三）蒙特利尔认知评估量表

于2004年研究编制，用于针对轻度认知障碍进行快速筛查的评估工具，评定的认知领域包括注意与集中、执行功能、记忆、语言、视结构技能、抽象思维以及计算和定向力等 8 个认知领域的 11 个检查项目。总分 30 分，测试结果显示为正常值为≥26 分，其敏感性高，覆盖重要的认知领域，测试时间短，适合临床运用。

（四）画钟试验

画钟试验是一种早期筛查认知障碍的神经心理学工具，徒手画钟表是一项复杂的活动，除了空间构造技巧外，涉及记忆、注意、抽象思维、设计、布局安排、数字、计算、时间和空间定向概念等多种认知功能。因此，该工具既能全面反映老年人的认知功能，又简单易行，准确性高，且不受文化程度高低的影响。其试验方法是要求老年人画一个表盘，并把表示时间的数字写在正确的位置，待老年人画完圆，并填完数字后，再让老年人画上时针和分针，把时间指到 11 时 10 分。CDT 的计分方法有很多种：四分法、六分法、七分法、十分法、二十分法等，其中最常用的最简便的方法是四分法：画出封闭的圆，1 分；将数字安放在正确的位置，1 分；表盘上包括全部 12 个正确的数字，1 分；将指针安放在正确位置，1 分。3~4 分表明认知水平正常，0~2 分则表明认知水平下降。

三、自我概念评估

自我概念是人们通过对自己内在和外在特征，以及他人对其反应的感知与体验而形成的对自我的认识与评价；是个体在与其所处心理和社会环境的相互作用过程中形成的动态的、评价性的"自我肖像"。自我概念包括身体意象、社会认同、自我认同和自尊 4 个方面的评价和情感体验，主要通过交谈、观察和量表测定 3 种方法进行评估。

（一）交谈

1. 身体意象 身体意象是一个人对自己身体的审美或性吸引力的感知。可通过询问"对你来说，身体哪一部分最重要？为什么""你最喜欢自己身体的哪些部位，最不喜欢的又是哪些部位""外表方面，你最希望自己什么地方有所改变，他人又希望你什么地方有所改变"等进行评估。对身体意象已有改变者，应询问"这些改变对你的影响有哪些，你认为这些改变使他人对你的看法有何改变"。

2. 社会认同 社会认同是指个体对所处社会和文化环境、所拥有的社会实体（如家庭、团体、职业等）的认同感和归属感。可通过询问"你从事什么职业""你的家庭及工作情况如何""你最引以为自豪的个人成就有哪些"等进行评估。

3. 自我认同与自尊 自尊是个体对自己的感觉和评价，而自我认同则是个体对自身持有的一种定义和认同。可通过询问"你觉得自己是怎样的人""如何描述你自己""与社会上绝大多数人相比，你处理工作和日常生活问题的能力如何""你对自己的个性特征、心理素质和社会能力满意吗，不满意的是哪些方面""你的同事、朋友、领导如何评价你""你是否常有'我还不错'的感觉""总体来说，你对自己满意吗"等进行评估。

4. 自我概念现存与潜在的威胁 自我概念威胁是指个体在面对与自己观点不同的人或事时，感到自己的自我价值受到威胁的现象。可通过询问"目前有哪些事情让你感到焦虑、恐惧或绝望""目前有哪些事情让你感到忧虑或痛苦"等进行评估。

（二）观察

1. 外表 通过日常观察，发现是否整洁，穿着打扮是否得体，身体哪些部位有无改变。

2. 非语言行为 在日常交流过程中，观察是否与护士有目光交流，面部表情如何，是否与其主诉一致，是否有不愿见人、想隐退、不愿照镜子、不愿与他人交往、不愿看体貌改变的部位、不愿与他人讨论伤残或不愿听到这方面的谈论等行为表现。

3. 语言行为　在交流过程中，观察是否有"我真没用"等语言流露。

4. 情绪反应　通过日常观察，发现有无着急、害怕、惊慌、无法平静、颤抖、心悸、气急、恶心、呕吐、尿频、出汗、脸红、失眠、易激惹等焦虑表现。

5. 生理反应　在日常交流过程中，观察有无哭泣、睡眠障碍、食欲减退、体重下降、心慌、易疲劳等表现。

（三）量表测定

1. 自我概念量表（tennessee self‐concept scale，TSCS）　于1965年编制，1988年进行了修订。该量表基于自我概念的多维观点而编制，主要依据临床经验。有两种格式，一种供咨询及辅导用，一种供临床治疗及研究用，题目完全相同，都是在5点量表上作答，只是记分方式不大一样。量表包括3个结构维度：自我认识、自我满意、自我行动。5个内容维度：生理自我、道德自我、心理自我、家庭自我、社会自我。2个综合状况：自我总分和自我批评。前九个的得分因子越高，自我概念越积极，自我批评得分越高，自我概念越消极。

2. 自尊量表（self‐esteem scale，SES）　于1965年编制，最初用以评定青少年关于自我价值和自我接纳的总体感受的量表，是我国心理学界使用最多的自尊测量。该量表目前已广泛用于各个年龄段的人群，包括儿童、青少年和成年人，量表根据受试者1周内的情绪体验，评定关于自我价值、自我接纳的总体感受。该量表由10个条目组成，设计中充分考虑了测定的方便。受试者直接报告这些描述是否符合他们自己。分4级评分，1表示非常符合，2表示符合，3表示不符合，4表示很不符合。总分范围是10~40分，分值越高，自尊程度越高。该量表已被广泛应用，它简明、易于评分，是对自己的积极或消极感受的直接评估。

四、压力与应对评估

压力也称应激，是指各种刺激引起的一种生理和心理反应。应对是一种适应过程，是通过改变认知和行为，解决已存在的问题。造成老年人压力的常见原因如下。

（一）身体健康问题

老年人常因疾病、功能障碍等原因，影响着他们对自己身体的自信心。

（二）家庭、婚姻及生活环境改变

老年人常常因家庭矛盾，与子女有代沟。离婚、再婚及迁居异地、居住环境改变等，容易造成家庭矛盾。

（三）亲友去世

老年人因为丧失亲人、朋友，尤其丧偶等重要的生活事件，而导致精神压力增加，进而损害整体心理健康。

（四）经济来源减少

老年人可能因为退休、疾病或失去工作而失去了稳定的收入来源，可能面临财务压力，担忧未来的经济保障。

（五）人际关系紧张

老年人如与家人、同事、邻里、朋友发生冲突等，会增加一些精神压力。

（六）工作变动

老年人个体的适应能力不足，常因离退休、再就业、工作调动等，导致精神负担也随之加重。

（七）自我价值感

如随年龄增长不能胜任工作、不能参加社会活动、不能做家务，直至生活不能自理、需要照顾等，容易使老年人感到自卑和无用。

护士应熟悉引起老年人压力的原因，全面评估压力的各个环节，及时了解有无压力源存在，压力源的性质、强度及持续时间，对老年人的影响等。正确评估老年人的应对能力、应对方式，帮助老年人充分认识压力源的危害，采取积极的应对方式，有效地减轻压力反应，促进身心健康。压力与应对的评估常采用观察、访谈、心理测试等相结合的综合评定方法进行。

第四节　老年人社会健康评估

全面认识和衡量老年人的健康水平，除生理、心理功能外，还应评估其社会状况。社会状况评估包括对老年人的社会健康状况和社会功能进行评定，具体包括角色功能、环境、文化背景、家庭状况等方面。

一、角色功能评估

对老年人角色功能的评估，其目的是明确被评估者对角色的感知，对承担的角色是否满意，有无角色适应不良，以便及时采取干预措施，避免角色功能障碍给老年人带来的生理和心理两方面的不良影响。老年人角色功能的评估，可以通过交谈、观察两种方法收集资料。评估的内容包括 2 大方面。

（一）角色的承担

1. 一般角色　了解老年人过去的职业、离退休年份和现在的工作状况，有助于防范由于退休所带来的不良影响，也可以确定其对目前的角色是否适应。评估角色的承担情况，可询问：最近一星期内做了什么事情，哪些事情占去了大部分时间，对他而言什么事情是重要的、什么事情很困难等。

2. 家庭角色　老年人离开工作岗位后，家庭成了主要的生活场所，并且大部分家庭有了第三代，老年人由父母变为到祖父母角色，家庭角色增加，常常担当起照料孙辈的任务；老年期又是丧偶的主要阶段，若老伴去世，则要失去一些角色。另外，性生活的评估，可以了解老年人的夫妻角色功能，有助于判断老年人社会角色及家庭角色。评估时要求护士持非评判、尊重事实的态度，询问老年人过去以及现在的情况。

3. 社会角色　社会关系的评估，可提供有关自我概念和社会支持资源的信息。收集老年人每日活动的资料，对其社会关系进行分析评价，如果被评估者对每日活动不能明确表述，提示社会角色的缺失或是不能融合到社会活动中去。不明确的反应，也可提示有认知或其他精神障碍。

（二）角色的认知

询问老年人对自己角色的感知和别人对其所承担的角色的期望，老年期对其生活方式、人际关系方面的影响。同时，还应询问别人对其角色期望是否认同。

（三）角色的适应

询问老年人对自己承担的角色是否满意以及自己承担的角度与自己的角色期望是否相符，观察有无角色适应不良的身心行为反应，如头痛、头晕、疲乏、睡眠障碍、焦虑、抑郁、忽略自己和疾病等。

二、环境评估

老年人的健康与其生存的环境存在联系，如果环境因素的变化超过了老年人身体的调节范围和适应能力，就会引发疾病。环境评估需要关注老年人家庭环境的安全性及其是否能够充足地获得需要的私人和医疗服务。

（一）物理环境

物理环境是指一切存在于机体外环境的物理因素的总和。由于人口老龄化的出现、"空巢"家庭的日益增多，大量老年人面临着独立居住生活的问题。居住环境是老年人的生活场所，是学习、社交、娱乐、休息的地方，评估时应了解其生活环境、社区中的特殊资源及其对目前生活环境、社区的特殊要求，其中居家安全环境因素是评估的重点，通过家访可以获得这方面的资料。

1. 居家温度和湿度　评估有无取暖及降温设备，取暖设备是否安全，居住环境是否过于干燥或潮湿等。

2. 居家环境　评估是否明亮整洁，空气洁净程度，有无灰尘、蜘蛛网、昆虫，有无饮用水污染，有无环境噪声等。

3. 居家安全　评估是否有妨碍与不安全的因素，如地面是否平坦、厨房设置是否安全、浴室是否防滑、电源线是否放置妥善等。

（二）社会环境

社会环境包括经济、文化、教育、法律、制度、生活方式、社会关系、社会支持等诸多方面。这些因素与人的健康有密切关系，本节内容着重于介绍经济状况、生活方式、社会关系与社会支持的评估。

1. 经济状况　在社会环境因素中，对老年人的健康以及患者角色适应影响最大的是经济。老年人因退休、固定收入减少、给予经济支持的配偶去世所带来的经济困难，可导致失去家庭、社会地位或生活的独立性。护士可通过询问以下问题了解经济状况。

（1）经济来源有哪些，单位工资福利如何，对收入低的老年人，要询问收入是否足够支付食品、生活用品和部分医疗费用。

（2）家庭经济状况：有无经济困难，是否有失业、待业人员。

（3）医疗费用的支付形式。

2. 生活方式　通过交谈或直接观察，评估饮食、睡眠、排泄、活动、娱乐等方面的习惯以及有无吸烟、酗酒等不良嗜好。若有不良生活方式，应进一步了解不良生活方式对老年人的影响。

3. 社会关系与社会支持　社会关系与社会支持评估老年人是否有支持性的社会关系网络，如家庭关系是否稳定、家庭成员是否相互尊重，与邻里、老同事之间相处是否和谐，家庭成员向老年人提供帮助的能力以及对老年人的态度，可联系的专业人员以及可获得的支持性服务等。

三、文化评估

文化评估的目的是了解老年人的文化差异，为制订符合老年人文化背景的个体化的护理措施提供依据。老年人文化评估的主要内容包括价值观、信念、习俗等，这些因素与健康密切相关，决定着人们对健康、疾病、衰老和死亡的看法及信念。老年人的文化评估同成年人。应该注意的是，老年住院患者容易发生文化休克，应结合观察进行询问；如果老年人独居，应详细询问是否有亲近的朋友、亲属。

1. 价值观　不同的文化背景有着不同的价值观，而个体的健康行为通常与其价值观是一致的。

个体根据自身的价值观去认识、决策自身的健康问题。护士可从以下问题中获得资料。

（1）老年人对自身健康的认识情况。

（2）老年人对所患疾病及患病原因的认识等。

（3）老年人的生活是否受到疾病的影响等。

2. 信念 信念与健康有着密切的联系。个体信念是自身经历的积累，生活在不同文化背景下，则对健康与疾病的认识和理解亦不相同。对老年人信念的评估，应主要了解老年人关于疾病、健康的信念及老年人所处的文化背景对其健康信念的影响。

常采用克莱曼（Kleiman）评估模式进行。主要包括以下问题。

（1）老年人自身认为引起健康问题的原因是什么？

（2）是如何发现自己有健康问题的？

（3）这些健康问题对老年人产生了哪些方面的影响？

（4）健康问题的严重程度如何？发作时持续多长时间？

（5）老年人自己认为应该接受何种治疗？希望通过治疗达到哪些效果？

（6）疾病或健康问题给老年人自身带来了哪些问题？

（7）老年人对这种病最害怕的地方什么？

3. 风俗习惯 风俗又称习俗，是指历代相传从而形成的风尚；习惯则是由于重复或多次练习而巩固下来并变成需要的行动方式。风俗和习惯常常连用，是指由于历代相传而在人们生活中程式化的行为方式，是历代相传的规范文化，与人们的日常生活有着密切的联系，约束着人们的行为，影响着人们的衣、食、住、行、娱乐、卫生等方面。护士应在了解不同文化区域风俗习惯的基础上，评估老年人的风俗习惯。评估内容也应注意从与健康相关的各种习俗方面进行，包括饮食、家庭习惯、礼节、民间疗法等。

四、家庭评估

家庭作为社会最基本、最重要的生活单位，是老年人身心健康保障的重要场所。家庭评估的目的是了解老年人家庭对其健康的影响，以便制订有益于老年人疾病恢复和健康促进的护理措施。家庭评估的内容主要包括家庭成员基本资料、家庭类型与结构、家庭成员的关系、家庭功能与资源以及家庭压力等方面。常用量表进行评估，例如家庭关怀指数量表（APGAR）、家庭支持量表（PSS-Fa）、家庭功能评定量表（FAD）等。

最常用于家庭功能评估的量表是 APGAR，涵盖了家庭功能的五个重要部分：适应度 A（adaptation）、合作度 P（partnership）、成长度 G（growth）、情感度 A（affection）和亲密度 R（resolve），通过评分可以了解老年人有无家庭功能障碍及其障碍的程度（表 2-5）。该量表使用 3 级评分法，"经常"得 2 分，"有时"得 1 分，"很少"得 0 分。总分在 7~10 分为家庭功能无障碍，4~6 分为家庭功能中度障碍，0~3 分为重度家庭功能不足。

表 2-5 APGAR

项目	经常	有时	很少
1. 当我遇到困难时，可以从家人处得到满意的帮助			
2. 我很满意家人与我讨论各种事情以及分担问题的方式			
3. 当我希望从事新的活动或发展时，家人能接受并给予支持			
4. 我很满意家人对我表达情感时的方式以及对我愤怒、悲伤等情绪的反应			
5. 我很满意家人与我共度美好时光的方式			

五、生活质量评估

生活质量作为生理、心理、社会功能的综合指标，常用来评估老年人群的健康水平、老年疾病的临床治疗效果及预后等。生活质量评估是老年人对生活及其各方面的主观评价，可以反映内、外环境因素对老年人的生理功能、精神和心理状态、社会活动及生活美满程度的影响。

（一）概念

"生活质量"既反映人们的物质生活状况，又反映社会和心理特征，是一个内容广泛的概念。生活质量（quality of life，QOL）是在生物－心理－社会医学模式下产生的一种新的健康测量技术。世界卫生组织对其定义为：生活质量是指不同文化和价值体系的个体对他们的生存目标、期望标准以及所关心的事情相关的生存状况的感受。中国老年医学会的定义：老年人生活质量是指 60 岁或 65 岁以上的老年人群对身体、精神、家庭和社会生活满意的程度和老年人对生命的全面评价。

生活质量是一个包含生理、心理、社会功能的综合概念，从单一地强调个体生活的客观状态发展到同时注意其主观感受，生活质量具有文化依赖性，其评价是根植于个体所处的文化和社会环境中的，既测量个体健康的不良状态，又反应健康良好的方面，老年人生活质量测量中公认的是躯体健康、心理健康、社会功能、综合评价 4 个维度。

在对老年人的生活质量内涵认知方面，至今还没有形成一个能被理论界普遍接受的权威定义。一般来说老年人生活质量的内涵有 3 方面：一是老年人的情绪变化、社会适应和躯体的完好状态；二是老年人自我主观体验的满意度；三是对老年人生存期间动态的观察和评估。如果论及老年人生活质量的深层意义，则是关于老年人"生活意义"的问题。关于老年人生存意义的问题，不同的人有不同的理解，个体差异悬殊，是一个范围极广又极其严肃的概念。老年人生存意义，在客观上表现为生活质量，主观上则表现为寻求生活情趣及强烈投身社会的欲望。

（二）内容与方法

生活质量评估是一个内涵广泛的概念，内容包括健康定义中生物、心理、社会及生活中的方方面面。老年人的生活质量评估不能单纯只从躯体、心理、社会功能方面获得，还包括社会角色功能评估、主观健康的评估、健康影响因素评估、文化评估及家庭评估。

评估时最好以老年人的体验为基础进行评价，即不仅要评定受试者生活的客观状态，同时还要注意其主观评价。常采用生活满意度量表、幸福度量表及生活质量综合问卷进行评估。

1. 生活满意度　是指个人对生活总的观点，以及对现在实际情况与希望之间或与他人之间的差距看法。生活满意度指数是老年研究中的一个重要指标，用来衡量老年人心情、兴趣、心理、生理主观完美状态的一致性。常用的量表是生活满意度指数（life satisfaction index，LSI），它从对生活的兴趣决心和毅力、知足感、自我概念、情绪等方面进行评估，通过 20 个问题反映生活的满意程度。

2. 主观幸福感　是衡量某一社会中个体生活质量的重要心理学参数，包括认知和情感两个基本成分。1980 年制订的纽芬兰纪念大学幸福度量（memorial university of Newfoundland scale of happiness，MUNSH）可作为评估老年人精神卫生状况的恒定的间接指标，已经成为老年人精神卫生测定和研究的有效工具之一。

3. 综合生活质量评估　以老年人的体验为基础进行评价，包括主观状态和客观状态。不同生活质量量表的共同点是既包括针对生活质量的总体状况的项目，也包括各个具体的项目。一些新的测量方法更注重情感、角色、社会活动和认知功能等主观方面的内容。随着生活质量研究的深入，量表的种类和变量数目也在不断增加，在研究领域方面，国际上针对女性老年人、高龄老年人、患病老年人和残疾老年人、养老机构老年人、少数民族老年人、贫困老年人、临终前老年人等相对弱势老年人群体更为重视，我国在量表测量领域积极探索，如运用生活质量评价量表（36 - item short - form，SF - 36）评价老年人的生命质量。中华医学会老年医学会推荐使用包括 11 个项目的老年人生活质量专用量表，并建议开展老年人口调查，这 11 个项目包括健康状况、生活习惯、日常生活功能、家庭、居住状况、经济收入、营养状况、心理状况、社会交往、生活满意度和体能检查，对于老年人生活质量的评价具有一定的科学性和实用性。现在我国的老年人口生活质量研究评估既包括对生理、心理、社会功能等状态进行综合评估，也注重对影响健康状况的外部条件的评估，并结合国情和我国老年人口特殊的需要。

（三）生活质量评估的意义

生活质量包含的概念非常广泛，生活质量评估方法作为一种新的健康测量和评价技术有着独特的优越性，可以体现在以下几个方面。

（1）生活质量可以测量负向健康，也可反映健康积极的方面。

（2）生活质量是多维性的，它包括躯体健康、心理健康以及社会适应能力，还包括生存环境的状况，如生活情况、经济收入、邻里关系、住房情况、社会服务资源的利用情况等各方面。

（3）生活质量评价的主体应是被测量者。在很多健康测量中，医护人员、流行病学家往往是健康测量的主体，他们通过躯体健康检查和心理测量来确定个体是否存在生理及心理疾病。然而在新的医学模式下，人们不仅仅被视为生物的人，也被视为社会的人，这也就动摇了在健康测量中的主体地位。

（4）生活质量评价既可以反映出群体的健康，又可以揭示个体生活质量的高低。这不但反映出特定人群的健康水平，还可以对个体的健康状况进行测定，获得更完善的信息资料。

（5）生活质量注重疾病造成的结果，为卫生服务和社会服务需求提供了间接性的依据。

.... **目标检测**

答案解析

一、最佳选项题

1. 老年人躯体健康的评估不包括（　）

  A. 健康史的采集   B. 身体评估   C. 功能状态的评估

  D. 社会功能评估   E. 辅助检查

2. 对老年人生命体征描述错误的是（　）

  A. 老年患者在感染时，常无发热的表现

  B. 老年人常见高血压和体位性低血压

  C. 检查时应测卧位血压和直立位血压

  D. 测定时先平卧十五分钟后测血压然后再直立测一次

  E. 老年人基础体温和最高体温较年轻人低

3. 关于老年人呼吸系统的生理变化，不正确的是（　）

  A. 上呼吸道的防御和保护功能降低

  B. 由于通气与换气功能均减退，故血氧分压和血二氧化碳分压均减退

  C. 肺弹性降低，回缩力减退，有效呼吸面积减少

  D. 肺与胸廓的顺应性下降

  E. 呼吸肌衰退

4. 观察老年人的皮肤弹性和干燥情况主要是为了了解下述哪项问题（ ）

    A. 皮肤感染   B. 失水状态   C. 老年人体重

    D. 浅静脉充盈度   E. 循环血量

二、填空题

1. 老年人健康史采集时，可能会出现反应迟钝、（ ）、主诉与症状不相符、（ ）等问题。

2. 老年人功能状态的评估内容包括日常生活能力、（ ）、高级日常生活能力。

3. 老年人进行健康评估的包括（ ）、（ ）、（ ）、（ ）等。

4. 护士为老年人进行体格检查时，室内环境温度保持在（ ）为宜。

三、实例分析题

患者，男，75岁，退休前是某钢铁厂工人。一周前，因淋雨受凉后出现发热、咳嗽到医院就诊，体格检查发现：咳嗽少量痰液，呈铁锈色，右侧胸部疼痛，体温39.5℃，脉搏90次/分，血压150/95mmHg，患者烦躁不安，精神紧张，门诊以"大叶性肺炎"收治入院。

请思考：

（1）对该患者进行入院健康评估时，护士应注意哪些事项？

（2）护理人员对该患者进行健康评估的方法可以有哪些？

（3）该患者精神紧张，护士可以使用哪些焦虑心理测试方法？

（孙海燕）

书网融合……

             重点小结   微课   习题

第三章 老年保健

PPT

学习目标

知识目标：通过本章的学习，应能掌握老年保健与健康促进的概念、重点人群；熟悉老年健康保健的基本原则、目标和策略；了解老年人群对医疗保健与健康促进的需求。

能力目标：具备针对老年保健服务对象的特点，制订老年人群的健康保健计划并根据老年人个体情况提出适合的养老方式和建议的能力。

素质目标：通过本章的学习，培养解决老年人健康养老问题的能力，以人为中心的理念和勇于创新的职业精神。

情境导入

情境：陈阿姨，68岁，与丈夫一起生活在某小区，儿子在省外定居。半年前，由于雪天路滑不慎跌倒，致左侧胫骨骨折，住院治疗。治疗1个月后，病情稳定，转入康复中心进行肢体康复训练，2个月后肢体功能障碍程度减轻，出院回家，但行走仍有困难。陈阿姨的丈夫尚能自理，但是照顾她时心有余而力不足。儿子因在外地工作无法抽身照顾陈阿姨，想让两位老人去养老院，但是陈阿姨夫妇不愿离开自己的家。他们小区附近有一个养老院、一个社区日间照料中心、一个社区卫生服务中心。

思考：1. 陈阿姨夫妇可能有哪些健康保健需求？
2. 陈阿姨夫妇如果在家养老，可以利用哪些社区服务？

第一节　概　述　微课

一、老年保健的概念

随着年龄的增长，老年人的身体功能逐渐衰退，多病共存、失能、失智等问题严重影响老年人的生活质量。做好老年健康保健与健康促进工作，对于提高老年人的健康水平，改善老年人的生活质量，实现健康老龄化具有重要意义。

健康保健（healthcare）是指为保持和增进人们的身心健康而采取的有效措施。世界卫生组织（WHO）认为，老年健康保健（health carein elderly）是指在平等享用卫生资源的基础上，充分利用现有的人力、物力，以维护和促进老年人健康为目的，发展老年保健事业，使老年人得到基本的医疗、护理、康复、保健等服务。

老年保健是一个跨学科的领域，涵盖了从健康促进、疾病预防、早期诊断、有效治疗到康复护理等多个方面，目的是提高老年人的生活质量，延长其健康寿命，并使他们能够在老年阶段保持身体、心理和社会功能的最佳状态。

二、老年保健的重点人群

（一）高龄老年人

高龄老年人，通常是指那些超过80岁的长者。随着人均预期寿命的不断增长，高龄老年人群体的数量日益增长，重度老龄化和高龄化问题日益凸显。预计在不久的将来，80岁及以上的高龄老年人将成为我国老年人口中增长最为迅速的群体。值得注意的是，高龄老年群体中女性占比较高，大约占据了60%的比例。

据预测，到2050年，高龄老年人的数量将稳定在1亿人左右，占老年人口总数的25%左右。而这些高龄老年人中，有60%~70%的人患有慢性疾病，他们往往同时身患多种疾病，如高血压、糖尿病、心脏病等，这些疾病的患病率还在逐年上升。此外，高龄往往伴随着失能，数据显示，近一半的高龄老年人存在不同程度的失能问题，他们的心理健康状况同样需要关注。

由于高龄和疾病的双重困扰，高龄老年人在老年照料方面处于"双重弱势"的困境。因此，他们对于医疗、护理、健康保健、生活照料等方面的需求显著增加，成为家庭、社区和政府需要重点关注的群体。

一般来说，高龄老年人具有以下特点。

（1）身体健康状况较差，容易患有多种慢性疾病，如高血压、糖尿病、关节炎等。

（2）记忆力下降，容易出现认知障碍等问题。

（3）生活自理能力较差，需要家人或专职人员的照顾和协助。

（4）对社会变化和新生事物的适应能力较弱，需要更多地关注和陪伴。

（二）失能老年人

失能是指由年老、疾病、伤残等原因导致的机体结构和功能、活动、社会参与等出现障碍，从而导致个体生活自理能力或社交能力的丧失。目前，我国约有4063万的老年人处于半失能或失能状态，这一数字占据了老年人口总数的18.3%。随着年龄的增长，失能老年人的数量呈递增趋势，特别是85岁及以上的老年群体，他们的失能比例尤为显著。预测显示到2050年，我国的失能老年人口将达到9140万人。值得注意的是，城市中的失能老年人增速将明显快于农村。这一增长趋势不仅对社会资源提出了巨大的挑战，更凸显了失能老年人在长期照护方面的迫切需求。因此，失能老年人已成为社会及老年照护机构需要高度关注和重点服务的人群。他们需要更为精细的照护和关怀，从日常生活起居到医疗健康管理，从心理支持到社会参与，都需要得到全方位的照顾。

（三）精神障碍的老年人

精神障碍的老年人包括功能性精神障碍和器质性精神障碍的老年人。功能性精神障碍指精神分裂症、情感性精神障碍、偏执性精神障碍及应激因素所致的精神障碍等。器质性精神障碍包括各种疾病引起脑部损伤后出现的精神障碍。

随着我国社会的老龄化和高龄化趋势日益明显，老年人群中患有精神障碍的人数正在迅速增长。这些老年人常表现为生活失去规律，严重时甚至无法自理，且常伴有营养障碍，这无疑会进一步加剧他们的疾病状态。因此，这个特殊群体所需的医疗和护理服务明显超过了其他人群。针对这一情况，社会必须高度重视，建立和完善针对有精神障碍的老年人的长期照护服务体系。这意味着要充分利用和整合家庭、社区和机构的各种照护资源，为这些老年人提供全面、持续和高效的照护服务。这不仅关系到他们的生活质量，也直接影响到社会的和谐与稳定。

（四）患病的老年人

老年人在患病后，常常面临身体状况的恶化和生活自理能力的下降，需要更全面、系统的治疗。

然而，这样的治疗需求往往会给老年人带来沉重的经济负担。为了减轻这一压力，一些老年人可能会选择自行购买和服用药物，但这种做法往往更容易导致治疗延误。因此，我们必须高度关注患病老年人的需求，做好老年人健康检查、健康教育、保健咨询，帮助老年人更好地理解和应对疾病，确保他们得到及时、有效的治疗和护理。

（五）新近出院的老年人

新近出院的老年人由于身体尚未完全恢复，往往需要进一步地治疗和护理。在这段时间里，他们若遭遇不利于康复的外部因素，疾病复发的风险会大大增加，甚至可能恶化，最终导致死亡。为此，医疗护理和社区健康保健人员需要根据每位出院老年人的具体身体状况，制订和执行延续性的治疗与护理计划。定期随访是必不可少的，这有助于及时发现老年人的病情变化，并据此调整治疗方案。除此之外，提供个性化的健康指导也是至关重要的。这不仅包括饮食、锻炼等日常生活方面的建议，还包括如何有效管理自身疾病、预防复发等方面的知识。通过这一系列措施，最大程度地保障老年人在出院后的康复过程顺利进行，降低疾病复发的风险，提高他们的生活质量。

（六）独居老年人

独居老年人指 60 岁以上由于离异、丧偶、未婚等原因而独自一人居住的老年人。随着社会的演进和人口老龄化、高龄化的趋势，家庭结构发生了显著变化，子女数量减少，家庭变得更为小型化，导致"纯老家庭"的比例逐渐攀升。尤其在农村地区，老年人单独生活的现象比城市更为突出。这些独居老年人，因子女不在身边，缺少了日常的交流和陪伴，更容易产生心理问题。他们可能变得固执、急躁，不喜欢与他人交往。孤独、压抑感、自卑、多疑、焦虑和抑郁等情绪也可能接踵而至，使他们的情感状态日益脆弱。独居老年人在某些方面比空巢老年人更为脆弱，因此需要得到更多的关注和帮助。社会、社区、老年机构和公益团体应当携手合作，为他们提供必要的支持。这包括协助他们购置生活必需品，定期上门巡诊，提供健康咨询服务等老年保健服务，确保他们的身心健康得到妥善照顾。

（七）丧偶老年人

随着年龄的增长，丧偶老年人的数量呈现出逐渐增加的趋势。丧偶对于老年人来说，不仅是一个生活事件，更是一种巨大的精神打击。多年的夫妻生活建立起来的互相关爱和支持的平衡状态，一旦失去，会给其中一方带来深重的心理负担。失去伴侣的关爱和照顾，常常让老年人感到生活失去了色彩和希望，甚至可能因此陷入抑郁，丧失生活的信心。世界卫生组织报告显示，丧偶老年人的孤独感和心理问题发生率均显著高于有配偶的老年人。而且，丧偶老年人往往年龄偏大，他们的健康状况可能恶化，经济状况可能下降，社交网络也可能逐渐萎缩。这些因素共同作用于他们，更容易导致疾病的产生或原有疾病的复发。因此，家庭和社会应当给予丧偶老年人更多的关爱和支持。鼓励他们积极参与社会活动，重新建立社交网络，以改善他们的健康状况和生活质量，让他们重新找到生活的乐趣和勇气。

三、老年人群对医疗保健的服务需求

在过去几十年，我国经济水平飞速发展，人均预期寿命也大幅提升，截至 2019 年末，我国居民人均预期寿命达到 77.3 岁。据 2021 年第七次人口普查结果显示，我国 60 岁及以上人口比 2010 年上升了 5.44 个百分点；据 2024 年初国家统计局发布数据显示，2023 年末全国 60 岁及以上人口 29697 万人，占全国人口的 21.1%，其中 65 岁及以上人口 21676 万人，占全国人口的 15.4%。由此可以看出，我国人口老龄化在急速加剧，随着人口的快速老龄化和高龄化发展，多器官功能进行性衰退、慢性病发生风险升高，影响我国人口健康服务和社会保障的质量，老年人健康状况和健康需求成为各国高度重视的社会问题。

为了积极应对这一社会现象，深入了解老年人的健康服务需求显得尤为重要。通过分析这些需求背后的影响因素，我们可以更好地建立符合我国实际情况的老年健康服务体系。完善相关政策和对策，为老年人提供全方位、多层次、个性化的医疗保健、健康管理、健康教育、生活照料以及养老服务，不仅可以满足老年人日益增长的健康服务需求，更是推动老年健康养老，推动健康社会和谐发展的重要途径。

（一）老年人对医疗卫生服务与保健需求增加

老年人的健康状况直接反映了他们对于卫生服务和保健的需求。卫生服务与保健需求是指个体感到身体不适时采取的各种诊疗和健康保健措施，包括到各级卫生医疗和健康保健机构就医、咨询或接受健康教育等情况。老年人卫生服务与健康保健需求受老年人年龄及健康状况、健康危险因素、医疗费用支出、经济状况、文化程度等因素的影响。

随着年龄的增长，老年人机体生理功能衰退，抵抗力下降，患病率和发病率增高，不仅影响老年人的身心健康，也增加了对医疗卫生服务与健康保健的需求。有研究显示，我国 18 岁及以上的成年居民中，有 43.30% 患有慢性病，而 60 岁及以上的居民中有 75.8% 患有一种或多种慢性病。此外，城乡中老年人的共病患病率高达 46.5%，其中城市老年人的共病患病率为 48.3% 。这意味着老年人对健康服务的需求远超过其他年龄段的人群。一些健康危险因素，如老年人的肥胖问题，也导致心血管疾病、糖尿病等慢性疾病的发生率增加，从而进一步增加了对医疗卫生服务和健康保健的需求。同时，老年人的医疗费用支出也远高于一般人群，这同样反映了他们对医疗卫生服务的需求增加。在美国医疗费用增长中，7% 是由人口老化所致，日本 65 岁以上老年人的医疗费用是一般人群的 4.6 倍。我国每位 60 岁以上老年人所支付的医药费用占其一生医药费的 80% 以上；65 岁以上人口的人均医疗费用大约是 65 岁以下人口的 3~5 倍。据预测，在医疗服务价格不变的情况下，人口老龄化导致医疗费用负担每年将以 1.54% 的速度递增。此外，老年人的经济状况和文化程度也对他们的医疗卫生服务和健康保健需求产生一定影响。经济状况较好的老年人更有能力和意愿购买医疗卫生服务和健康保健产品，而文化程度较高的老年人对疾病和健康保健知识有更深入的了解，因此更能主动地寻求医疗服务，提高卫生服务的利用率。

（二）老年人对社会福利与设施需求增加

随着老化、疾病和伤残的影响，许多老年人可能会陷入失能或半失能的状态，这大大降低了他们的活动能力和独立生活能力，同时也阻碍了他们的正常社会交往。退休之后，老年人参与社会活动的机会相应减少，这可能会导致情感上的空虚，出现孤独感、多余感，他们期望通过社会福利来弥补在社会和经济快速发展过程中所产生的差距，希望在家庭、社区或其他环境中继续发挥作用，实现自我价值，并尽快从这种困境中解脱出来。此外，随着身体状况的变化，老年人对住房和环境也产生了新的需求，他们希望能够通过社会福利来改善自己的居住条件和生活环境。为了满足老年人对社会福利和设施的需求，政府及相关部门采取了多种政策和措施：首先，强调个人或家庭在照顾老年人方面的责任，同时国家也制定了相关法律法规来保护老年人的权益，并提供一定的资金和服务支持；其次，民政部门特别关注那些无家庭抚养的老年人，确保他们得到适当的照顾；再者，国家相关部门为老年人照顾组织提供政策和资金支持，以鼓励更多社会力量参与到老年人照顾工作中；最后，国家和社区也积极组织提供老年人的福利服务，并加大社区和居家环境的适老化设施建设和改造力度，努力为老年人创造一个更加友好、便捷的生活环境。

（三）高龄或失能对生活照顾需求增加

随着年龄的增长或身体失能，老年人在日常生活自理方面会遇到诸多困难，他们往往需要更多的家庭和社会支持。特别值得关注的是，那些因失能而无法自理的高龄老年人，他们占老年总人口的比例为 3.9% ~ 8.4%。这些老年人的活动受限，需要他人的帮助才能维持日常生活。此外，高龄也可能导致老年人出现认知功能障碍，随着病情的加重，他们的自理能力会逐渐下降，对照顾者的需求也会增加，这无疑加大了照顾的难度。社会对这一现象已经给予了高度重视，老龄事业发展规划中明确提出了加强居家养老服务的重要性。我们应该为老年人提供必要的生活照料，特别是对于那些高龄或失能的老年人，更需要满足他们在生活照料和精神慰藉方面的需求。

（四）老年慢性病患者对延续性健康管理的需求

《"健康中国 2030"规划纲要》强调，推动健康老龄化进程，完善老年医疗卫生服务体系，整合居家、社区和机构养老与慢性疾病防治管理，并加强对老年慢性病患者的综合干预与健康管理。延续性健康管理（transitional health management）又称过渡期健康管理，是通过健康服务体系的设计，使患病老年人能够在医院、社区、家庭等不同的健康照护场所接受整合连续性照护，是医院医疗护理服务走向社区健康管理的延伸。有调查显示，老年慢性病患者有延续性健康管理需求，包括"疾病治疗型"和"健康促进型"健康管理需求。"疾病治疗型"健康管理需求包括安全用药指导、疾病监测、随访指导、并发症健康管理等；"健康促进型"健康管理需求包括合理运动指导、饮食营养指导、心理疏导等。实践证明，实施延续性健康管理能够有效提高患者的治疗依从性，降低再住院率，从而改善患者的生活质量。同时，这种管理方式还有助于合理配置医疗资源，降低医疗费用，提高医疗资源的整体利用效率。

（五）老年人对健康教育的需求

健康教育是公认的卫生保健战略措施，对老年慢性疾病防控具有重要作用。健康教育是通过有计划、有组织、有系统的社会教育活动，使人们自觉地采纳有益于健康的行为和生活方式，消除或减轻影响健康的危险因素，预防疾病，促进健康，提高生活质量。随着医疗技术的进步，老年人对健康的认识逐渐增强，对健康教育的需求也日益增加。调查显示，社区老年人在健康教育方面的需求普遍较高，其中对身体活动、营养、安全管理、健康问题和压力管理等方面的需求尤为突出。

针对老年人普遍存在的共性问题，通过开展群体健康教育讲座，选择电视、广播、报纸、杂志、宣传栏等传播媒介进行健康教育，可帮助老年人更便捷、更准确地获得健康教育知识和技能，预防疾病，促进健康。此外，也可在老年社区活动中心、居家养老服务驿站或老年大学等场所为老年人举办有关老年营养、运动、疾病防控、心理调适、社会适应和参与等促进老年健康的专题讲座，并针对老年人个体进行个性化健康教育。有效的健康教育可以满足老年人健康教育的需求，有利于增强老年人自我健康认知，改善老年人健康相关行为，树立科学的健康观。

第二节　老年保健的发展

一、国外老年保健的发展

随着全球人口老龄化的不断加剧，老年保健已成为全球范围内共同关注的议题。各个国家在应对老龄化社会带来的挑战时，积极探索和创新老年保健的模式与策略，形成了各具特色的老年保健发展路径。

（一）国外老年保健的发展历程

1. 早期探索阶段　在 20 世纪初，一些国家开始关注老年保健问题，并进行了初步的探索和尝试。这一时期，老年保健主要依赖于家庭和社区的照顾，医疗资源相对有限，服务范围也较为狭窄。

2. 体系建设阶段　到了 20 世纪中叶，随着医疗技术的不断进步和福利制度的逐步完善，有些国家开始建立起较为完善的老年保健体系。例如，英国在 1948 年建立了国民保健制度（NHS），为老年人提供广泛的免费医疗服务；美国则通过社会保障法等法律制度，保障老年人的基本生活收入和医疗保健需求。此外，一些国家还建立了以社区为中心的老年保健服务机构，为老年人提供更为便捷和专业的服务。

3. 多元化发展阶段　进入 21 世纪后，随着全球老龄化趋势的加剧和医学模式的转变，老年保健开始向多元化、综合化方向发展。很多国家在保持传统医疗服务的基础上，积极探索和推广新的服务模式和技术手段，如远程医疗、康复护理、心理健康服务等。同时，各国之间还加强了国际的合作与交流，共同应对老龄化社会带来的挑战。

（二）国外老年保健的现状与特点

1. 服务体系完善　一些国家建立了较为完善的老年保健服务体系，包括医疗、康复、护理、心理健康等多个方面。这些服务机构不仅数量众多、分布广泛，而且服务质量也较高，能够满足老年人多样化的需求。

2. 技术创新应用　随着科技的不断进步和创新，很多国家在老年保健领域也积极引进和应用新技术。例如，远程医疗技术可以让老年人在家中接受专业的医疗服务；智能穿戴设备可以实时监测老年人的健康状况并提供预警；康复机器人则可以辅助老年人进行康复训练等。这些技术的应用不仅提高了老年保健的效率和质量，也为老年人带来了更加便捷和舒适的服务体验。

3. 社会参与度高　很多国家在老年保健领域注重社会力量的参与和支持。通过政府、社会组织、企业等多方面的合作与努力，形成了全社会共同参与老年保健的良好氛围。同时，这些国家还积极推广"积极老龄化"的理念和策略，鼓励老年人参与社会活动和志愿服务等，提高老年人的生活质量和社会参与度。

二、我国老年保健的发展

我国老年保健及服务体系面临着严峻的挑战。这包括如何有效整合医疗资源，提高老年保健服务质量；如何加强老年人健康教育，提升他们的自我保健意识；如何完善养老服务体系，为老年人提供更加舒适、便捷的生活环境等。我国对老年工作十分关注，为加速发展老年医疗保健事业，国家颁布和实施了一系列的法律法规和政策。我国老年保健的发展可分为四个阶段。

（一）萌芽期（1949—1981 年）

最初，虽然尚未明确提出"老龄政策"概念，但政府已着手关注老年群体。20 世纪 60 年代实施了农村合作医疗制度以及城市职工养老和公费医疗政策，标志着国家对老龄工作和老年保健的初步重视。

（二）形成期（1982—1998 年）

这一时期，中国老龄问题全国委员会成立，后更名为中国老龄协会，并颁布了《中华人民共和国老年人权益保障法》，对老年人的赡养与抚养、社会保障、参与社会发展及法律责任等做出了明确的法律规定，为老年人权益保障奠定了法律基础。同时，各地方政府也制定了相应的地方性法规，进一步强化了老龄工作在政府和社会中的地位，老龄问题被政府和社会逐步接受。

（三）初步发展期（1999—2015年）

1. 老龄工作得到全面加强　进入新世纪，全国及地方各级老龄工作委员会相继成立，非政府老龄工作组织网络逐渐形成，建立了老龄协会及老年学研究会、老年大学、老年体育、老年书画、老年法律、老年科技、老年保健等非政府群众组织；在农村建立了村老年人协会；目前已形成了政府与非政府老龄工作组织网络。

2. 一系列重要文件相继出台　如《中共中央、国务院关于加强老龄工作的决定》确定了老龄工作和老龄事业发展的指导思想、基本原则、目标任务，切实保障老年人的合法权益，完善社会保障制度，逐步建立国家、社会、家庭和个人相结合的养老保障机制；《中国老龄事业发展"十五"计划纲要（2001—2005年）》把老龄事业纳入国民经济和社会发展计划；《民政部　国家开发银行关于开发性金融支持社会养老服务体系建设的实施意见》有力地促进了我国老年保健事业的发展，促进了老年医疗、保健、康复、护理及健康教育等服务的开展。此外，还有为老年人提供各种形式的经济补贴、照顾和优先、优惠服务；发展老年社会福利事业和社会养老服务机构，营造老年人居家养老服务的社会环境；依托社区，从老年人实际需求出发，开展老年护理服务，为老年人提供方便、快捷、高质量、人性化的服务；明确加快发展健康养老服务，指出要发展社区健康养老服务，提高社区为老年人提供日常护理、慢性疾病管理等服务能力等出台了相关政策文件。这些都明确了老龄事业的发展方向和目标任务。

3. 修订完善法律法规　2015年《中华人民共和国老年人权益保障法》再次修订，明确积极应对人口老龄化是国家的一项长期战略任务，对老年人社会服务、老年人参与社会发展等多项内容进行了法律规定，成为老年权益维护最重要、最有力的工具。

在这一阶段，国家不仅注重老年人的物质生活保障，还开始关注老年人的精神文化生活和社会参与。同时，积极构建居家养老服务体系，为老年人提供方便、快捷、高质量的居家养老服务。此阶段标志着对老龄工作的重要性和制订完善老龄政策紧迫性的认识上升到了新的高度，老龄政策体系的研究和制订工作开始进入实质性的阶段。

（四）深化发展与拓展期（2016年及以后）

1. 里程碑意义　2016年是老年健康体系建设进程中具有里程碑意义的一年。国务院印发《"健康中国2030"规划纲要》阐明了促进健康老龄化的具体措施，我国老年保健事业进入了一个全新的发展阶段。以《"健康中国2030"规划纲要》为引领，国家全面放开养老服务市场，积极应对人口老龄化，培育健康养老意识，加快推进养老服务业供给侧结构性改革，保障基本需求，繁荣养老市场，提升服务质量，让广大老年群体享受优质养老服务，切实增强人民群众获得感。同时，积极推进老年宜居环境建设，优化老年人"住、行、医、养"等生活环境，敬老养老助老社会风尚更加浓厚。

2. 老龄化理念　《"十三五"全国健康促进与教育工作规划》强调向社会宣传倡导积极老龄化、健康老龄化的理念，为老年人及其家庭开展符合其特点的健康素养促进活动，提高老年人群健康素养。

3. 健康老龄化　《全民健康生活方式行动方案（2017—2025年）》《国民营养计划（2017—2030年）》明确开展老年人群营养状况监测和评价，采取满足不同老年人群需求的营养改善措施，组织实施"三减三健"、适量运动、控烟限酒和心理健康等专项行动，建立老年人群营养健康管理与照护制度等以促进"健康老龄化"。同时，强调健全"互联网＋医疗健康"服务体系，推动居民电子健康档案在线查询和规范使用。以高血压、糖尿病等为重点，加强老年慢性病在线服务管理。提高医疗服务效率和护理服务质量。

知识链接

互联网＋医养结合新模式

互联网技术推动医养结合模式在健康服务领域崭露头角，其优势显著：首先，创新服务模式，通过线上咨询、预约等方式提高医疗服务效率；其次，广泛应用物联网、大数据等技术，支持健康数据的实时监控和智能诊断；再次，全程化、个性化的健康管理为患者提供个性化方案，并通过互联网平台加强医患沟通；此外，优化资源配置，服务内容多元，通过信息化手段实现医疗信息共享，不同维度地满足老年人保健需求。

随着我国养老保健服务体系的完善，为满足老年人对医疗卫生与健康保健服务的高标准需求，我们必须通过追求医疗技术上的精进的同时，为老年人提供优质的服务态度和完善的服务流程。

护理人员应关爱体贴老年人，树立以老年人为中心的职业素养，确保每位老年人感受到我们的专业技能和人文关怀。

4. 整合工作职能 2018 年老龄健康司成立，整合了老龄相关工作职责，为老年健康服务体系建设提供了强有力的组织管理保障。同时，进一步放开养老服务市场，强化养老服务综合监管。鼓励社会力量参与养老服务，提升服务质量。相关部门还出台了多项实施性政策措施，支持养老服务发展。针对设施建设、服务质量等方面，制定了一系列国家和行业标准。2019 年 7 月《国务院关于实施健康中国行动的意见》发布，其中老年健康促进作为 15 个重大专项行动之一，将健康老龄化落实到行动层面。同时，《关于建立完善老年健康服务体系的指导意见》发布，构建了覆盖城乡的综合连续老年健康服务体系，为完善老年健康服务体系和提升服务水平提供了指导性文件。

5. 智慧健康养老 《智慧健康养老产业发展行动计划（2017—2020 年）》与 2018 年《智慧健康养老产品及服务推广目录（2020 年版)》，明确要充分发挥信息技术对智慧健康养老产业的提质增效支撑作用，加强老年产品智能化和智能产品适老化，推进智能健康管理，促进现有医疗、健康、养老资源优化配置和使用效率提升。

6. 适老化改造 "十四五"期间，继续实施特殊困难老年人家庭适老化改造，有条件的地方可将改造对象范围扩大到城乡低保对象中的高龄、失能、残疾老年人家庭等。各地要创新工作机制，加强产业扶持，激发市场活力，加快培育公平竞争、服务便捷、充满活力的居家适老化改造市场，引导有需要的老年人家庭开展居家适老化改造，有效满足城乡老年人家庭的居家养老需求。

7. 规范养老机构 2020 年《关于切实解决老年人运用智能技术困难的实施方案》发布，聚焦老年人日常生活涉及的出行、就医、消费、文娱、办事等 7 类高频事项和服务场景，提出了具体举措要求。修订《养老机构管理办法》，对养老机构服务活动进行规范，明确生活照料、康复护理等养老机构服务活动的内容，养老机构内部运营管理，对诸如消防安全、食品安全、人员配备等提出要求。

8. 养老质量提升 自 2020 年起，开展为期 3 年的医养结合机构服务质量提升行动，重点解决影响医养结合机构医疗卫生服务质量的突出问题，医养结合服务质量标准和评价体系基本建立，医养结合机构医疗卫生服务能力和服务质量显著提升。《"十四五"健康老龄化规划》，积极推进面向老年人的中医药健康管理服务项目，发挥中医药在老年预防保健、综合施治、老年康复、安宁疗护方面的独特作用。

这一阶段标志我国政府统筹协调各类养老资源，加快发展养老服务，建立完善老年健康服务体系，通过优化资源配置，保障养老的"顶层设计"和完善基层养老服务功能，使我国养老事业健康高质量发展。在未来发展中，我国政府将继续统筹协调各类养老资源，加快发展养老服务，建立完善老年健康服务体系。通过优化资源配置、强化政策支持、激发市场活力等措施，推动我国养老事业健康高质量发展。

第三节　老年保健的基本原则、任务和策略

一、老年保健的基本原则

老年保健原则是开展老年保健工作的行动准则，为老年保健工作提供指导。

（一）全面性原则

老年健康是一个多维度、多层次的议题，它涉及老年人的身体、心理以及社会交往等各个方面的健康。老年保健的目标就是要在这些层面上为老年人提供全方位的支持和照顾，使他们在晚年能够保持健康，快乐和有尊严地生活。全面性原则包括以下内容。

（1）老年人的躯体、心理及社会适应能力和生活质量等方面的问题。

（2）疾病和功能障碍的治疗、预防、康复及健康促进。

因此，建立统一的、全面的老年保健计划是非常有益的。许多国家已经把保健服务和计划纳入不同的保健组织机构中，保健机构与社会服务统一协调，更好地满足老年人的健康需求。

家庭保健计划项目受到了特别重视。项目以支持家庭护理为特色，由专业的医护人员或其他服务人员为居家老年人提供诊疗、护理、康复指导和心理咨询等一系列服务。这些服务旨在帮助老年人在家中就能得到必要的医疗和社会支持，满足他们的健康需求。项目受到了老年人的广泛欢迎，因为这可以使他们在熟悉和舒适的环境中享受高质量的医疗保健服务。除此之外，家庭保健计划项目还促进了家庭成员与医护人员之间的沟通和合作，增强了家庭在老年人保健中的重要作用。这种以家庭为基础的保健模式不仅提高了老年人的生活质量，也减轻了医疗机构的负担，实现了医疗资源的优化配置。

（二）区域化原则

老年保健的区域化原则是一个关键策略，旨在确保老年人能够便捷、快速地获取到所需的保健服务。这一原则强调以社区为基础，根据老年人的独特需求来设计和实施保健计划。通过社区化的保健服务，可以确保老年人在需要的时候，无论身处何地，都能够及时获得必要的社会援助。

为了实现这一目标，保健服务机构中的医生、护士、社会工作者、健康教育者以及保健计划设计者等专业人员，都需要接受老年学和老年医学方面的专门训练。这种训练使他们能够更好地理解老年人的身体和心理特点，从而为他们提供更加贴心的保健服务。通过接受相关训练，这些专业人员能够掌握早期预防、早期发现和早期治疗老年人常见疾病的方法。他们能够在社区内为老年人提供定期的健康检查，及时发现潜在的健康问题，并采取有效的措施进行干预。这不仅有助于延缓疾病的进展，还能显著提高老年人的生活质量。

此外，区域化原则还强调对老年人营养、意外事故、安全和环境问题的关注。专业人员需要了解老年人的饮食习惯和营养需求，为他们提供个性化的饮食建议。同时，他们还需要关注老年人的生活环境，确保他们的住所安全、舒适，并提供必要的辅助设施，以预防意外事故的发生。

在精神健康方面，区域化原则要求保健服务提供者能够识别和处理老年人的精神问题。他们需要了解老年人可能面临的心理困扰和压力，如孤独、焦虑、抑郁等，并提供相应的心理咨询和支持。这有助于老年人保持积极的心态，更好地应对生活中的挑战。

（三）费用分担原则

随着社会的快速发展和人口老龄化趋势的加剧，老年保健需求不断增长，而财政支持却相对紧缺，这使得老年保健的费用问题成为一个迫切需要解决的难题。针对这一问题，一种有效的解决方案是通过多渠道筹集社会保障基金的方式来分担老年保健的费用。这种"费用分担"原则正逐渐得到越来越多老年人的认可。

在这一模式下，政府扮演着至关重要的角色。政府通过财政预算投入一定的资金，为老年保健提供基本的支持和保障。政府的投入不仅能够带动整个社会保障体系的运转，还能够激励其他渠道的资金投入。

除了政府的投入，保险公司也扮演着重要的角色。通过保险制度，老年人可以购买相应的保险产品，以便在需要保健服务时得到经济上的支持。保险公司通过收取保险费，形成保险金，用于补偿老年人因保健服务而产生的费用。这种方式不仅能够为老年人提供经济上的帮助，还能够促进保险公司的业务发展。

当然，老年人自身也需要承担一部分保健费用。这既体现了个人责任和自我保障的理念，也能够激发老年人更加珍惜和合理利用保健资源。通过个人自付一部分费用，老年人会更加审慎地选择保健服务，减少浪费。

通过这种方式，政府、保险公司和老年人共同参与到老年保健的费用分担中，形成了多元化的筹资模式，为老年保健事业的可持续发展奠定了坚实的基础。

（四）功能分化原则

老年保健的功能分化是随着老年保健的需求增加，在对老年保健多层次充分认识的基础上，对老年保健的各个层面有足够的重视，在老年保健的计划、组织和实施及评价方面均有所体现。老年人的疾病往往具有其独有的特征和特殊的发展规律。比如，他们可能会患有多种慢性疾病，这些疾病可能相互关联，也可能相互影响。此外，老年人还可能面临特殊的生理、心理和社会问题，如记忆力减退、孤独感增强、社会交往减少等。因此，老年保健工作不仅需要从事老年医学研究的医护人员参与，还需要精神病学家、心理学家和社会工作者等专业人士的参与。

在老年保健的人力配备上，我们也应当遵循明确的功能分化原则。这意味着，我们需要根据老年保健的不同层次和不同需求，合理配备各类专业人员。例如，医护人员主要负责老年人的疾病诊断、治疗和护理，而心理学家和社会工作者则更侧重于解决老年人的心理和社会问题。通过明确的功能分化，我们可以确保老年保健工作的专业性和高效性，从而更好地满足老年人的需求。

总之，老年保健的功能分化是对老年保健多层次性的充分认识的体现。它要求我们在老年保健的人力配备上遵循明确的功能分化原则，确保各类专业人员能够各司其职，共同为老年人的健康和幸福贡献力量。同时，这也反映了我们对老年人疾病特征和特殊需求的关注和尊重。

二、联合国老年政策原则

（一）独立性原则

（1）老年人应通过收入、家庭和社会支持以及资助，享有足够的衣、食、住、行和保健。

（2）老年人应有继续工作的机会或其他收入的机会。

（3）老年人应参与决定退出劳动力队伍的时间和方式。

（4）老年人应有机会获得适宜的教育和培训。

（5）老年人应生活在安全适宜且与个人能力相适应的环境中。

（6）老年人应尽可能长期在家居住。

（二）参与性原则

（1）老年人应融入社会，积极参与制定、实施与其健康直接相关的政策和措施，并与年轻人分享他们的知识和技能。

（2）老年人应寻找和创造为社区服务的机会，在适合他们兴趣和能力的位置做志愿服务者。

（3）老年人应建立自己的协会或组织。

（三）保健与照顾原则

（1）老年人应享有与其社会文化背景相适应的家庭及社区照顾和保护。

（2）老年人应享有卫生保健护理服务，以维持或重新获得最佳的生理、心理与情绪健康水平，预防或推迟疾病的发生。

（3）老年人应享有社会和法律服务，以提高自主能力，并得到更好的照顾和保护。

（4）老年人应利用适宜的服务机构，获得政府提供的保障，康复、心理和社会性服务及精神支持。

（5）老年人居住在任何住所，均应享受人权和基本自由，包括充分尊重他们的尊严、信仰、利益、需求、隐私，以及对其自身保健和生活质量的决定权。

（四）自我实现或自我成就原则

（1）老年人应追求充分发展他们潜力的机会。

（2）老年人应享受社会中的教育、文化、精神和娱乐资源。

（五）尊严性原则

（1）老年人生活应有尊严和保障，避免受到剥削。

（2）所有老年人都应被公正对待，并尊重他们对社会的贡献。

三、老年保健的任务

开展老年保健工作的核心目的是综合运用老年医学的知识与实践经验，专注于老年病的预防与治疗工作。这不仅要求我们针对老年人群特有的疾病进行深入研究，更需要对老年病的发病规律、进程有深入的了解，从而能够准确地进行监测和控制。在构建和研究老年人保健需求综合评估体系时，应以老年人的能力评估为基础，结合老年人的需求，最终实现有效降低慢性疾病的发生率和伤残风险的目的，为老年人创造一个更加健康的生活环境。

除了医学层面的努力，开展老年保健工作还强调健康教育与生活指导的重要性。我们为老年人提供日常生活和健身锻炼的指导，帮助他们建立健康的生活习惯，增强健康意识和自我保健能力。使老年人不仅能够延长健康期望寿命，还能提高生活质量，享受更加充实和满意的晚年生活。

同时，为了满足老年人对医疗卫生与健康保健服务的高标准需求，我们必须为他们提供优质的服务。这意味着我们不仅要在医疗技术上追求卓越，还要在服务态度、服务流程等方面做到尽善尽美，确保每一位老年人都能感受到我们的专业和关怀。

老年保健工作应通过医养结合实现老年医疗服务和养老服务的无缝衔接，社区卫生服务中心、老年医疗服务机构和综合医院的老年病科，与社区居家的养老服务机构进行合作，使老年人在养老机构和医疗机构之间享受医疗、健康保健等服务。老年保健工作需要依赖完善的医疗保健服务体系，充分利用社会资源。

（一）医院的保健服务

在现代医疗保健体系中，三级综合医院、专科医院以及专门的老年医院等机构在老年病的急性期医疗服务中发挥着至关重要的作用。这些医院配备了先进的医疗设备和专业的医护团队，确保老年病患者在急性期能够得到及时、有效的治疗。

临床医护人员作为医院保健服务的中坚力量，不仅需要具备扎实的医学和护理知识，还必须深入了解老年患者的临床特征。只有这样，他们才能有针对性地制订治疗方案，提供个性化的护理服务，并开展有效的健康教育。通过与医生的紧密配合，确保老年病患者在住院期间得到全面、细致的关怀，从而加快康复进程，提高生活质量。

（二）养老服务机构的保健服务

养老服务机构，如老年疗养院、日间老年护理站、养老院和老年公寓等，为老年人提供了一个介于医院和家庭之间的温馨家园。这些机构不仅提供基本的居住和照料服务，还着重于开展老年保健护理工作。在这里，老年人可以享受到每日按时服药、康复训练、健康指导等全方位的服务。养老服务机构的专业团队会根据每位老年人的健康状况和需求，制订个性化的保健计划，并定期进行健康检查，确保老年人的身体状况始终在可控范围内。通过这些措施，养老服务机构不仅满足了老年人的日常生活需求，还帮助他们了解自己的健康问题，提高了老年人解决健康问题的能力。

（三）社区卫生服务中心的保健服务

社区卫生服务中心作为基层医疗服务的重要组成部分，在老年医疗保健和护理工作中发挥着不可替代的作用。这些中心通常设立在居民社区内，方便老年人就近接受医疗服务，从而降低了社会的医疗负担。社区卫生服务中心不仅提供基本的医疗、护理和康复服务，还积极开展健康教育活动，增强老年人的健康意识和自我保健能力。这种服务模式充分满足了老年人不脱离社区和家庭环境的心理需求，使他们能够在熟悉的环境中享受到高质量的医疗服务。同时，社区卫生服务中心还能够及时发现和解决老年人的健康问题，有效预防和控制慢性疾病的发生，为老年人的健康长寿保驾护航。

四、老年保健的策略

由于文化背景和社会经济条件的差异，不同国家老年保健制度和体系也不尽相同。我国在现有的经济和法律基础上，建立符合我国国情的老年保健制度和体系是老年保健事业的关键。

（一）老年保健策略总体战略部署

构建完善的多渠道、多层次、全方位共同参与的老年保障体系，建立老年人口寿命延长、生活质量提高、代际关系和谐、社会保障有力的健康老龄化社会的老年服务保健网络。根据老年保健目标，针对老年人的特点和权益，可将我国的老年保健策略归纳为六个"老有"，即老有所医、老有所养、老有所乐、老有所学、老有所为、老有所教。

1. 老有所医　老有所医是指老年人的医疗有保障，提高老年人的生活质量。大多数老年人的健康状况随着年龄的增长而下降，导致老年人生活质量下降。要改善老年人口的医疗状况，就必须首先解决好医疗保障问题，通过深化医疗保健制度的改革，逐步实现社会化的医疗保险，运用立法的手段，依据国家、集体、个人合理分担的原则，将大多数的公民纳入这一体系当中，真正实现"老有所医"。

2. 老有所养　老有所养是老年人的生活有保障。家庭养老仍然是我国老年人养老的主要方式，但是由于家庭养老功能的逐渐弱化，养老必然由家庭转向社会，特别是社会福利保健机构。建立完善的社区老年服务设施和机构，增加养老资金的投入，确保老年人的基本生活和服务保障，是老年人安度幸福晚年的重要方面。

3. 老有所乐　老有所乐是指老年人要有丰富的文化娱乐生活。老年人在离开工作岗位之前，奉献了自己的一生，因此有权继续享受生活的乐趣。国家、集体和社区都有责任为老年人的"所乐"提供条件，积极引导老年人正确和科学地参与社会文化活动，提高身心健康水平和文化修养。"老有所乐"的内容十分广泛，如社区内可建立老年活动站，开展琴棋书画、阅读欣赏、体育文娱活动，饲养鱼虫花草、组织观光旅游、参与社会活动等。

4. 老有所学和老有所为　是指老年人的发展与成就。老年人虽然在体力和精力上不如青年人和中年人，但老年人在人生岁月中积累了丰富的经验和广博的知识，是社会的宝贵财富。因此，老年人仍然存在着一个继续发展的问题。"老有所学"和"老有所为"是两个彼此相关的不同问题，随着社会的发展，老年人的健康水平逐步提高，这两个问题也就越加显得重要。

（1）老有所学　自1983年第一所老年大学创立以来，老年大学为老年人提供了一个再学习的机会，也为老年人的社会交往创造了有利条件。老年学员通过一段时间的学习，精神面貌发生了很大改观，生活变得充实而活跃，身体健康状况也有明显改善，因此，受到老年人的欢迎。老年人可根据自己的兴趣爱好，选择学习内容，如医疗保健、少儿教育、绘画、烹调、缝纫等，这些知识又给"老有所为"创造了条件，有助于其潜能的发挥。

（2）老有所为　可分为两类，一是直接参与社会发展，将自己的知识和经验直接用于社会活动中，如从事各种技术咨询服务、医疗保健服务、人才培养等；二是间接参与社会发展，如献计献策、社会公益活动、编史或写回忆录、参加家务劳动、支持子女工作等。在人口老龄化日益加剧的今天，不少国家开始出现了劳动力缺乏的问题，老有所为将在一定程度上缓和这种矛盾；同时，老有所为也增加了老年人个人收入，对提高老年人在社会和家庭中的地位，以及进一步改善自身生活质量起到了积极作用。

5. 老有所教　老有所教是指老年人的教育及精神生活。一般来说，老年群体是相对脆弱的群体，经济脆弱、身体脆弱、心理脆弱。由于经济上分配不公、政治上忽视、情感上淡漠、观念上歧视等都可能造成老年人的心理不平衡，从而不利于代际关系的协调，不利于社会的发展。国内外研究表明：科学的、良好的教育和精神文化生活是老年人生活质量和健康状况的前提和根本保证。因此，社会有责任对老年人进行科学的教育，帮助老年人建立健康的、丰富的、高品位的精神文化生活。

（二）老年保健措施

老年保健包括自我保健和由健康保健人员等提供的心理健康保健、营养保健、运动保健、睡眠保健等方面的内容和措施。本节主要介绍老年人自我保健的概念及具体措施。

1. 自我保健（self-healthcare）　是指人们为保护自身健康所采取的一些综合性保健措施。

2. 老年自我保健（self-healthcarein elderly）　是指健康或罹患某些疾病的老年人，利用自己所掌握的医学知识、科学的养生保健方法和简单易行的治疗、护理和康复手段，依靠自己、家庭或周围的资源进行自我观察、诊断、预防、治疗和护理等活动。通过不断地调适和恢复生理和心理的平衡，逐步养成良好的生活习惯，建立适合自身健康状况的保健方法，达到促进健康、预防疾病、提高生活质量、推迟衰老和延年益寿的目标。

自我保健活动应包括两部分：

（1）个体不断获得自我保健知识，并形成机体内在的自我保健机制。

（2）利用学习和掌握的保健知识，根据自己的健康保健需求自觉地、主动地进行自我保健活动，选取与自身条件相适应的保健方式是提高保健有效性的核心。具体措施包括①自我观察：通过看、听、嗅、摸等方法观察身体的健康状况，及时发现异常或危险信号，做到疾病的早期发现和早期治疗。自我观察内容包括观察与生命活动有关的重要生理指标、观察疼痛的部位和特征、观察身体结构和功能的变化等。通过自我观察，掌握自身的健康状况，及时寻求医疗保健服务。②自我预防：建立健康的生活方式，养成良好的生活、饮食、卫生习惯，坚持适度运动，调整和保持最佳的心理状态，是预防疾病的重要措施。③自我治疗：指老年人对慢性疾病的自我治疗，如患有心肺疾病的老年人可在家中用氧气袋、小氧气瓶等氧疗，糖尿病患者自己皮下注射胰岛素，常见慢性疾病的自我服药等。④自我护理：增强生活自理能力，运用护理知识进行自我照料、自我调节、自我参与及自我保护等护理活动。

·····目标检测

答案解析

一、最佳选项题

1. 以下哪一项不属于高龄老年人具有的特点（　　）

    A. 身体健康状况较差　　　　B. 记忆力下降　　　　C. 生活自理能力较好

    D. 适应能力较弱　　　　　　E. 需要更多的关注和陪伴

2. 以下哪一项不属于老年保健的重点人群（　　）

    A. 高龄老年人　　　　　　　B. 失能老年人　　　　C. 精神障碍的老年人

    D. 住院老年人　　　　　　　E. 患病的老年人

3. 以下哪一项不属于老年人群对医疗保健的服务需求（　　）

    A. 医疗卫生服务与保健需求　B. 社会福利与设施需求　C. 精神障碍的老年人

    D. 住院健康管理　　　　　　E. 生活照顾需求

4. 以下哪一项政策属于我国老年保健的深化发展与拓展期（　　）

    A.《国务院关于加快发展养老服务业的若干意见》

    B.《全民健康生活方式行动方案》

    C.《中华人民共和国老年人权益保障法》

    D.《农村五保供养工作条例》

    E.《社会养老服务体系建设规划》

5. 以下哪一项不属于老年保健的基本原则（　　）

    A. 全面性原则　　　　　　　B. 区域化原则　　　　C. 个性化原则

    D. 功能分化原则　　　　　　E. 费用分担原则

二、填空题

1. 老年保健是一个跨学科的领域，目的是提高老年人的（　　），延长其（　　），并使他们能够在老年阶段保持（　　）、（　　）和（　　）的最佳状态。

2. 老年人卫生服务与健康保健需求受老年人年龄及健康状况、（　　）、（　　）、（　　）、（　　）等因素的影响。

3.《"健康中国2030"规划纲要》强调积极推进老年宜居环境建设，优化老年人"（　　）、（　　）、（　　）、（　　）"等生活环境，敬老养老助老社会风尚更加浓厚。

4. 我国的老年保健策略为（　　）、（　　）、（　　）、（　　）、（　　）、（　　）。

三、实例分析题

一对年过七旬"空巢家庭"的老年夫妇，丈夫因突然发生"脑梗死"导致右侧肢体偏瘫，伴有运动性失语而住院治疗。1个月后患者病情稳定而转入康复中心进行肢体康复和语言康复训练。3个月后肢体功能障碍程度减轻，在医护人员和家属的协助下能够站立，但行走困难，语言功能改善不明显。患者经常表现情绪激动、心情沮丧。回到家中，老年夫妇面临着日常生活需要照顾的生活困境。

请思考：

（1）这对老年夫妇有哪些需求需要得到满足？

（2）针对他们的生活和健康现状，应如何整合资源为其提供保健、照护服务？

（董林青）

书网融合……

重点小结   微课   习题

第四章　老年人的日常生活保健护理

学习目标

知识目标： 通过本章的学习，应能掌握老年人日常生活保健的护理与注意事项；熟悉老年人养老照护模式；了解老年人性需求与性生活卫生。

能力目标： 具备运用知识对老年人日常生活保健予以安排与调整的能力。

素质目标： 通过本章的学习，树立以老年人为中心的职业素养，具有尊老、爱老、助老的职业理念。

情境导入

情境： 患者，84岁，身高160cm，体重70kg，高血压病史15年。老伴因脑出血去世，目前处于独居状态。患者喜欢看新闻，日常饮食口味较重。有一女儿在外地居住，工作较忙，现患者意识清楚，右侧肢体偏瘫，活动不便，日常由社区工作人员上门照护老年人。

思考： 1. 如何为老年人进行日常生活保健指导？

2. 老年人安全防护的主要措施有哪些？

3. 如何协助老年人进行居室环境布置与调整？

随着年龄的增长，老年人的身体功能逐渐下降，抵御疾病的能力减弱。老年人日常生活保健是老年人维持身心健康、提高生活质量的基础，这不仅有助于老年人维持身体健康，预防各种慢性疾病的发生，还可以缓解老年人的心理压力，保持良好的心态，从而增强他们的生活幸福感。在日常生活中，为老年人创设良好的适老化居家环境，并通过合理饮食、适度运动、规律作息、安全防护等保健措施，促进老年人健康，使老年人能够更好地独立生活，参与各种社交活动，享受晚年生活的乐趣。另外，在日常生活中，保健与照护也是相互促进的。针对老年人的个体差异，养老照护是对老年人进行全方位的照顾和护理，旨在满足他们在身体、心理和社会等方面的需求，这涉及家庭、社区乃至社会的支持与服务，为老年人创造一个健康、安全、舒适的生活环境。

第一节　老年人的日常生活保健 _{微课}

一、居家环境

老年人居住环境是一个综合性的概念，它包括物理和人文两个方面。首先，我们所说的"物理环境"，又称"硬环境"，涵盖了老年人居住的空间及其相关服务设施，这些设施既包括专为老年人设计的，也有日常生活中必需的公共设施。而"人文环境"则更多地涉及老年人的社交关系、社会支持以及各类社会保障制度，这些都是社会和政策层面的内容，因此也被称作"软环境"。在本节中，我们将重点探讨"硬环境"中的一个重要部分，即老年人的室内居住环境。

（一）老年人室内一般要求

居住环境安排以安全、舒适、健康为原则，尽量去除妨碍生活行为的因素，合理进行调整，使其能补偿老年人机体缺损的功能，防止跌倒等意外伤害的发生，有效提高老年人日常生活质量。

1. 适宜的温度和湿度　老年人的体温调节能力降低，急剧的温度变化会诱发老年人慢性疾病病情加重。室内应保持适宜的温度、湿度，温度以 22～24℃ 为宜，湿度维持在 50%～60% 比较合适，必要的情况下使用冷暖设备。夏季使用空调时，应注意温度不宜太低，避免冷风直吹在身体上。冬季取暖设备的选择应慎重考虑其安全性，暖气易造成室内空气干燥，可应用加湿器或放置水培植物以保持一定的湿度。

2. 经常通风　经常通风以保证室内空气新鲜，特别是有些老年人因活动不便，在室内排便时，易导致房间内有异味。老年人可因嗅觉迟钝，对这些气味不敏感，或是害怕冷空气可能诱发某些疾病而拒绝开窗，此时护理人员应耐心做好宣教和解释，并注意及时清理排泄物及被污染的衣物，在征得老年人同意的前提下打开门窗通风，每天 30 分钟。

3. 居室安静　在居室内，我们需要注意隔音和降噪，以确保居住环境的安静和舒适。但过于安静的环境，特别是在白天，可能会让人产生不安全感和孤独感。因此，对于老年人居住的房间，不宜过大或过于空旷，而是应该保持适当的空间，同时周围最好有邻居相伴。

4. 适宜的照明和色彩　多数老年人视力下降，尤其是老年人的暗适应能力低下，应注意室内的采光和照明，保持适当的夜间照明，可在走廊和厕所安装声控灯，或在不妨碍睡眠的前提下安装地灯等。老年人对色彩感觉的残留较强，故可将门涂上不同的颜色以帮助其识别不同的房间，也可在墙上用各种颜色画线以指示厨房、厕所等的方位。

5. 陈设简洁、安全　老年人居室内的陈设应尽量简洁，一般有床、柜、桌、椅即可，且家具（桌椅、茶几、柜子等）边缘或转角处应选用圆弧形或者包上防撞条，以免碰伤老年人。室内地板铺设不反光且防滑，无高度与地面落差太大的门槛。地面上的障碍物如堆放的生活用品、书报、杂物、拖地的电线等容易绊倒老年人，所以要经常整理，固定延长线与电线，减少隐患。安全使用电器设备，安装漏电保护装置。使用燃气的用户，安装燃气泄漏报警和安全保护装置。卧室和浴室内部安装电铃按钮，以备老年人发病或发生紧急事件时紧急呼救。随着科技的进步，智能家居给老年人带来很大方便，如可穿戴健康监测设备、家庭服务机器人、智能化的家居管理平台等，可解决老年人的安全、健康、生活等问题。

（二）不同区域布置

1. 卧室　建议选择家中阳光较好的房间作为老年人卧室，经常晒太阳对老年人的精神和身体都有益处。

（1）床　老年人家中最重要的家具是床，理想的床应同时考虑高度、宽度、床垫硬度等多种因素，其中最重要的是高度。对卧床老年人进行各项护理活动时，最好能配备能抬高上身的或能调节高度的床。而对于一些能离床活动的老年人来说，床的高度应便于老年人上下床及活动，其高度应以使老年人膝关节成近直角、坐在床沿时两脚足底完全着地为宜，一般以从床褥上面至地面为 52～57cm 为宜（具体高度应根据老年人的身高、习惯、腿部力量等因素综合考虑），这也是老年人的座椅应选择的高度。床上方应设有床头灯和呼唤铃，床的两边均应有活动的护栏以避免坠床。除此之外，为便于老年人上下床时维持身体的稳定与平衡，床边应设置扶手。床头柜摆放在床的一个手臂范围之内。

（2）冷暖设备　有条件的情况下室内应有冷暖设备，夏季使用空调时应注意避免冷风直吹在身上及温度不宜太低，而冬季取暖设备的选择应慎重考虑其安全性，如煤油炉或煤气炉对嗅觉降低的老年人来说有煤气中毒的危险，同时易造成空气污染和火灾。使用热水袋易引起烫伤。长时间使用电热毯易引起脱水。冬天有暖气的房间较舒适，但易造成室内空气干燥，应保持一定的湿度，并注意经常通风换气。

（3）其他 电器操作简便，开关及插座应清晰、醒目，开关距地面高度宜为 1.0~1.2m，电源开关应选用宽板防漏电式按键开关，以便于手指不灵活的老年人使用其他部位进行操作。

2. 厨房、卫生间与浴室 厨房、卫生间与浴室是老年人使用频率较高而又容易发生意外的地方。

（1）厨房 地面应注意防滑，水池与操作台的高度应适合老年人的身高，甚至可使用智能设备控制台面的高度，以适合老年人的日常使用。煤气开关应尽可能便于操作，用按钮即可点燃的较好。

（2）卫生间 供老年人使用的卫生间应设在老年人卧室附近，卫生间门应能从外部开启，采用可外开的门或推拉门，一旦发生意外可以及时救护。地面铺防滑砖或防滑垫，以防老年人如厕时摔倒，且两者之间的地面应避免台阶或其他障碍物。卫生间内至少配置坐便器、洗浴器、洗面器三件洁具，宜选用坐式马桶，并设有扶手，以方便老年人自己蹲坐和起身。有条件时两侧墙壁应设扶手。卫生间内要有呼叫器，并安置在老年人容易触到的地方。

（3）浴室 由于老年人身体平衡感下降，因此，浴室周围应设有扶手，地面铺以防滑砖。如使用浴盆，应带有扶手或放置浴板，浴盆底部还应放置橡皮垫，有防滑区。对于不能站立的老年人也可用淋浴椅。沐浴时浴室温度应保持在 24~26℃，并设有排风扇，以免因湿度过高而影响老年人的呼吸。对于使用轮椅的老年人，洗脸池上方的镜子应适当向下倾斜以便于其自己洗漱。

3. 楼梯和过道 楼梯踏步应采用防滑材料，当踏步面层设置防滑条时，防滑条不宜突出踏面。过道的净宽不应小于 1m，以方便轮椅通过。走廊和楼梯要安装扶手，扶手杆直径在 30mm 以上，扶手的安装高度宜为 0.85m 左右。

（三）老年人居住环境安全保障

尽可能保证老年人在居室内不因为居室设施而受到伤害。可采取的措施如下。

（1）地面平整，门槛、台阶要低，尽可能消除地面高度差。

（2）地板使用防滑材料，避免使用小地毯，如必须使用，则须用双面胶把地毯粘住，在浴缸周围和淋浴处使用防滑垫。

（3）屋内整洁，尽量避免东西随处摆放，电线要收好或固定在角落，不要将杂物放在经常行走的通道上。最好使用适老化家具，尽量不带有轮子或有棱角。楼梯严禁采用弧形楼梯和螺旋楼梯，应安装扶手，所有踏步上的防滑条、警示条等附着物均不应突出于踏面，台阶上可安装小灯或荧光条，以起到提示功能。如若家中养宠物，建议给宠物系上铃铛，以防宠物无声无息吓到或绊倒老年人。设置绿色通道，便于应急处置，居室设计需要考虑意外发生时的黄金抢救时机，方便快速施救、转运。为防止老年人突发疾病或意外倒地时身体可能堵住门口，老年人的卧室以及卫生间不宜采用内开门，建议采用无轨推拉门或外开门。卫生间内最好设有紧急求助装置。

（四）不同自理程度老年人居住环境的调整要求

随着年龄增长和疾病发展，老年人的自理能力呈下降趋势。为适应不同自理程度老年人的要求，家居环境也需要作相应的改造。

1. 自理期 此期老年人能完成基础性日常生活活动和工具性日常生活活动。针对此类老年人居住环境，可以适当调整各种设施的高度，将平滑的地板改为防滑地板。随着年龄增长，可逐步增加扶手和提高居家设备的便利性。

2. 部分自理期 此期老年人无法完成工具性日常生活活动，但基础性的日常生活活动可以通过器具或者人工协助完成。部分自理的老年人居家环境要全面进行适老化改造，重点是在浴室的淋浴处、浴缸、马桶、水盆处增加扶手，调整水盆、马桶等的高度，以方便老年人安全地使用。

3. 照护期 此期老年人的基础性日常生活活动都需要在他人帮助下完成。建议将普通床改为可升降的医用护理床或增加床挡和床旁扶手，加装呼叫设施。居室卫生间设盥洗、便溺、洗浴等设施时，应留有助洁、助厕、助浴等操作空间。

（五）居住环境的清洁与消毒

1. 地面清洁与消毒

（1）地面无明显污染时采用拖把拖地等湿式清洁，一般每日 2 次及以上即可。

（2）地面受排泄物、分泌物或血液等污染时，应先用干粉消毒剂洒在污染物上，再用湿材料如拖把、地巾去除可见污染物，最后再进行清洁消毒。

2. 物体表面清洁消毒

（1）居室内物体如椅子、床头柜、床等表面无明显污染时可采用湿式清洁法进行清洁，一般一日 2 次及以上即可。

（2）当物体表面受排泄物、呕吐物或血液等污染时，应先用吸湿材料去除可见污染物，再进行清洁消毒。①用布或卫生纸蘸取 5000mg/L 含氯消毒剂溶液，覆盖在呕吐物、排泄物等上。消毒液不足时，可在覆盖的布或卫生纸上连续滴加，以不滴水为宜，作用 30 分钟后，用覆盖物包裹排泄物、呕吐物，一起放入黄色医疗废物专用袋内，按感染性医疗废物处置。②以污染物为中心，从外围 2m 处由外向内用抹布蘸取 1000mg/L 的含氯消毒剂溶液，进行擦拭，包括该范围内的各类物品表面，如墙面、椅面、床头柜、床沿及地面等，作用 30 分钟后，再用清水擦拭。③实施覆盖消毒时，覆盖消毒区域应竖立醒目的消毒警示告知牌，警示牌上注明消毒作用的起止时间、消毒责任人及联系方式等。④不得直接用普通拖把、抹布等对环境物品表面污染的呕吐物、排泄物等进行清洁处理。

二、安全防护

安全是人们生存发展的基础，也是人们进行各项活动的前提。老年人的日常生活需要在获得安全保障的基础上才能够进行。安全防护有效地确保了老年人的安全状态，使他们能够享受到更高质量的生活。安全防护能够让老年人获得更好的安全保障，是对老年人安全状态的保证。因此，老年人的日常生活安全防护尤为重要，包含了安全风险预防与安全保护。

（一）安全风险预防

1. 老年人居室卫生 保持老年人居室的清洁，并定期消毒，如使用紫外线进行空气、物品表面和液体的消毒等，自然通风是最有效的空气消毒方法。随时保持居室内无蚊虫、无蝇、无鼠、无臭虫等。床单、被套等要定期更换，遇有污染随时更换。枕芯、棉褥、床垫定期进行清洁、消毒。家具、电器表面每日清洁。冰箱内食物定期检查清理。走廊地面要保持清洁干燥。卫生间和浴室容易滋生细菌，要保持通风和干燥，定期消毒。居室的门把手、各类开关、冲水按钮每日进行清洁消毒。老年人居室内禁烟。不随意吐痰、不随意乱扔杂物、不随意随地大小便、不随意乱泼脏水、不随意乱倒垃圾。

2. 老年人的个人卫生 做好老年人个人卫生，勤洗手，勤换内衣裤，针对生活不能自理的老年人，协助其做好晨间、晚间的个人清洁。保持老年人皮肤清洁，预防感染性疾病的发生。

3. 老年人的饮食卫生 保证老年人饮食卫生。食堂内布局要合理，做到"四隔离"：即生与熟隔离，成品与半成品隔离，食品与杂物、药品隔离，食品与天然冰隔离。要消灭蚊虫、苍蝇、老鼠、蟑螂及其他害虫。食品要做到洁净、无毒、无致病菌、无寄生虫、无腐败、变质、无杂质。饭后餐具及时清理、消毒。监控食堂内工作人员的健康，有健康证者才能上岗。老年人的进食环境应保持清洁、干燥，无灰尘、无异味。老年人要做到勤洗手、不吃生冷，忌暴饮暴食，不吃剩菜剩饭。对于有传染性疾病的老年患者，进食需按照消毒隔离要求进行。

4. 老年人预防感染 老年人抵抗力低下，一旦接触传染病，很容易感染。因此，护理人员必须熟练掌握传染病预防的相关知识，做好传染病防控。传染病流行期间，机构和老年人居室环境用物以日常清洁为主，预防性消毒为辅，应避免过度消毒，受污染时随时进行清洁消毒。

（1）工作人员消毒　手、皮肤与黏膜均应加强卫生管理，避免交叉污染。进入服务区前，为老年人服务前、后均需进行必要的消毒。无肉眼可见污染物时可直接取适量的含乙醇速干型手消毒液、75%乙醇消毒液或含碘类的皮肤消毒剂于掌心，双手互搓均匀涂抹至手部每个部位，揉搓作用1分钟。有肉眼可见污染物时应使用洗手液在流动水下冲洗双手，按七步洗手法认真揉搓彻底洗净。

（2）空气消毒　老年人房间以通风换气为主，不能通风的房间也可采用紫外线灯照射消毒，照射时间30分钟。配餐室应在每餐餐前进行一次空气消毒，采用紫外线灯照射消毒30分钟。

（3）老年人常用物品消毒　老年人常用物品有衣服、水杯、餐具、脸盆、毛巾等。毛巾及衣物一般采用日光暴晒法进行消毒。水杯、餐具、脸盆等可采用含氯消毒剂浸泡消毒（表4-1）。

表4-1　常用物品消毒方法

常见物品	消毒液	消毒方法	注意事项
物体表面：门窗、桌椅、床、门把手、水龙头、洗手池、电梯内壁及按钮等	有效氯含量为250～500mg/L的含氯消毒液	擦拭	每天做好清洁消毒，作用时间应不少于30分钟后，再用清水擦拭
洁具用品：抹布、清洁盛器	250mg/L有效氯消毒液	浸泡	作用30分钟后，冲净消毒液，晒干备用
洁具用品：拖地巾	500mg/L有效氯消毒液		
地面	含氯消毒剂（有效氯250～500mg/L）	湿式拖拭	作用30分钟后，再用清水洗净
公共用品用具	流通蒸气消毒或煮沸消毒或使用消毒碗柜	化学消毒	作用20～30分钟，干燥备用
	有效氯含量为250～500mg/L的含氯消毒液	浸泡	作用30分钟后，再用清水将残留消毒剂洗净，控干保存备用
纺织用品	流通蒸气或煮沸	—	作用30分钟
	有效氯含量为250mg/L的含氯消毒液	浸泡	作用时间应不少于30分钟
床垫、被褥、被芯、枕芯	—	—	阳光暴晒6小时及以上，2小时翻面一次，或臭氧消毒机消毒30分钟

（4）终末消毒　传染病老年患者在出院、转科或死亡后，应对患者及其所住病室、所用物品及医疗器械等进行消毒处理。患者出院或转科前应沐浴，换上清洁衣服，个人用物须消毒后才能带离隔离区。如患者死亡，衣物原则上一律焚烧，按要求做好尸体护理。病室及物品的终末处理应关闭病室门窗、打开床旁桌、摊开棉被、竖起床垫，用消毒液熏蒸或用紫外线照射。打开门窗，用消毒液擦拭家具、地面。体温计用消毒液浸泡，血压计及听诊器放熏蒸箱消毒。被服类消毒处理后再清洗。

（二）安全保护

安全保护是指在消除潜在的安全风险的同时，也要重视在危险未发生时的保护工作。首先，安全环境是安全保护的重要措施之一，包括住所内部的空间格局、家具设施的适老化、感官环境及社区适老化改造等。其次，增强老年人的安全防护意识，识别安全隐患。通过家庭与社区参与，使老年人掌握一定的安全隐患筛查知识、火电安全知识、应急自救知识等，引起老年人对居家安全的重视程度，提升其对居家安全隐患的感知能力等。最后，鼓励科技创新与智能化设备应用，发挥市场作用机制，尤其现代化的智慧养老设备和平台及安全监测系统为老年人的居家安全防护提供了各种技术和数据支持。

三、活动保健

老年人的活动能力与其生活空间的扩展程度密切相关，影响其生活质量。活动对机体各个系统都有促进作用，可调动机体使之处于稳定平衡状态。加强智能和体能的锻炼，对预防心身疾病的发生和发展有重要的意义。

（一）老年人的活动种类与活动量

1. 活动种类 老年人的活动种类可分为日常生活活动、家务活动、职业活动和娱乐活动。对于老年人来说，日常生活活动和家务活动是生活的基本活动，职业活动属于发展自己潜能的有益活动，体育运动和某些娱乐活动则可以进一步促进身心健康。

2. 活动量 根据老年人个人的能力及身体状况选择。一般认为每天活动所消耗的能量，如果在4180kJ（1000kcal）以上，可以起到预防某些疾病及强身健体的作用。

（二）老年人活动评估

尽管活动对老年人健康有益，但是活动不当，会对身体造成危害，有时甚至危及生命。因此，首先应进行老年人活动能力的评估，主要评估内容如下。

（1）老年人现存的活动能力。

（2）基本的体格检查，包括心血管系统、骨骼系统、神经系统功能，尤其是老年人的身体协调状况及步态情况，并评估对活动产生的影响。

（3）老年人目前用药情况，作为活动后用药的参考。

（4）了解老年人的活动史，包括目前的活动程度、过去活动习惯、对活动的态度及有关知识等。

（5）评估老年人目前活动耐受力，与老年人共同制订活动目标，如恢复自我照护能力或增加对活动的耐受性。

（6）了解老年人活动前后情况，如活动前是否做热身运动，活动后是否缓慢停止等。

（7）每次给予新的活动内容时，都应评估老年人对该项活动的耐受性，是否出现间歇性跛行、异常心率、疲惫不堪、呼吸急促等情况。

（8）评估老年人活动的环境是否便利、安全。

（三）老年人活动与运动指导的护理

1. 运动项目 适合老年人的运动项目以低、中等强度的有氧运动为主。比较适合老年人选择的锻炼项目有散步、慢跑、游泳、跳舞、太极拳与气功等。

2. 运动监测 有效的运动要求有足够而又安全的强度，老年人的活动强度应根据个人的能力及身体状态来选择。观察活动强度是否合适的方法如下。

（1）运动后的心率 活动后的心率达到适宜心率，一般不超过（170 – 年龄）身体强壮者可采用（180 – 年龄）。

（2）恢复到运动前的心率时间 运动结束后3～5分钟内恢复到运动前的心率，表明运动量适宜。如在运动结束后3分钟内恢复到运动前水平，则表明运动量过小，应加大运动量。在10分钟以上才能恢复者，则表明运动量太大，应减少运动量。

（3）自我感觉 以上监测方法还要结合自我感觉进行综合判断，如运动时全身有热感或微微出汗，运动后感到精力充沛，睡眠好，食欲佳，表明运动量适宜，效果良好。如运动后感到疲劳、头晕、心悸、气促、睡眠不良，表明运动量过大，应减少运动量。如运动中出现严重的胸闷、气喘、心绞痛，或心率反而减慢、心律失常等情况时，应立即停止运动，及时就医。

3. 老年人活动的注意事项

（1）正确选择　老年人可以根据自己的年龄、体质、身心状况、场地条件，选择适宜的运动项目和适宜的运动量。锻炼计划的制订应符合老年人的兴趣并且是在其能力范围内的，而锻炼目标的制订则必须考虑到他们对自己的期望，这样制订出来的活动计划老年人才愿意坚持。

（2）循序渐进　机体对运动有一个逐步适应的过程，所以应先选择相对易开展的活动项目，再逐渐增加运动的量、时间、频率。每次给予新的活动内容时，都应评估老年人对于此项活动的耐受性，以防劳损或意外事件的发生。

（3）持之以恒　通过锻炼达到增强体质、防治疾病的目的，不在于锻炼项目多少，而在于坚持。

（4）运动时间适当　老年人运动的时间以 1 ~ 2 次/日，每次 30 分钟左右为宜，一天运动总时间不超过 2 小时。运动时间要根据个人的具体情况做适当安排，最佳运动时间为 15：00 ~ 17：00，如饭前锻炼，运动后休息 30 分钟才可用餐或饭后 1.5 小时以上才锻炼，临睡前 2 小时结束锻炼。

（5）运动场地与气候　运动场地尽可能选择空气新鲜、安静清幽的公园、庭院、湖滨等地。注意气候变化，夏季户外运动要防止中暑，冬季则要防跌倒和感冒，雾霾天气则不宜进行室外活动。

（6）其他　年老体弱、患有多种慢性病或平时有气喘、心慌、胸闷或全身不适者，应请医生检查，并根据医嘱进行运动，以免发生意外。除此之外，患有急性疾病，出现心绞痛或呼吸困难、情绪激动等情况下应暂停锻炼。家务劳动不能完全取代活动锻炼。值得注意的是，活动过程中要防止跌倒、损伤等事故发生。

4. 患病老年人的活动　老年人常因疾病困扰而导致活动障碍，特别是卧床不起的老年人，如果长期不活动很容易导致失用性萎缩等并发症。因此，必须帮助患病老年人进行活动，以维持和增强其日常生活的自理能力。

（1）瘫痪老年人　此类老年人可借助助行器等辅助器具进行活动。一般来说，手杖适用于偏瘫或单侧下肢瘫痪老年人，前臂杖和腋杖适用于截瘫老年人。步行器的支撑面积较大较腋杖的稳定性高，多在室内使用。选择的原则：两上肢肌力差、不能充分支撑体重时应选用腋窝支持型步行器。上肢肌力较差、提起步行器有困难者，可选用前方有轮型步行器。上肢肌力正常平衡能力差的截瘫老年人可选用交互型步行器。

（2）为治疗而采取制动状态的老年人　制动状态很容易导致肌力下降、肌肉萎缩等并发症。因此治疗时应尽可能小范围地制动或安静状态在不影响治疗的同时尽可能地做肢体的被动运动或按摩等。

（3）不愿意甚至害怕活动的老年人　部分老年人因担心病情恶化或影响自我形象等而不愿活动，护理人员要耐心说明活动的重要性，鼓励其一起参与活动计划的制订，营造合适的运动氛围。条件允许时，可给予专业指导，尽量提高其对于运动的兴趣和信心。

（4）痴呆老年人　为便于照料，人们常期望痴呆老年人在一个固定的范围内活动，因而对其采取了许多限制的方法。但其实这种限制极大地降低了老年群体的生活质量。护理人员应该认识到为延缓其病情的发展，必须给予痴呆老年人适当的活动机会以增加他们与社会的接触。

四、饮食与营养保健

营养是保证老年人健康的基石，与老年人身体功能维护、生活质量、延年益寿有密切关系。高龄、衰弱老年人多种慢性病的患病率高，身体各系统功能显著衰退，生活自理能力和心理调节能力明显下降，营养不良发生率高。因此，合理营养对改善老年人身体状况、增强抵抗力、防止衰弱和老年多发病的发生、提高生活质量具有重要作用。

（一）老年人的营养需求

老年人的营养应做到适当的限制热量，保证充足的优质蛋白、低盐、低脂、低糖、富含维生素和摄入适量的含钙、铁的食物，同时要充分饮水。

1. 适当的限制热量 随着年龄增加，体力活动和代谢活动逐步减低，人体对热能的消耗也相应减少。一般来说，60 岁以上老年人供给的热能应较年轻时减少 20%，70 岁以后减少 30%，老年人每天能量推荐目标量 20~30kcal/kg。

2. 摄取适量优质蛋白 老年人蛋白质供给能量应占总热能的 15%~20%，一般情况下老年人每日蛋白质摄入量 1.0~1.2g/（kg·d），日常进行抗阻训练的老年人每日蛋白质摄入量≥1.2~1.5g/（kg·d）。主要以优质蛋白（鱼、瘦肉、牛奶、蛋类等）为主，这应占 50% 以上。蛋白质的摄入原则应该是优质、适量。

3. 选择多元碳水化合物 老年人碳水化合物摄入量占总能量的 50%~65%。摄入的糖类以多元碳水化合物为好，如谷类、薯类含较丰富的淀粉，添加糖最好低于 25g/d。在摄入多糖的同时还可提供维生素、膳食纤维等其他营养素。

4. 减少脂肪摄入量 脂肪供给能量应占总热能的 20%~30%，老年人胆汁酸减少，脂酶活性降低，且通常老年人体内脂肪组织所占比例随年龄而增加，应尽量减少膳食中饱和脂肪酸和胆固醇的摄入，以富含不饱和脂肪酸的植物油为主。烹调用油是 25~30g/d，推荐脂肪量以多不饱和脂肪酸为主，占总能量的 6%~11%；饱和脂肪酸的总能量占比应少于 10%。

5. 保证足量维生素 维生素在维持身体健康、调节生理功能、延缓衰老过程中起着极其重要的作用。富含维生素的饮食可增强机体的抵抗力，富含维生素 A、B、C、E 的饮食可增强机体的抵抗力，特别是 B 族维生素能增加老年人的食欲。应鼓励老年人选择蔬菜和水果等食物以增加维生素的摄入。

6. 注意补充矿物质 老年人对钙的吸收明显下降。老年人钙的摄入量应该保持在 800mg/d。建议老年人多摄入奶制品，同时增加户外活动，多晒太阳，补充维生素 D，增强钙的吸收。牛奶、豆制品、深色绿叶蔬菜、海带、虾皮等都是比较好的钙的食物来源。此外老年人还是缺铁性贫血的高危人群，应注意选择含铁丰富的食物如瘦肉、动物肝脏、黑木耳、紫菜、菠菜、豆类等。老年人往往喜欢偏咸的食物，容易引起钠摄入过多而钾不足，健康老年人每人每天的食盐摄入量不超过 6g，高血压、冠心病患者盐摄入不超过 5g。

7. 补充水分要充足 老年人一天应喝水 1500~1700ml。老年人对水的需求不低于中青年，但对失水与脱水的反应迟钝，应主动喝水，少量多次，不要等到口渴再喝，更不要一次性喝大量的水。过多饮水也会增加心肾的负担，推荐老年人每日饮水量摄入量约为每千克体重 30ml（除去饮食中的水），一般以 1500ml 左右为宜。

8. 提供丰富纤维素 膳食纤维虽然不被人体所吸收，但可帮助通便、吸附由细菌分解胆酸等生成的致癌和促癌物质，促进胆固醇的代谢，防止心血管疾病，降低餐后血糖和防止热能摄入过多。推荐老年人膳食纤维摄入量为 25~30g/d。

（二）老年人膳食指南

1. 一般老年人膳食指南 衰老引起的身体功能衰退如咀嚼和消化能力下降。食欲和味觉功能减退，骨骼和肌肉流失，免疫力下降等这些变化可明显影响老年人对食物摄取、消化和吸收的能力，使营养缺乏和疾病风险增加。因此一般老年人膳食推荐如下。

（1）食物品种丰富，动物性食物充足，常吃大豆制品　在一般成年人平衡膳食的基础上应为老年人提供更加丰富多样的食物，特别是易于消化吸收、利用且富含蛋白质的动物性食物和大豆类制品。日常生活中可以吃米饭、面条、馒头等，还可吃小米、玉米等，土豆、红薯也可做主食。要努力做到餐餐有蔬菜，尽可能选择不同种类的水果，不应以蔬菜替代水果。动物性食物宜交换吃，尽可能换着吃畜肉（如猪肉、羊肉、牛肉等）、禽肉（如鸡、鸭等）、鱼虾类以及蛋类食物。要摄入足够量的动物性食物和大豆类食品，动物性食物摄入总量应争取达到平均每日 120~150g，其中鱼 40~50g，畜禽肉 40~50g，蛋类 40~50g。推荐每日饮用 300~400ml 牛奶或蛋白质含量相当的奶制品。保证摄入充足的大豆类制品，达到平均每天吃相当于 15g 大豆（相当于豆浆 220ml，或 85g 嫩豆腐，或 30g 豆腐干）的推荐水平。

（2）鼓励共同进餐，保持良好食欲，享受食物美味 机体功能减退味觉、嗅觉、视觉能力下降等都可能影响老年人的食欲。一些独居老年人容易产生孤独、郁闷的情绪，也会造成食欲下降。因此，对老年人而言，多人一起制作和分享食物，有利于愉悦身心，同时激发食欲。老年人要主动积极地参与食物选择与制作，空巢老年人宜多参加集体用餐（如助餐点、老年食堂等）。采用适量运动、多种方式烹饪来增进食欲。

（3）积极户外活动，延缓肌肉衰减，保持适宜体重 老年人肌肉组织丢失较快，70 岁时，每 10 年丢失 8%；70 岁以后，每 10 年丢失 15%。肌肉的丢失会影响老年人的行动，导致骨质疏松，故老年人要保证蛋白质的摄入，并增加抗阻运动。平时，要注意主动运动，减少久坐时间。老年人不宜过瘦，要使 BMI 维持在 20~26.9kg/m^2。

（4）定期健康体检，测评营养状况，预防营养缺乏 老年人要参加正规健康体检，测评营养状况，平时定期称体重，及时发现营养问题和危险因素，并采取相应的改善措施，延缓疾病的发生发展。

2. 高龄老年人膳食指南 高龄老年人（80 岁及以上）老龄化特征突出，慢性疾病、共病的发病率高。身体各个系统功能显著衰退，生活自理能力和心理调节能力明显下降，营养不良发生率高，因此，对膳食营养的管理需要更加专业、精细、个体化的指导。高龄老年人膳食指南建议如下。

（1）食物多样化，鼓励多种方式进食 老年人要尽量丰富日常膳食中的食物品种，用适合自己的方式创造条件，适应各种食物。倡导老年人经常与家人共同用餐或参加集体用餐，吃好三餐，少量多餐，按自己的规律安排膳食，行动困难者可选择由外界供餐。对于不能自理的高龄老年人则需要加强陪护就餐，细心观察老年人的进食状况，保障用餐安全。

（2）选择质地细软、能量和营养素密度高的食物 咀嚼吞咽能力下降、身体较为虚弱、消化吸收功能减退等的高龄老年人，应选择细软的食品，吃杂粮时可用浸泡或制成粉状做糊的方式食用，少吃带刺、骨的食物，各种食物要煮软烧烂，尽量将大块食物切碎或制成粉状，在适宜的情况下尽可能吃水分少的食物。

（3）多吃鱼、禽、肉、蛋、奶和豆，适量蔬菜配水果 老年人要根据自己咀嚼吞咽的情况，尽量能以适合自己的方式吃一定数量的动物性食物，注意吃鲜嫩的蔬菜，同时关注水果的摄入。

（4）关注体重丢失，定期营养筛查，评估与预防营养不良 体重下降是高龄老年人营养不良和健康恶化的重要信号。高龄老年人要经常称体重或测量小腿围，主动进行营养评估，防止出现营养不良。

（5）适时、合理补充营养，提高生活质量 由于生理功能严重衰退，消化吸收能力减弱，高龄老年人营养不良、贫血、肌肉衰减、骨质疏松和衰弱等发病率很高，需要更精细化的营养支持和医学营养补充，特医食品、营养补充剂都是重要的营养来源。养老院、医院和社区要加强对老年人的营养筛查和指导，必要时，老年人要在医生和临床营养师的指导下合理补充营养。

（6）坚持健身与益智活动，促进身心健康 老年人要少坐多动，每周身体活动 150 分钟，要循序渐进地增加运动量，运动时做好热身和恢复活动，运动中要注意的安全。卧床的老年人宜做抗阻运动。老年人还要坚持脑力活动，如阅读、下棋、弹琴以防止脑力衰退。

（三）影响老年人营养摄入的因素

1. 生理老化与疾病因素　老年人消化吸收功能下降、味觉与嗅觉、牙齿松动或缺失以及咀嚼肌群的肌力低下，影响了老年人的咀嚼功能，严重限制了其摄取食物的种类及量。老年人吞咽反射能力下降，食物容易误咽而引起肺炎，甚至发生窒息死亡。除此之外，生活不能自理的老年人自行进食困难、消化系统疾病也是影响食物消化吸收的重要因素。

2. 心理因素　生活孤独、寂寞，与家属朋友之间没有交流，生活欲望低下或有精神障碍的老年人等食欲均有不同程度的减退。排泄功能异常而又不能自理的老年人，有时考虑到照顾者的需求，往往自己控制饮食的摄入量。

3. 社会因素　老年人的社会地位、经济实力、生活环境以及价值观等对其饮食影响很大。生活困难导致可选择的饮食种类、数量减少。营养学知识的欠缺可导致营养失衡。独居老年人或者高龄老年人在食物的采购或烹饪上也可能会出现一些困难。价值观对饮食的影响也同样重要，人们对饮食的观念及要求有着许多不同之处。有"不劳动者不得食"信念的老年人，认为自己丧失了劳动能力，在饮食上极度地限制着自己的需求，进而影响健康。

五、休息与睡眠保健

（一）老年人的休息

休息是使身体放松，使其处于良好的心理状态以恢复精力和体力的过程。睡眠障碍对老年人的危害很大，严重影响老年人的生活质量，诱发和促进某些疾病如冠心病、原发性高血压、胃炎、消化性溃疡的发生和发展。相对其他年龄人群，老年人需要较多的休息。

有效的休息应满足三个基本条件：充足的睡眠、心理的放松、生理的舒适。因此，简单的卧床限制活动，并不能保证老年人处于休息状态。有时，这种限制甚至会使其感到厌烦而妨碍了休息的效果。

卧床时间过长会导致运动系统功能障碍，甚至出现压疮、静脉血栓、坠积性肺炎等并发症。因此，应尽可能对老年人的休息方式进行适当调整，而长期卧床老年人，尤其应注意定时改变体位或者被动运动等。

改变体位时，要注意预防直立性低血压或跌倒等意外的发生，如早上醒来时不应立即起床而需在床上休息片刻，伸展肢体再准备起床。

看书、看电视、上网可以作为休息形式，但时间不宜过长。看电视、电脑以及使用手机的距离和角度都要合适，以免影响视力或造成颈椎受损。

（二）老年人睡眠的特点

1. 睡眠时间缩短　老年人的睡眠时间一般比青壮年少，60～80岁的健康老年人就寝时间平均为7～8小时，但睡眠时间平均为6～7小时。

2. 夜间睡眠减少、白天睡眠增多　因老化引起的脏器功能衰退，导致夜间易醒并且非常容易受到声、光、温度等外界因素，以及自身老年病的干扰，使夜间睡眠变得断断续续。白天睡眠增多。

3. 浅睡眠期增多、深睡眠期减少　老年人年龄越大，睡眠越浅。

4. 老年人容易早醒　睡眠趋向早睡早起，睡眠适应能力降低。

（三）影响老年人睡眠的因素

1. 生理因素　随着年龄的增加，老年人中枢神经系统的结构和功能发生退行性变性，导致睡眠调节功能下降。老年期激素分泌水平发生较大的变化，褪黑素和生长激素分泌下降，导致体内激素水平失衡，引发相应的睡眠障碍。另外，老龄相关的白内障可使下丘脑视交叉上核对睡眠觉醒节律的调节能力下降。

2. 疾病与药物　老年人是各种躯体疾病的易感人群。多数躯体疾病都能不同程度地导致睡眠障碍，如冠心病、躯体疼痛、夜间尿频等。另外，由于老年人常患有多种慢性疾病，需要长期用药，很多药物对睡眠都有明显影响。

3. 心理因素　一方面，各种负性生活事件，如退休、丧偶、失去亲友、患病、无人照料等，较中青年时期明显增多；另一方面，由于体力、精力下降，老年人更易出现孤独感、焦虑及抑郁等心理问题。有关研究表明，老年人由于心理、精神因素而发生的失眠，高于因疾病、药物副作用等导致的失眠。

4. 环境因素　老年人对环境变化较为敏感，如光线、噪声等。老年人遇到时差变化时，也比中青年人更容易失眠。

（四）老年人常见睡眠问题

抱怨睡眠不佳是老年人最常见的现象之一。虽然睡眠障碍不会直接威胁生命，但能使老年人焦虑、精神倦怠、情绪不稳、烦躁不安、注意力下降等，影响老年人的生活质量，甚至导致抑郁与焦虑症。常见的睡眠问题如下。

1. 失眠　失眠是睡眠形态紊乱中最常见的，主要表现为难以入睡、难以维持睡眠状态。失眠分为原发性失眠和继发性失眠。

2. 睡眠过多　是指睡眠时间过长或长期处于想睡的状态。通常认为与进食失调和病态的肥胖有关，也可见于心理失调，如忧郁的患者。

3. 发作性睡眠　这是一种特殊的睡眠失调，特点是控制不住的短时间的嗜睡。70%的患者会出现猝倒的现象，表现为肌张力部分或全部的丧失，导致严重的跌伤。25%的患者发作时有生动的、充满色彩的幻觉和幻听。发作过后，患者感到精力得到恢复。目前认为，发作性睡眠是快速动眼睡眠失调。

4. 睡眠呼吸暂停综合征　指在每夜睡眠中呼吸暂停反复发作30次以上每次10秒以上；或全夜睡眠期平均每小时呼吸暂停和低通气次数大于5次。是一种在睡眠间发生自我抑制、没有呼吸的现象，可分为中枢性、阻塞性和混合性等三种类型，老年人以阻塞性睡眠呼吸暂停综合征尤为多见。主要表现为日间嗜睡、打鼾、睡眠时，观察到的呼吸暂停等。打鼾是最有特征性的症状之一。大约75%的老年睡眠呼吸暂停综合征患者的呼吸暂停症状是由配偶或睡伴发现，其高声打鼾后继之以呼吸暂停。

5. 其他

（1）梦游　梦游发生时，患者可下床走动，甚至完成一些复杂的动作，然后继续上床睡觉，醒后对梦游过程不能回忆。

（2）不宁腿综合征　是一种感觉运动障碍性疾病，临床主要表现为夜间平卧时出现被迫起来活动的冲动，可伴有异常感觉如蚁走感等不愉快的躯体感觉。

（五）老年人睡眠护理

1. 睡眠评估

（1）了解患病情况、临床表现、睡眠习惯及睡眠环境。

（2）询问服用镇静催眠类药物的种类、剂量及不良反应。

（3）评估意识状态、跌倒风险、对睡眠障碍的态度及对社会功能的影响。

（4）评估心理、社会支持情况及照护者的能力与需求。

（5）睡眠形态的评估：每晚睡眠及通常的就寝时间和起床时间是否有午睡的习惯，睡眠时长。睡前是否服用安眠药及有无特殊习惯。是否很快入睡，睡后是否易被惊醒，是否打鼾。夜间醒来的次数及原因。睡眠过程中有无异常情况。晨起是否感觉精力充沛。

2. 护理要点

（1）评估原因　对老年人进行全面评估，找出其睡眠质量下降或睡眠障碍的原因，并进行对因处理。

（2）创造舒适的睡眠环境　保持居室空气清新，温湿度适宜，卧室温馨，灯光柔和。环境安静，床垫软硬适中、整洁干燥，枕芯可以用中药填充，如夜明砂、菊花、桑叶等。行动不便老年人应在睡前将所需物品（水杯、痰桶、便器）放置适宜位置。

（3）解除患者身心的不适　积极治疗原发病，采取一切有效措施，减少老年人的痛苦与不适，遵医嘱改善患者咳嗽、疼痛、呼吸困难等不适，减轻对睡眠的影响。

（4）协助采取非药物措施，改善睡眠

1）帮助入睡　①晚餐应避免吃得过饱，睡前不饮用浓茶、咖啡及含酒精类等饮品或大量水分，并提醒老年人于入睡前如厕，以免夜尿增多而干扰睡眠。②可使用眼罩、耳塞辅助睡眠。③睡前可喝温牛奶，用温水泡脚，指导温水泡脚时，水温不应超过40℃，避免烫伤。④使用耳穴贴压、中药药枕等中医适宜技术促进睡眠。

2）建立睡眠卫生习惯　安排规律的日间活动，减少白天睡眠时间。对于已养成的特殊睡眠习惯，不能强迫立即纠正，需要多解释并进行诱导，使其睡眠时间尽量正常化，同时注意缩短卧床时间，以保证夜间睡眠质量。

（5）遵医嘱用药　必要时，遵医嘱服用镇静催眠类药物，观察药物疗效及不良反应，并采取措施，预防跌倒。

（6）加强心理护理　与老年人沟通，耐心倾听他们的心理诉求，引导其宣泄内心的压抑和不良情绪，同时协调家庭支持，甚至获得社会支持，帮助老年人尽快摆脱心理因素造成的睡眠障碍。

（7）解决睡眠中的特殊问题

1）对失眠患者，提供诱导睡眠的措施，必要时，给予镇静催眠药物，但避免长时间连续用药，用药同时结合其他促进睡眠的措施，最终帮助患者建立良好的睡眠习惯。对心理障碍引起的睡眠困难，可采用安慰剂治疗。

2）对睡眠过多患者，指导其控制饮食，减轻体重，增加有趣和有益的活动，并限制睡眠的时间。

3）对发作性睡眠患者，遵医嘱使用药物治疗，并指导其学会自我防护，注意发作前兆，减少意外的发生。

4）对睡眠呼吸暂停综合征患者，应指导其采取正确的睡眠姿势，以保持呼吸道通畅。

5）对梦游者，注意防护保证患者安全。

6）对不宁腿综合征患者，积极治疗原发病，减轻躯体不适，减少其对睡眠的影响。

（8）健康教育　告知居家老年人，睡眠障碍加重时，应及时就诊，指导居家老年人促进良好睡眠的方法。指导照护者提供亲情支持，妥善处理引起不良心理反应的事件。宣传规律锻炼对减少应激和促进睡眠的重要性，指导老年人坚持参加力所能及的日间活动。

六、性需求与性生活卫生

马斯洛需求层次理论指出，性属于人们的基本需要，其重要性与空气、食物相当，人们还可通过性活动而满足其爱与被爱、尊重与被尊重等较高层次的需要。性，除了是生活的部分，也常反映出个体间的关系，影响到人们的身心健康。因此，护理人员应对此持专业的态度，了解老年人的性需求及影响因素，帮助其提高生活质量。

（一）老年人的性需求

人类的性需求，不会因为疾病或年龄的不同而消失。健康的性生活，包括以许多不同的方式来表达爱及关怀。适度、和谐的性生活，对于老年夫妻双方的生理与心理、社会健康都有益处，而且这种益处是日常生活中其他活动所不能取得的。相对于年轻人来说，老年人的性生活更注重其相互安慰、相互照料等精神方面的效应。据统计，丧偶老年人中负性情绪的发生率远高于有偶老年人，丧偶独居老年人平均寿命要比有偶同居者少7~8年。即使有子女在旁，但两代人毕竟有思想差距，在许多事情中，子女无法代替伴侣，孤独感仍十分明显。性生活会使老年夫妻双方更多更有效地交流，加强亲密感，从而有效地减少孤独、寂寞、空虚等不良情绪。

（二）老年人性生活现状

瑞典学者于2001~2010年调研了60岁以上老年人的性生活现状与满意度，结果显示：随着年龄的增长，性活动能力逐渐减少，但即使90岁及以上高龄老年人，仍有10%表现出性活跃。整体来说，男性性行为比女性更为活跃，24%老年人对自己性生活感到不满意，主要与其健康及同居状况有关。一项Meta分析显示，超过73%的女性在晚年仍保持性活跃。可见，老年人性生活是老年人日常生活保健的重要组成部分。

第七次全国人口普查数据显示，60岁及以上人口占18.7%，65岁及以上人口占13.5%。其中男性、女性及其在城市、城镇、农村的未婚、已婚、离婚以及丧偶的比例差异较大（表4-2）。由此说明，我国多数老年人生活中，有配偶陪伴婚姻状况也比较稳定。但是，由于我国老年人数很多，处于无配偶状态的老年人口比例达到24.79%，形成了一个庞大的群体。由于老年人再婚面临可能的社会舆论的压力，及其子女对老年人赡养、财产分配等问题的顾虑，许多丧偶老年人不得不孤独终老。也存在有的老年人虽然有配偶但多随不同的子女生活，平时很少有机会在一起，难以过正常的夫妻性生活。

表4-2　不同性别不同区域60岁以上老年人的婚姻状态

区域 婚姻状况	未婚（%）		有配偶（%）		离异（%）		丧偶（%）	
性别	男	女	男	女	男	女	男	女
总比例	3.09	0.31	83.23	67.74	1.52	1.14	12.15	30.81
城市	1.18	0.46	87.54	70.04	2.32	2.39	8.95	27.11
城镇	2.71	0.30	84.08	67.76	1.20	0.82	12.01	31.12
农村	4.58	0.21	79.86	66.01	1.10	0.33	14.45	33.45

注：数据来源于第七次全国人口普查。

因此，护理人员应运用专业知识、正确的态度和沟通技巧综合评估老年人的疾病状况、生理功能及需求，及时发现问题，并予以正确的指导与护理。

（三）老年人性生活的护理与性指导

1. 一般指导

（1）树立正确的性观念　对老年人及其配偶、照顾者进行个体化的健康教育，帮助他们克服偏见，将性活动当作有利于健康的一种正常生理需要来看待。

（2）鼓励伴侣间的沟通　只有彼此之间坦诚相对、相互理解和信任，各项护理措施和卫生指导才能取得良好的效果。

（3）提倡外观的修饰　需提醒老年人在外观上加以装扮，除了适当的营养、休息以保持良好的精神，在服装发型上，注意性别角色的区分，有条件时，应鼓励依个人的喜好或习惯作适当修饰。

（4）营造合适的环境　除温度、湿度适宜外，基本的环境要求应具有隐私性及自我控制的条件，如门窗的隐私性、床的高度以及适用性等。

（5）多方式性满足　对于老年人来说，一些浅层的性接触（例如彼此之间的抚摸、接吻、拥抱等接触性性行为）也可以使其获得性满足。

（6）其他　在时间的选择上，以休息后为佳。因高血脂易引起心脏及阴茎的血管阻塞而造成勃起功能障碍，因此，低脂饮食可有利于性活动。

2. 性卫生的指导　性卫生包括性生活频率的调适、性器官的清洁以及性生活安全等。其中，性生活频率难以有统一的客观标准，一般性生活的次数以不感到疲劳且精神愉快较好。性器官的清洁卫生在性卫生中十分重要，要求男女双方在性生活前后都要清洗外阴，否则容易引起泌尿生殖系统感染。在享受美好的性生活时，应提醒老年人必要的安全措施。

3. 对患病老年人的指导

（1）对患心脏病老年人的指导　可接受专业的心肺功能检测决定老年人是否能承受性交的活动量（相当于爬楼梯达到心跳 174 次/分的程度），除此，还需从其他方面减轻心脏的负担，譬如，避免在劳累的时候或饱餐饮酒之后进行，最好在经过休息后进行，应向医师咨询以取得专业的建议，达到预防的效果。

（2）对呼吸功能不良老年人的指导　此类老年人应学会在性活动中应用呼吸技巧来提高氧的摄入和利用，平日亦可利用适当运动来锻炼呼吸功能。时间上，可选择使用雾化吸入治疗后以提高老年人的安全感。早晨睡醒时，需注意口鼻分泌物是否已清除，以免分泌物较多而妨碍呼吸功能。在姿势安排上，可采用侧卧或面对背的姿势以减轻负担或进行中以侧卧式休息。

（3）对其他患者的指导　对前列腺增生老年患者应告知逆向射精是无害的，不要因此而心生恐惧。糖尿病老年患者可以通过药物或润滑剂等的适当使用而使疼痛获得改善。关节炎老年患者可改变姿势或通过服用止痛药等方法来减轻不适的程度或在事前 30 分钟泡热水澡可使关节肌肉达到放松舒适的状态。

4. 针对 ED 老年人的医疗处置及其护理措施　ED 在各年龄段男性中均有发生，但其发生率随年龄增加而不断增高。老年 ED 多为器质性而非心理性的，但心理因素往往和器质性因素共同影响病情，负性情绪常会加重病情。医学上，有多种方法可以协助老年 ED 患者改善其性功能，可在考虑老年人及其伴侣意愿的基础上进行选择。

（1）真空吸引器　真空吸引器有手控及电动之分，其原理及措施是类似的。使用时，将吸筒套在阴茎上吸成真空状态，强迫血液流入阴茎海绵体造成充血，再以橡皮套套入阴茎根部，造成持续性效果。应特别注意的是，每次使用不可超过 30 分钟，以免造成异常勃起。这种方法需经专业人员的协助与教导才可使用。

（2）使用前列腺素注射　此方法是由男性老年人或其伴侣将前列腺素注射到海绵体。注射后 5~10 分钟开始生效，持续时间 30~40 分钟，在时间的掌握上若较佳，较易达到彼此满意的状态。

（3）人工阴茎植入　将人工阴茎以手术方式植入，术后需在专业人员的指导下练习才能正式地使用，一般在 6 周后才可恢复性生活。

（4）药物使用　常见的口服药物有枸橼酸西地那非，在受到性刺激的前提下，可有助 ED 老年人产生勃起。但当该药物与硝酸类药物一起使用时，能引起严重的低血压。因此，服用硝酸类药物的

ED 老年人禁用该药物。在选择口服药物前需确认老年人对药物有无正确的认识，且在服药上能严格执行医嘱，避免因错误地认为药物与勃起硬度或勃起时间成正比而造成不必要的伤害。

第二节　养老照护

一、养老照护的含义

照护的释义为照料、护理。从狭义上来说，照护是指为因高龄、患病导致生活不能自理或部分自理以及生活不便的人提供生活照顾和医疗护理。广义上的照护，既包括因生理疾病所需要的照护，还包括因健康问题所引起的心理和社会适应性等方面的照护需求。

随着老龄化程度加深，以及国家对养老事业日益重视，越来越多的具有先进养老服务理念和娴熟专业服务技能的复合型老年照护人才加入养老服务体系建设队伍。老年照护主要包括针对老年人的供养和生活照料、医疗保健和康复、教育、社会参与以及文体娱乐和其他方面的服务。《社会养老服务体系建设规划（2011—2015 年）》将社会养老服务体系界定为"社会养老服务体系是与经济社会发展水平相适应，以满足老年人养老服务需求、提升老年人生活质量为目标，面向所有老年人，提供生活照料、康复护理、精神慰藉、紧急救援和社会参与等设施、组织、人才和技术要素形成的网络，以及配套的服务标准、运行机制和监管制度"。《"健康中国 2030"规划纲要》提出，要推动居家老年人长期照护服务发展，推动开展老年心理健康与关怀服务，加强老年常见病、慢性病的健康指导和综合干预，加强老年痴呆等疾病的有效干预，强化老年人健康管理。

知识链接

老年人整合照护服务模式：维护最佳生活状态的不二法门

世界卫生组织（WHO）在 2017 年提出基于社区医疗服务系统的综合照护指南，在 2019 年进一步补充提出基于初级保健系统以人为中心的评估和照护路径实施手册。WHO 提出支持全民健康老龄化的关键是建立以社区医疗服务体系为依托的老年人整合照护模式（integrated care for older people, ICOPE），该模式可以早期发现、干预以及逆转或延迟老年人内在能力的下降，促进老年人内在能力与环境相互适应，使老年人的功能发挥处于最佳状态。

深圳市市场监督管理局批准发布《老年人整合照护服务规范》增强了老年人整合照护服务质量的透明度。自 2024 年 2 月 1 日起实施。

护理人员应关爱体贴老年人，在照护过程中体现爱老、敬老的人文关怀和职业精神，提高老年人的生活质量。

二、社会发展对养老照护的影响和需求

近年来，我国社会保障事业有了长足的发展，但随着人口老化的加剧，高龄化、未富先老等特征越来越明显，老年慢性病或退行性变性导致老年人机体功能障碍日益严重。日常生活活动能力更是随着年龄的增长而下降，使老年人对养老和照护的需求更加迫切，养老机构的发展规模和能力还不能适应老化的需要。如何满足老年人的养老与照护需求，使老年人安享晚年，老有所终，已成为世界各国共同关注的社会问题。我国社会发展对养老照护的影响主要表现在以下两个方面。

（一）传统家庭结构的变化对家庭养老的影响

在老年人照护的系统中，家庭是满足老年人日常生活照护需要的主体，家庭养老照护被视为我国养老照护的主要形式。我国传统家庭结构的变化和"空巢"家庭的增多给家庭养老带来冲击，家庭养老与照护能力被削弱，难以承担养老照护的重任。

随着年龄的增长，老年人生理、心理功能逐渐衰退，慢性疾病增加导致健康状况下降甚至发生恶化，其独立生活的能力逐渐降低，对他人的依赖程度越来越高。据资料统计，社区 65~74 岁的老年人中有 13.5% 的老年人自理能力较差，日常生活需要帮助。高龄老年人依赖他人照护的比率更是明显增加。此外，子女为老年人提供的照护越来越少，老年人日常生活照料缺位现象日益增多。

（二）养老机构对老年人的养老照护的影响

养老机构是指为老年人提供健康管理、饮食起居、清洁卫生、生活护理、文体娱乐活动等综合性服务的机构。可以是独立的机构，也可以是附属于医疗机构、企事业单位。社会团体或组织、综合性社会福利机构的一个部门或者分支机构。如老年社会福利院、养老院、老年公寓、敬老院、托老所、老年人服务中心等。

近年来，老年人的养老照护需求越来越大。尽管我国在养老机构建设方面有了一定发展，但仍不能满足人口老龄化的需求。养老照护机构服务的总体供求之间呈现失衡状态，养老机构的服务供给能力、运营与监管及设施影响了机构养老事业的快速发展。因此，需要一种经济、便捷、周到、连续的养老照护模式的出现。

三、养老照护模式

我国养老呈现为"9073"的格局，即约 90% 老年人居家养老，7% 左右的老年人依托社区支持养老，3% 的老年人入住机构养老。因此，我国建立"以居家养老为基础、社区养老为依托、机构养老为补充"的社会化养老服务体系（表 4-3）。其中居家养老是我国主要采取的养老模式，也是最为推崇的一种养老模式。

表 4-3　常见养老照护模式的优缺点比较

常见类型	优缺点
居家养老照护模式	1. 符合多数老年人的传统观念，其居住场所为老年人熟悉的家里，可以享受到家庭的温暖，精神愉悦有利于身心健康 2. 相对费用低，可减轻家庭经济负担，有利于解决中低收入家庭养老的后顾之忧 3. 可以减轻机构养老服务的压力，解决养老机构不足的难题 4. 有利于推动和谐社区的发展和建设。在社区内，形成尊老、助老的优良风气，提高社会道德风尚
机构养老照护模式	1. 提供全面的、专业化的照护和医疗护理服务 2. 良好的生活环境、无障碍的居住条件和配套设施、齐全的养老机构，能使老年人的生活更加便利和安全 3. 养老机构服务费用相对较高 4. 养老机构中各种社会活动和丰富的文化生活，有助于解除或减轻老年人的孤独感，从而提高其生活品质 5. 可以减轻家庭的照护负担 6. 可以充分发挥专业分工的优势，创造就业机会，从而缓解就业压力 7. 家庭和社会经济负担加重，削弱原有社会支持和家庭支持系统 8. 养老机构的环境和居住条件参差不齐，管理体制和运营机制不能完全满足老年人的需求
"医养结合"养老照护模式	1. 提供生活照护、医疗保健、康复护理、文化娱乐、健康教育等服务，体现老有所养、老有所医、老有所乐 2. 实现老年人日常生活、医疗需求、慢病管理、康复锻炼、健康体检及临终关怀等一站式服务，提高老年人的生活品质、提高生命质量

1. 居家养老照护模式　是指以家庭为核心，以社区为依托，以专业化服务为依靠，由专业人员或社区志愿者及家人为居家老年人提供以日常生活照料和照护为主要内容的社会化服务。它是一种社会化养老模式，而不是指我国传统的家庭养老方式。该模式具有投资少、成本低、服务广、收益大、收费低、服务方式灵活等特点。

居家养老照护主要依托社区，以社区服务为保障，将社区养老服务延伸到家庭，是体现家庭养老和社会养老双重优势的一种养老照护模式，尤其强调社区照护在居家养老照护中的重要作用，是老年人及其家属最愿意接受的养老照护方式，也是我国养老照护的主流。这种模式更注重对老年人心理和情感的关怀。使老年人尽可能过上正常化的生活，提高老年人的生活质量。

绝大多数国家都制定相应的政策和采取相应的措施，鼓励老年人选择居家养老照护这一养老模式。我国正在开展的居家养老照护模式，该模式的有效运转，有赖于城市社区养老服务体系的支撑。

目前，大部分城市在社区建立养老护理服务中心，服务中心按照约定安排服务人员或志愿者到老年人家中为老年人提供服务。服务内容主要包括：基本生活照料、烹调、清洁等家政服务，陪护老年人、倾听老年人诉说等亲情服务和精神慰藉，休闲娱乐设施支持等。居家养老服务的提供者主要有居家养老服务机构、老年社区、老年公寓、老年人日间服务中心、托老所的医疗保健、护理、家政服务等人员和社会志愿者等。

2. 机构养老照护模式　是指老年人居住在专业的养老机构中，由养老机构中的服务人员提供全方位、专业化服务的养老照护，也是社会普遍认可的一种社会养老照护模式，适合于高龄多病和无人照料的老年人。机构养老照护模式主要是以各种养老机构为载体，包括福利院、养老院、敬老院、老年公寓、托老所、老年护理院、临终关怀医院等实现社会化的养老功能。这些养老照护机构具有专业化、社会化、市场化的特征，为老年人提供高水准的生活照护服务及健康护理。

养老机构除有医疗设施外，还设置有活动室和阅览室，举办文化建设活动，丰富老年人的娱乐生活和精神生活，提升老年人的生活质量。

机构养老也是我国重要的养老模式之一，近年来发展迅速。截至 2023 年末，全国共有各类养老机构和设施 40.4 万个，养老床位 823 万张。我国骤然进入老龄化社会，社会保障服务系统暂不能很快接纳和解决老年人的生活服务、健康照护等养老问题。我国的养老照护需要财政投入，及有人力资源需求，这就要求我国既不能单纯实行"居家养老"，也不能大范围推广"机构养老"，而必须创新养老照护模式，走多元化养老照护之路，建立以"居家养老"模式为主，以"机构养老"模式为辅的养老照护服务体系。

3. "医养结合"养老照护模式　是指将医疗资源与养老资源相结合，养老机构和医院功能相结合，即集医疗、护理、康复、养生、养老于一体，实现社会资源利用的最大化，为老年人提供生活照料和医疗、康复、护理服务的新型养老照护模式。"医养结合"是在传统的生活护理服务、精神慰藉服务、老年文化服务的基础上，更加注重医疗、康复保健服务，涵盖医疗、健康咨询、健康体检、疾病诊治、护理服务以及临终关怀服务等，是对传统养老服务的延伸和补充。

"医"不等同于医院，它主要包含三个部分：一是急性医疗，可以在养老项目中设置医疗室、设置急救设施或是 120 急救车与医院合作开通急救通道，让老年人在身体出现异样时得到及时的救助和治疗。二是健康管理，也是"医养结合"服务模式的核心价值所在，针对老年慢性疾病进行健康管理。三是康复和护理，以养老机构为主体，对老年人进行康复锻炼指导和生活护理。与一般养老机构相比，"医养结合"服务对象重点面向患有慢性病、易复发病、大病恢复期、残障、失能以及绝症晚期老年人提供养老和医疗服务。

2023 年，《居家和社区医养结合服务指南（试行）》对居家和社区医养结合服务的总则、基本要求、服务内容与要求、服务流程与要求等四方面作出了明确规范。遵循全面性、准确性、时效性和实用性的原则，医疗卫生机构在居家和社区环境下，可以根据机构类型、执业范围、服务能力和老年人需求确定服务内容，包括健康教育、健康管理服务、医疗巡诊服务、家庭病床服务、居家医疗服务、中医药服务、心理精神支持服务、转诊服务等。

4. 其他养老照护模式

（1）智慧养老模式　是利用新一代先进的信息技术手段（如互联网、大数据、人工智能、物联网等）为老年人提供便捷、高效、灵活、个性化、高质量的生活照料、健康管理、精神慰藉、医疗护理、康复训练、安全监管与应急救助等服务。①智慧养老模式尤其强调社区的智能化服务功能在居家养老中的重要作用。老年人通过可穿戴设备，将血糖、体温、血压、脉搏、行动轨迹等相关数据传送到社区服务中心，医疗护理专业人员可随时监测老年人的身体变化情况，使老年人的健康、安全得到保障。先进的互联网设备使老年人与儿女之间、朋友之间、社区服务中心、医院等沟通也更加便捷，可以减轻社会和家庭的照顾负担，提升老年人的幸福感和生活质量。②智慧养老是信息技术、人工智能和互联网思维与居家养老服务机制相结合，依托社区智慧养老服务信息化平台的智慧化服务功能，实时远程监测，医疗保健团队对监测数据进行分析，并根据养老个性化需求，提供高质量的养老照护服务，智慧养老又可促进老龄化产业的发展，如智能产品、健身设备的制造销售等，拓展了养老服务市场，促进老龄化产业发展。

（2）互助养老照护模式　是指老年人与家庭外的其他人或同龄人在自愿的基础上，相互结合、相互扶持、相互照护的一种模式。

（3）以房养老模式　是指老年人为养老将自己购买的房屋出租、出售、抵押以获取一定数额养老金，来维持自己的生活或养老服务的一种养老模式。

（4）旅游养老模式　国外很多老年人退休后喜欢到各地去欣赏秀美景色，体会不同的风俗民情，从而在旅游过程中实现养老。旅游机构通过与各地的养老机构合作，为老年人提供医、食、住、行、玩等一系列的服务。

（5）候鸟式养老模式　是指老年人像候鸟一样，随着季节和时令的变化而变换生活地点的养老方式。这种养老方式使老年人能享受到适宜的气候条件和优美的生活环境。

（6）异地养老模式　利用移入地和移出地不同地域的房价、生活费用标准等差异或利用地域气候等条件的差别，以移居并适度集中方式养老。

（7）乡村田园养老　乡村的空气新鲜、生态环境优越、生活成本低廉，喜欢大自然的老年人退休后可选择在乡村的田园、牧场、小镇等地养老。

第三节　日常生活保健护理的注意事项

一、发挥老年人自理能力

老年人由于老化或疾病导致无法独立完成日常生活活动，需要他人提供部分协助或完全性护理。部分老年人由于种种原因，会对护理人员产生过度依赖的心理，甚至有些老年人只是为了得到他人的关注和爱护而要求照顾。因此，在拟订护理计划前，要对老年人进行全面评估，特别是要同时关注其丧失的功能和残存的功能。在心理方面，应全面了解其是否存在过度的依赖思想和心理问题，如抑郁、孤独等。护理人员必须明确包揽一切的做法有害无益，应鼓励老年人最大限度地发挥残存功能的作用，尽可能使其基本的日常生活能够自理，同时提供一些针对性的精神心理支持。总之，既要满足老年人的生理需要，还要充分调动老年人的主动性，最大限度地发挥其残存功能，尽量让其作为一个独立自主的个体参与家庭和社会生活，满足其精神需要。

二、保护老年人的安全

在日常生活过程中，护理人员应与老年人保持有效沟通，了解老年人身体及精神状况，选择适宜的操作方法，动作应规范，不应有拖、拉、拽等现象。接触被老年人血液、体液、分泌物、排泄物等污染的物品前应戴手套。护理完成后，清洁双手，应对用物进行清洗或消毒。同时应密切关注老年人的状况，发现异常立即停止操作，及时报告并采取相应的措施。

（一）针对相关心理进行护理

一般有两种常见的心理可能会危及老年人的安全：一是不服老，二是不愿意麻烦他人。尤其是日常生活中的小事愿意自己动手，如有的老年人高估了自己的能力而独自上厕所，结果难以走回自己的房间甚至发生跌倒；有的老年人想自己倒水，但提起暖瓶却没有力量将瓶里的水倒进杯子。对此，护理人员要与老年人进行有效沟通、交流，及时发现他们存在的心理问题，让老年人了解自身的健康状况和能力，并给予有效的健康指导与帮助，减轻老年人的心理压力。此外，护理人员要熟悉老年人的生活规律和习惯，及时给予指导和帮助使其生活自如。

（二）针对常见安全问题进行护理

因老化而引起的生理性和病理性改变以及生活环境中的不安全因素，可严重威胁老年人的健康甚至生命。老年人常见的安全问题有跌倒、噎呛、坠床、服错药、交叉感染、烫伤及用电安全等，护理人员应意识到其危险性，并积极采取有效措施，保证老年人的安全。

1. 防坠床　经评估有坠床危险的老年人在入睡期间，应有专人守护或定时巡视。睡眠中翻身幅度较大或身材高大的老年人应在床旁有相应护挡。如果发现老年人睡得靠近床边缘时要及时护挡，必要时把老年人推向床中央以防坠床摔伤。意识障碍的老年人应加床栏。

2. 防止交叉感染　老年人免疫功能低下对疾病的抵抗力弱，应注意预防感染。特殊时期如流感暴发时，应注意不宜过多会客，必要时可谢绝会客。感染性疾病老年人之间尽量避免互相走访，尤其有发热、咳嗽等感染症状的老年人更不应串门。

3. 防烫伤　老年人感觉迟钝，在冬季使用热水袋、电热毯时，要注意温度和时间的控制，热水袋的温度一般不宜超过50℃，临睡前应关掉电热毯。

4. 注意用电安全　向老年人宣传安全用电知识，强调不要在电热器具旁放置易燃物品。及时检修、淘汰陈旧的电器。经常维护供电线路和安装漏电保护装置。在不使用和离开时应关闭电源和熄灭火源。在购置新型的电炊具和电热器具时，应评估老年人是否能正确掌握使用方法以消除安全隐患。对记忆力明显减退的老年人，应尽量选择带有明显温度标志，具有控制功能，或过热（超时）断电保护，或鸣叫提醒功能的电器，可减少因遗忘引发意外。

三、尊重老年人的个性和隐私

（一）尊重个性

个性是指每个人所具有的生活行为和社会关系以及与经历有关的自我意识。个体由于有着自己独特的社会经历和生活史，其思维方式和价值观也不尽相同。人们常能从自己的个性中发现自我价值。老年人有丰富的社会经验，为社会、为家庭作出了很大的贡献，他们自我意识强，自尊心易受损。因此，护理人员要尊重老年人的本性和个性，关怀其人格和尊严。

（二）尊重隐私

日常生活中部分生活行为需要在私密空间中开展。为保证老年人的隐私和舒适的生活，有必要为其提供适当的独立空间。但在现实生活中，由于老年人的身体状况、生活方式、价值观、经济情况等有个体差异，很难对此做出统一的规定。理想状况下，老年人最好能有其单独的房间，且要与家人的卧室、卫生间相连，以方便联系。窗帘最好为两层，薄的为纱层，既可通风透光，又可保证私密性，而厚的那层则可遮住阳光，以利于睡眠。家庭或养老机构可因地制宜地采取一些措施，以保护老年人的隐私，如在必要时应用拉帘或屏风进行遮蔽。

.... 目标检测

答案解析

一、最佳选项题

1. 关于老年人卫生间、浴室的环境安排，下列陈述不正确的是（　）
    A. 卫生间应远离卧室
    B. 夜间有灯光
    C. 浴室设排风扇
    D. 水池与操作台高度适合老年人身高
    E. 浴盆底部放置防滑垫

2. 老年人日常生活护理的注意事项不正确的是（　）
    A. 调动老年人的主动性
    B. 保证老年人的安全
    C. 尊重老年人的本性和个性
    D. 提供一个相对独立的空间
    E. 替代日常生活护理

3. 卧床老年人最易出现的皮肤问题是（　）
    A. 瘙痒
    B. 感染
    C. 水肿
    D. 皮疹
    E. 压疮

4. 照护人员在协助老年人进食时，以下操作不正确的是（　）
    A. 用老年人的手触及碗壁，估计食物温热程度
    B. 喂食时食物量以汤匙的1/3为宜，等老年人完全咽下后再喂食下一口
    C. 叮嘱老年人进餐时要细嚼慢咽，不要边讲话边进食
    D. 取轮椅坐位时，轮椅与床尾呈30°～45°
    E. 对于有视力障碍但能自己进食的老年人，应协助老年人剔除鱼刺

5. 老年人沐浴时，浴室的温度应保持在（　）
    A. 18～22℃
    B. 22～24℃
    C. 24～26℃
    D. 26～28℃
    E. 28℃以上

二、填空题

1. 老年人室内应保持适宜的温度、湿度，温度以（　）为宜，湿度维持在（　）比较合适。
2. 有效的休息应满足三个基本条件（　）、（　）、（　）。
3. 活动后的心率达到适宜心率，一般为（　），身体强壮者可采用（180 - 年龄）。
4. 老年人的活动种类可分为（　）、（　）、（　）和（　）。

三、实例分析题

李某，68岁，教师，患有高血压、冠心病。李爷爷喜欢喝浓茶，喜欢看书常常看到凌晨。照护人员小张发现李某白天总是打瞌睡、爱发脾气，但到了晚上临睡前，精神很好且不愿意入睡。

请思考：

（1）根据李某的睡眠状态，分析老年人的睡眠特点有哪些？

（2）应该如何指导李某改善睡眠状态？

（唐　芳）

书网融合……

重点小结　　　　　微课　　　　　习题

第五章 老年人的常见心理问题与维护

学习目标

知识目标：通过本章的学习，应能掌握老年人的心理特点；熟悉老年人常见的心理问题及心理健康的标准；了解老年人心理变化的影响因素及沟通技巧。

能力目标：具备识别老年人常见心理问题的能力，能够运用维护和促进老年人心理健康的措施对老年人进行心理护理。

素质目标：通过本章的学习，培养高度的责任心和奉献精神，培养准确、敏锐的观察力和正确的判断力。

情境导入

情境：张奶奶，76岁，据儿女描述，最近一年以来张奶奶好像变了个人，不爱运动，动作缓慢、僵硬，很少的家务劳动需很长时间才能完成，也不爱主动讲话，每次都以简短低弱的语气回答家人。面部表情变化减少，有时双眼凝视，对外界动向常常无动于衷，只有在提及她故去的老伴时，她才眼含泪花，讲起许多事情感觉自己都做不了，想不起怎么做，头脑一片空白。

思考：1. 张奶奶出现了什么健康问题？

2. 作为社区护士，如何为张奶奶以及其家属提供必要的帮助？

3. 如何为张奶奶进行健康指导？

进入老年期，生理功能逐渐衰退，老年人的心理状况也会出现一些问题。老年人的心理状况与其生理变化和社会发展状况有着密切的联系。由于老年人的职业状况、家庭结构、婚姻形态、经济境遇等各方面都在发生巨大的变化，这些变化对老年人的感觉、知觉、记忆、智力、情绪、情感、性格、兴趣等各方面都有影响。老年人表现出的无助、悲观、抑郁等复杂心理，直接影响着老年人健康状况及其所患老年病的防治和预后等。因此，护士应重视老年人心理健康护理工作，提高老年人的生活质量，减轻家庭和社会负担，促进健康老龄化。

第一节 老年人的心理特点及影响因素

一、老年人的心理特点

老年期心理变化是伴随着生理功能减退而出现的老化现象，机体老化使某些心理功能衰退。老年人心理变化是指心理能力和心理特征的改变。老年人的心理特点主要表现在智力、记忆、思维和人格4个方面。

（一）老年人的智力特点

智力是人体大脑的功能，所表达的含义非常广泛、复杂，一般是指学习能力或实践经验获得的能力，是一种综合性的能力，包括注意、观察、思维、想象和环境适应能力。智力可分为两大类，即晶态智力和液态智力。晶态智力主要是后天获得的，它与知识、文化、经验的积累和领悟能力有关，如词汇、常识和理解能力等。健康成年人的晶态智力并不随年龄增加而逐步减退，由于老年人阅历广，经验多，所以这种智力易保持，甚至还有可能提高，直到 70 岁或 80 岁以后才出现缓慢减退。液态智力是指对新事物的学习能力，主要与大脑、神经系统、感觉和运动器官的生理结构和功能有关，如近事记忆、运算速度、思维敏捷性和反应速度等；随着年龄增长，液态智力减退较早，下降更为明显，一般在成年早期达到高峰，以后随年龄增长而明显减退。

（二）老年人的记忆特点

记忆是一种大脑的活动，是指一个人感知和经历过的事物在大脑内的识记、保持和恢复的一种心理过程，与人的生理因素、精神状况、记忆的训练、健康和社会环境都有一定的关系。记忆过程可分为 4 个阶段，即识记、保持、重现（回忆）和再认阶段；而心理学上，又将识记阶段称为初级记忆，将保持阶段、重视（回忆）和再认阶段称为次级记忆。

1. 初级记忆和次级记忆　初级记忆是人们对于刚刚看过或听过的，在大脑里仍留有印象的事物记忆；次级记忆是指对于已经看过或听过了一段时间的事物，经过复述或其他方式加工编码存在记忆仓库，需要时加以提取的记忆。

2. 再认和回忆　再认是指对看过、学过或听过的事物再次出现时，觉得熟悉，认得它是曾经感知过的内容；如果刺激物不再出现在眼前，而要求将其在大脑中再现出来时，即为回忆。

3. 机械记忆和逻辑记忆　学习者不了解材料的意义，只根据其外部联系或表现形式，单靠反复背诵达到记忆，称为机械记忆；理解材料内容，根据其内在联系运用有关经验进行的记忆称为逻辑记忆。

总之，随着年龄的增长，人的感觉器官、神经系统和大脑发生变化，出现记忆衰退、遗忘率高的自然规律。老年人的记忆特点是：初级记忆基本没有变化，而次级记忆发生较大的变化；再认能力衰退不明显，回忆能力衰退明显；老年人理解能力变化不大，但死记硬背能力减退，所以逻辑记忆比机械记忆能力强；记忆速度明显减慢。

（三）老年人的思维特点

思维是人最复杂的一种心理活动，是人类认识过程的高级阶段，通过自己拥有的知识经验为中介，大脑对客观事物所进行的间接、概括的反应过程。老年人思维能力的弱化和障碍主要表现为思维迟钝或贫乏、联想困难，反应迟钝，语言缓慢，不流畅，词不达意；逻辑障碍，概念混乱，思维过程复杂曲折，缺乏逻辑联系；思维奔逸，思维活动量大，话题转变快，对年轻时期的事情联想迅速，说话有时不着边际等。

（四）老年人的人格特点

人格是指个体在适应社会生活的成长过程中，经遗传与环境交互作用而形成的稳定而独特的身心特点。人格特征可以是外在的，也可以隐藏在内部。包括一个人的性格、兴趣、爱好、价值观、才能和特长等。人到老年，人格也有相应的变化，总的来说老年人的性格改变的特点：老年人自我控制能力减弱，对自己的言行控制力较差而易于急躁；因对健康和经济过分关注与担心而产生的焦虑与不安、孤独、任性等；活动速度减慢，能力减退；情感脆弱和情绪不稳定等。而人格模式理论认为老年人会依照不同的人格模式，有不同的社会适应型态。

1. 整合良好型　特点：能以高度的生活满意感面对生活，有良好的认知能力和自我评价能力，大多数老年人属于这一类型。根据个体角色活动特点又分为 3 种亚型。

（1）重组型　退休后生活充满朝气，很愿意为社会公益服务，继续积极、广泛参加各种社会活动，是最成熟的人格型态。

（2）集中型　退休后在一定范围内有选择性参加比较适合的社会活动，属于不希望完全退休的人格型态。

（3）离退型　退休后没有过多的个人追求，人格整合良好，生活满意，但表现出活动水平低，满足于逍遥自在。

2. 防御型　特点：对衰老完全否认，雄心不减，刻意追求目标。此型又分为 2 种亚型。

（1）收缩型　退休后热衷于身体锻炼和饮食保养，以保持自己的躯体外观。

（2）坚持型　退休后仍继续努力工作和保持高水平的社交活动。

3. 被动依赖型　特点：没有主见，缺乏自信，总觉得自己能力不足，甘愿置身于从属地位。此型又分为 2 种亚型。

（1）冷漠型　与他人没有相互作用的关系，对生活没有目标，对任何事物都不关心，几乎不参加任何社会活动。

（2）寻求援助型　需要通过外界的援助来适应老年期的生活，成功地从他人处得到心理支持，维持自身生活的满足感。

4. 整合不良型　特点：有明显的心理障碍，需要在家庭照顾和社会组织帮助下才能生活。

二、老年人心理变化的影响因素

（一）生理功能衰退

随着年龄的增加，各种生理功能减退，及出现老化现象，如视听觉功能的减退，因耳聋眼花而对外界的感知觉迟钝，感觉功能障碍；神经组织，尤其是脑细胞萎缩，导致精神活动减少，对外界事物反应迟钝、记忆力下降；日常生活能力不同程度的下降，容易使老年人产生一种"垂暮感"及无能的心理，使老年人产生不良心理，如消极、抑郁、恐惧等。

（二）疾病损害

进入老年期后，随着老年人的心脑血管、呼吸、运动、消化等系统的生理功能的衰退，导致躯体疾病逐渐增多，严重影响老年人的心理状况、生活自理能力和家庭内外人际关系。由于患有多种慢性疾病或不同程度的伤残，如糖尿病、高血压等，给老年人带来了生活及经济上的困难，从而产生焦虑、消极、忧郁、悲观、失望等不健康的心理状态，严重影响老年人的身心健康。

（三）社会角色改变

老年人退休后，社会地位也可能会发生改变。当他们闲暇时间增多、社交圈缩小时，很容易感到自己的重要性降低，从而产生"无用感"。同时，随着子女们长大成人，他们的角色逐渐变为被照顾的对象，导致老年人在思想、情绪、生活、人际关系等诸多方面不适应，从而产生失落感、孤独感、无望无助感等不良心理，严重影响老年人的心理健康。

（四）家庭状况

在我国，家庭仍是老年人主要的生活场所。因此家庭状况的改变、家庭成员之间的关系对老年人的身心影响较大，尤其是一些大的生活负面事件，容易使老年人的情绪产生波动，导致心理创伤，甚至会造成积郁成疾。

（五）死亡临近

随着年龄的增长，机体衰老、性格改变及同龄人的相继去世，使老年人感到生命有限，伤感时间流逝，甚至产生对死亡的害怕、恐惧等心理。

（六）养老保障问题

对于老年人来说，如果经济条件比较宽裕，则晚年生活有保障，生活的无用感较弱；如果经济状况不好，使老年人在医疗、养老等基本生活问题上得不到有效的保障，可对老年人心理产生影响；有些老年人是靠子女养老，如果子女的经济状况不好，那么很多老年人会为自己的养老问题感到担忧，从而产生心理压力，使老年人变得沉默寡言、谨小慎微，甚至抑郁。

第二节 老年人常见的心理问题 🅔 微课

由于老化导致的生理、心理等改变，再加上常伴各种慢性疾病，老年人常会产生一系列的心理问题，其中常见的心理问题有焦虑、抑郁、孤独、自卑等。

一、焦虑

焦虑是个体感受到威胁时的一种紧张、不愉快的情绪状态，是人们生活中普遍存在的一种保护性反应。焦虑程度的不同，对人体的影响亦不同，适度的焦虑能促使老年人更好地适应变化，过度焦虑则会影响到老年人的身心健康。有的老年人为一些生活小事忧心忡忡；有的老年人怀疑自己得了某种疾病而焦躁；有的老年人因晚辈无意的话语刺伤了自己而恼火；有的老年人对居住环境不如意或天气不好而烦躁。子女往往认为这些是老化的正常反应，以致延误了焦虑的防治，严重影响老年人生活质量。

（一）原因

1. 疾病影响和药物不良反应 某些身心疾病如甲状腺功能亢进、低血糖、抑郁症等均可引起焦虑；药物的不良反应，如抗胆碱能药、咖啡因、皮质激素等均可引起焦虑反应。

2. 生理功能下降 老年人体弱多病，行动不便，常会感到力不从心。

3. 疑病性神经症 老年人因不适症状，反复就医，尽管反复医学检查未发现疾病，或医生已经明确告知没有疾病仍不能打消顾虑，常伴有焦虑。

4. 应激事件 应激事件包括离退休、家庭关系不和、丧偶、丧子、社会治安、经济窘迫、搬迁等，导致老年人焦虑。

（二）表现

分为急性焦虑与慢性焦虑两类。

1. 急性焦虑 主要表现为急性惊恐的发作。表现为老年人突然感到内心紧张、坐卧不安、情绪激动或者哭泣，常伴有潮热、大汗、口干、四肢麻木、气促、尿频尿急等；严重时可出现胸闷、阵发性气喘，甚至有濒死感，并因此产生牵连观念、幻觉和妄想。一般发作时间持续几分钟到数小时，病程不长，之后逐渐缓解。

2. 慢性焦虑 其焦虑情绪可持续较长时间，一般表现为经常或持续性的精神紧张，或对现实生活中的某些问题过分担心或烦恼，老年人经常会提心吊胆、紧张不安、敏感易怒、注意力不集中，有时生闷气、发脾气，稍不如意就会心烦意乱、情绪激动，容易与人发生争执。

（三）防护措施

首先护理人员应该正确为老年人评估焦虑程度，其次针对原因进行处理，指导和帮助老年人正确对待退休问题，积极治疗原发疾病，指导老年人保持良好心态，乐天知命，知足常乐，保持情绪稳定，不轻易发脾气。指导老年人学会自我疏导和自我放松，建立有规律的老年生活，避免给老年人喝含有咖啡因的饮料，提升老年人的睡眠质量。鼓励老年人进行适当的体育锻炼，如散步、太极、瑜伽等，有助于缓解焦虑，促进睡眠。此外，护理人员应帮助其子女学会尊重、谦让、关心和体贴老年人，理解老年人焦虑心理，倾听他们的心声。重度焦虑时应遵医嘱应用抗焦虑药物如地西泮等进行治疗，护理人员和家属应密切配合医生的指导，确保老年人按时服药，并注意药物的副作用和反应。同时，护理人员和老年人家属应定期陪同老年人进行复诊和检查，以及与医生交流病情。及早发现病情的变化，以及了解是否需要调整治疗计划，以便更好地管理老年焦虑症。

知识链接

认知行为疗法

认知行为模式，也被称为认知行为疗法（CBT），它是广泛使用的能够改善心理健康的心理-社会干预疗法。是一种通过改变思维和行为方式来治疗焦虑症的方法。老年人焦虑症常伴随着负面的自我评价和过度担忧，通过认知行为疗法，老年人可以学习认识和纠正负面思维，采取积极的行为方式来应对焦虑。此外，认知行为疗法还可以帮助老年人建立自我管理技巧，提高应对焦虑的能力（图5-1）。

护理人员应关心和体贴老年人，通过指导老年人运用认知行为疗法，应对焦虑心理问题，减轻老年人的心理负担。

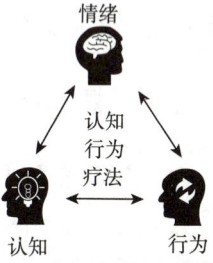

图5-1　认知行为疗法模式图

二、抑郁

抑郁是个人失去某种其重视或追求的东西时而产生的一种情绪状态。

（一）原因

（1）对躯体疾病及精神挫折的耐受力日趋下降。

（2）随年龄的增长而出现生理、心理功能的退化。

（3）应激事件的影响，如离开工作岗位、丧偶、经济窘迫、社会地位改变、人际关系紧张等。

（4）遗传。

（5）孤独、寂寞。

（6）消极认知与应对方式等。

（二）表现

抑郁早期主要出现神经衰弱症状，如头痛、头昏、食欲不振、情绪低落等症状。在抑郁后期的表现如下。

1. 躯体症状　老年人经常会感到疲乏无力、入睡困难、消化不良、食欲下降、恶心、呕吐、体重减轻等。

2. 情感障碍　老年人会表现为郁郁寡欢、心情沉重，对生活、家庭等缺乏信心、缺少兴趣，自感悲观失望、有孤独和失落感。

3. 思维迟缓　语言减少、语速减慢、反应缓慢、思考问题困难、主动性沟通减少等，且常出现自责和厌世的情绪。

4. 意志消沉　生活被动，回避社交，行动缓慢，严重者不语不动、不吃不喝，生活不能自理，有时甚至会出现自杀的倾向。

（三）防护措施

指导老年人调整心态，不要自责，多与朋友、家人谈心，以取得理解和支持，多参加社会活动，积极进行体育活动，明确生活目标。主要措施包括严防自杀、避免促发因素、采用认知心理治疗、音乐疗法、药物治疗。自杀企图严重者可采用电休克疗法。

三、孤独

孤独是一种人格特征，是一种个人体验，是一种被疏远、被冷落、被抛弃的感觉和不被他人接受的情绪体验，普遍存在于老年人当中。

（一）原因

（1）退休后离开了工作岗位和长时间相处的同事，无法建立新的社交群体。

（2）部分老年人无子女，或者与子女分开居住，丧偶等，从而感到孤独。

（3）性格内向，缺乏社交活动。

（4）体弱多病、行动不便限制了老年人的活动范围，减少了与亲朋好友来往的频率，使老年人产生被冷落的感觉。

（5）丧偶。

（二）表现

老年人表现为对集体活动缺乏兴趣，不合群；情绪伤感，精神萎靡不振，常偷偷地哭泣，顾影自怜；常常自言自语、失眠、烦躁；有些老年人为消除孤独而选择不良的应对方式如吸烟、酗酒等，进而诱发许多身体疾病，反而加重孤独感。

（三）防护措施

要预防老年人出现孤独，子女必须清楚老年人不仅要求有满意的物质赡养，而且期盼心灵慰藉，希望得到满意的精神赡养。子女书信问候，节假日探访，将使老年人感到莫大的欣慰。社会要为老年人创造工作和学习机会。老年人应参与社会，积极参加各种力所能及的有益于社会和家庭的活动，在活动中扩大社会交往，做到老有所为，也可以通过参加老年大学，用学习消除孤独，做到老有所学，培养广泛的兴趣爱好，挖掘潜力，增强幸福感和生存价值。同时也可以运用一些现代的通信工具，如视频等与子女亲人保持良好的沟通，减轻老年人的孤独感。

四、自卑

自卑即自我评价偏低，它是一种消极的情感体验。当人的自尊需要得不到满足，又不能实事求是地分析自己时，就容易产生自卑心理。

（一）原因

（1）老化引起的生活能力下降。

（2）疾病引起的部分或全部生活自理能力和适应环境能力的丧失。

（3）离退休后角色转换障碍。

（4）家庭矛盾等。

（二）表现

老年人形成自卑心理后，往往从怀疑自己的能力发展为不能表现自己的能力，进而怯于与人交往，自我封闭。本来经过努力可以达到的目标，也会认为"我不行"而放弃追求。认为自己再也看不到人生的希望，领略不到生活的乐趣，也不敢去憧憬未来。

（三）防护措施

护理人员可以帮助老年人分析产生自卑心理的具体原因，并积极帮助老年人进行调整，从而缓解自卑心理。如指导老年人用乐观态度对待暮年，遇事无争，修养心境。终日心平气和，宽厚待人，人到暮年，不必和青壮年相比，遇事应避让无争。同时，社会应为老年人创造良好、健康的社会心理环境，尊老敬老；鼓励老年人参与社会，做力所能及的事，挖掘潜能，自我实现，增加生活的价值和自尊；日常生活要有规律，起居定时，要有良好的生活习惯。对生活完全不能自理的老年人，应注意保护，在不影响健康的前提下，尊重他们的生活习惯。如果老年人的自卑心理是由于疾病因素或者心理问题导致的，要及时去医院就诊，由专业医生进行具体分析和治疗。

五、消极

消极是指个体因受自身或外界因素的影响，不满意自身条件或能力，从而造成信心的缺失，欲望得不到满足，在心理上长期出现极度失望、压抑等情绪体验。

（一）原因

（1）随着年龄的增长，器官出现老化，各种生理功能减退，导致老年人对外界和体内刺激的接收和反应减弱。

（2）部分老年人疾病缠身、行动不便需要子女照顾时，子女不在身边，或家庭关系不好，子女经常不探望老年人，导致晚年理想落空，由此而产生消极心理。

（二）表现

老年人对生活的兴趣和欲望降低，常感到生活枯燥、乏味，看不到人生的希望，领略不到生活的乐趣；老年人反应迟钝，感觉不灵敏，由此产生闭目塞听、孤陋寡闻；社交活动减少，老年人常感到孤独、寂寞。

（三）防护措施

护理人员和家人应定期与老年人进行面对面交流，了解老年人的身体状况和心理需求。鼓励家庭成员多花时间陪伴老年人，耐心倾听和积极回应老年人的诉求，使他们感受到被重视和关心。帮助老年人培养健康而又广泛的兴趣爱好。兴趣多、爱好广，能开阔视野，扩大知识面，丰富生活，陶冶性情，增进心脑健康。鼓励老年人积极参与社区、居委会等组织的活动，根据自己的爱好，选学一两项技艺，诸如书法、绘画、摄影、园艺、烹饪、弹琴等，用以调节情绪，调整心理节奏，使老年人的晚年生活充实而充满朝气。同时护理人员要注意老年人的情绪变化和行为异常，如突然沉默、情绪波动大等，及时发现潜在问题。定期进行身体检查，包括心理健康评估，及时发现并处理可能导致消极心理的身体疾病。

六、离退休综合征

离退休综合征是指老年人在退休后出现的适应障碍。老年人退休后，离开原工作岗位，社会角色、生活环境都会发生巨大的变化，从而出现焦虑、抑郁、悲哀甚至恐惧等负面情绪。这些负面情绪甚至还会引发其他生理疾病，最终影响老年人的身体健康。离退休综合征往往发生在那些性格强势、工作能力强、在原单位中曾担任一定职位的老年人，而平时爱好广泛不喜争强好胜的老年人则较少发生。离退休综合征经过一定的心理疏导和心理调适大部分可以恢复正常，但少数也有可能转变为严重的焦虑症、抑郁症，也有的并发了其他身心疾病，危害老年人的健康。

（一）原因

1. 缺乏心理准备　老年人进入老年时期，身体各部都开始渐渐衰老退化，如果对于离退休这一重大生活事件没有充分的心理准备，内心会产生非常强烈的应激反应，从而破坏身心内环境的稳定，甚至引起内分泌失调、失眠等。

2. 生活境遇反差大　老年人离退休后经济待遇变差，生活社交圈缩小，生活变得枯燥乏味，难以融入新的社交生活圈，这些突如其来的改变，会让老年人难以适应，产生消极情绪。如果不能慢慢适应这些改变，进行积极的自我心理调适，老年人很可能出现一些偏离常态的心理和行为，从而影响身心健康。

3. 适应能力差　部分性格开朗，平素热爱生活、参加各类活动的老年人较少出现明显的离退休综合征，反之性格固执、争强好胜、易怒、控制欲强的老年人及具有黏液质和抑郁质等气质类型的老年人适应能力较差，则容易出现心理失调。

4. 缺乏支持系统　家人、亲属、朋友以及各种社会关系网若能在老年人离退休后仍然保持紧密的联系，维持良好的社交，能对老年人产生积极的作用，避免出现离退休综合征；反之如果老年人家庭关系淡漠，社交圈较窄，则会因为缺少支持而出现心理失衡，从而发生离退休综合征。

5. 价值感丧失　离退休人员离开了原来的工作岗位，突然感到失去了人生目标，自身价值感降低，会产生孤独、无助、无用的消极情绪。如不能及时调整，亦会影响老年人身心健康。

（二）表现

1. 焦虑　表现为心烦意乱、坐立难安、小动作多无法自控、不知所措；性格急躁容易发脾气，性格变化明显，对任何人、任何事都有不满或者抱怨，做事无耐心。平素开朗乐观的老年人也变得尖酸刻薄、性格古怪，不能客观地评价外界事物。

2. 抑郁　表现为沮丧、消沉对事物提不起兴趣；有强烈的孤独感、失落感，感到自己无用，对未来的生活看不到希望和方向；不愿与人交往，不参与社交活动，严重时将自己锁在房间，完全封闭自己。

3. 身体出现不适　表现为头痛失眠、胸闷、心悸、乏力等不适症状，但前往医院检查不能发现客观疾病。

（三）防护措施

1. 树立正确的观念　向老年人解释，离退休是人生必须要经历的阶段，进行角色转换和适应是必然的过程，离退休并不是人生历程的终点，而是新的人生阶段的起点。要积极乐观地面对接下来的生活，正确对待离退休的事实。

2. 做好心理准备　在老年人接近退休年龄的时候，应该指导老年人尽可能减少工作量，多与已经离退休的老年人交流，主动及时寻找精神寄托，培养兴趣爱好，安排好自己的闲暇时间，或者找一份力所能及的工作，使自己生活充实快乐。

3. 丰富退休后的生活　保持规律的生活习惯，合理科学地安排家庭生活，坚持锻炼身体。同时鼓励老年人继续发挥个人专长，避免个人价值感失落，继续为社会的发展作贡献。例如退休教师继续参与公益科普课堂，让所学所得能继续造福他人。

4. 培养广泛兴趣爱好　鼓励老年人积极参加社区、老年大学的活动，根据自己的爱好，选学一两项技能，比如书法、绘画、摄影、园艺等，用以调节情绪，调整心理节奏，开阔自己的视野，建立新的生活社交圈，使晚年生活丰富多彩。

5. 建立良好的社会支持　老年人的家人、朋友、亲属要积极、热情地帮助接纳老年人，尽量多陪伴老年人；单位要经常联络、关心离退休的老年人，并有计划地组织离退休老年人外出学习、参观、游玩，让老年人不再感觉被社会所抛弃。

七、空巢综合征

空巢是指当老年人家中子女长大成人相继离家远去时，只剩下老年人独自生活的家庭。生活在空巢家庭中的老年人常由于人际关系疏远、缺乏精神安慰而产生被疏离和舍弃的感觉，久而久之出现孤独、寂寞、空虚、精神萎靡、生活无望的心理问题。

目前我国的空巢老年人已经占据老年人口总数的一半以上，尤其在一线大城市占比更高。空巢老年人随着年龄的增长，生活逐渐不能自理，会存在更多的困难。

（一）原因

1. 独居时间增多　由于年轻人外出求学、务工，因而无法与老年人居住在一起，只能委托保姆、社区工作人员代为照护。此外，由于年龄、生活方式和观念差距，年轻人不愿意与老年人一起居住。社会竞争激烈，子女工作繁忙，无暇顾及老年人，所有这些因素均可能导致老年人独居时间增多，变成空巢老年人。

当老年人因身体衰退或者疾病需要子女照顾时，老人渴求得到子女的悉心照料。但子女若因为工作、求学等原因未能及时在身边照顾，会使老年人产生自觉晚年孤独、凄凉、抑郁的心理感受。若卧床不起，生活无法自理时，其负面情绪会更加严重。

2. 自身性格影响　有部分老年人本身性格内向，不喜交际，兴趣爱好较少，退休后工作突然减少，空闲时间增多，生活失去重心，会对子女有更强的依赖感。子女一旦不在身边，老年人更容易失去生活重心，产生焦虑和失落感。

（二）表现

1. 情感方面　老年人常有孤独、自怜自艾、失落等复杂的情感体验。空巢家庭中的老年人大多数更易将孤独、寂寞的情绪体验放大，常常因为一点小事而伤心落泪。

2. 认知方面　多数老年人会认为造成自身空巢的部分原因是自身在年轻时未充分尽到为人父母的责任和义务，关心、照顾子女不够。也有部分老年人认为是因为子女未能充分尽孝才让自己独守空巢。

3. 行为方面　对任何事物提不起兴趣，参加社交活动减少，常常愁眉苦脸，闷闷不乐，时常发出叹息，夜间难以入睡，常常失眠。

（三）防护措施

1. 改变心态，正确面对　随着社会的发展，竞争日趋激烈，年轻人选择离开家庭前往大城市寻求发展机会。对此老年人要作好充分的思想准备，接受现实，好好规划安排好子女离开家后自己的生活，不过高期望和依赖子女对自身的照护，将生活的重心转移到自己身上。

2. 积极社交，丰富生活　鼓励空巢老年人积极参与社区、邻里组织的各种活动，扩大生活圈，改变自己孤独、无聊的生活现状。增加与邻居的联系，互相关心帮助，消除孤独感。培养广泛的兴趣爱好，如下棋、书法、舞蹈等，体会老年生活的乐趣。

3. 夫妻扶持，贴心陪伴　若空巢离异或丧偶的老年人再婚，寻找一个贴心的生活伴侣。作为子女应理解、支持老年人的选择，鼓励夫妻共同生活，使老年人的晚年不再孤单。

4. 精神赡养，子女常伴　子女虽远在外地工作，但是也需要经常与父母进行情感和思想交流，把"常回家看看"落到实处。子女可以通过现代通信方式与老年人保持密切的联系，注重父母的精神赡养。同时老年人也要积极学习使用智能手机等通信设备，以和子女保持密切的联系。

5. 完善机制，落实保障　随着少子化和老年化进程的加速，完全依靠子女照料老年人是不现实的，必须要依靠政府的支持。政府需在全社会加强尊老教育，切实维护空巢老年人的合法权益，组织社区工作人员或者志愿者定期看望老年人，排遣空巢老年人的孤独寂寞感。针对独居、丧偶、离异的空巢老年人更应做好记录，重点关注。

八、高楼住宅综合征

随着城市建设的发展，许多地方涌现出高层林立的居民区。生活在高楼闭合式住宅里的老年人，很少与外界互动，很少到户外活动，引起的一系列心理、生理的异常反应症候群，称之为高楼住宅综合征。

（一）原因

由于居住在高楼环境，加上高龄、身体活动受限，使得生活在高楼层的老年人很少下楼，户外活动减少，与外界交往减少，导致出现的身体心理的异常变化。

（二）表现

1. 身体方面　体质虚弱，容易出现失眠、头痛、睡眠质量差、胸闷气短等表现。逐渐表现为面色苍白、食欲减退、消化不良等。

2. 心理方面　常常感到孤独、寂寞、无人交流，产生悲观、消极等情绪。严重者可能不愿与人相处、交流，甚至语言功能退化，产生轻生的想法。

3. 社会方面　居住在高楼环境，几乎没有邻里往来，户外活动减少，几乎没有人际交往。

（三）防护措施

1. 增加户外活动　老年人应勇敢走出高楼，增加户外活动，加强体育锻炼，培养自己喜欢的运动方式，如散步、游泳、太极、交谊舞等。老年人根据自身身体情况，每天应下楼活动至少一次。

2. 加强人际交往　老年人虽然居住在闭合式高楼环境中，但是也可加强与邻居交往，多串门、聊天，以增进了解，认识新的朋友，增进邻里关系，这样才能缓解居住在高楼环境中的孤独寂寞感。

3. 保持乐观情绪　即使居住在高楼环境中，也可以采取各种方式进行娱乐，如听音乐、戏曲、观看电视节目，保持良好的精神状态，使身心愉悦。

4. 中医康体训练　老年人也可以学习中医康体训练操，如八段锦等，在家也可进行康体活动，增强体质，延年益寿。同时，闲暇时间可对印堂穴、太阳穴等穴位适当进行按摩，并注意劳逸结合，既能使人精力得到恢复，又能使健康状况得到有效改善。

九、老漂族综合征

随着城市化进程的发展，年轻人陆续在大城市安家立业。由此也出现了一类特殊的老年群体，即"老漂族"，他们通常是在退休之后选择远离自己生活多年的家乡，来到陌生的城市投奔子女及隔代养育。但由于老年人自身心理认知的弱化和对大城市生活节奏的不适应等，会出现孤单、失落、无助的情绪，称之为老漂族综合征。

（一）原因

"老漂族"远离了之前熟悉的生活环境和社会支持网络，在陌生的环境下面对新的人际关系和生活习惯差异的困境，不免产生孤独和无助。同时，若与子女一起生活，难免因为生活习惯不同而产生摩擦，情绪得不到宣泄，很容易造成心理方面的问题。

（二）表现

1. 身体方面　在陌生的城市由于缺乏人际沟通和身体活动，容易出现乏力、失眠的表现。同时，由于不适应陌生环境的气候和饮食，出现食欲下降、胃肠道不适、消化不良的症状。

2. 心理方面　由于脱离了原有的生活环境，内心感到孤独、寂寞和无助。甚至想起之前生活的种种，难免产生对比，独自黯然神伤，产生想要归家返乡之感。

3. 社会方面　居住在陌生的城市环境，对不熟的街道，难以理解的语音，感到恐惧和不适应。户外活动减少，没有人际交往。

（三）防护措施

1. 积极融入城市生活　鼓励老年人在空闲时间外出熟悉住宅附近环境，尽快融入城市生活，通过熟悉周边市场、商铺、公园等，尽快消除对陌生环境的不适感和无助感。

2. 参与各项文娱活动　积极参加社区组织的各项文娱活动，多串门、交往，多与邻居聊天，增进邻里感情，消除孤独寂寞感。

3. 保持良好心态　虽然人在老年且需要适应新的生活环境，但是保持乐观良好的心态，理性地去理解当前环境变化，才能够正面积极地去面对当前的生活，才能打开心扉去结交新的朋友。要明白大城市的生活也有独特的魅力，尽快适应大城市的生活，才能与时俱进，度过愉快的晚年生活。

第三节　老年人心理健康维护

一、老年人心理健康

随着机体的衰老、神经系统的功能改变，以及社会角色的转变和一些负性事件出现，导致老年人在应对和适应这些事件的过程中，出现各种心理问题。老年人的心理是否健康，直接影响着老年人的身体健康和生活质量，维护老年人的心理健康是老年期护理的重要内容之一。

（一）心理健康的概念

世界卫生组织（WHO）提出的健康的概念：健康，不仅指没有躯体疾病，还要有完整的生理、心理状态和良好的社会适应能力。第三届国际心理卫生大会将心理健康定义为：在身体、智能以及情感上与他人不相矛盾的范围内，将个人心境发展成最佳的状态。也就是说心理健康不仅意味没有心理疾病，还意味着个人良好的适应和充分的发展。

（二）老年人心理健康标准

关于衡量心理健康的标准，有许多不同的观点，目前还没有统一的心理健康标准，但我国心理学家通过科学研究和对老年人的深入调查，将老年人心理健康的标准进行了界定。

1. 智力正常　智力正常是人正常生活最基本的心理条件，也是心理健康的首要标准。老年人智力正常的体现：逻辑思维健全，说话不颠三倒四，考虑问题、回答问题时条理清楚明了；在平时生活中，有比较丰富的想象力，并善于用想象力为自己设计一个愉快的目标；感知觉正常，判断事物基本准确，不常发生错误；记忆力良好，不需要他人提醒该记住的重要事情；具有一般的生活能力。

2. 情绪健康　情绪是人对客观事物的态度体验，也是人的需要能否得到满足的反映，愉快的心情与稳定的情绪是情绪健康的重要标志。心理健康的老年人能经常保持愉快、自信、开朗、乐观的心情，并善于从生活中寻找乐趣，情感反应适度，积极的情绪多于消极的情绪，不会事事感到紧张，对生活充满希望。

3. 人际关系融洽　人际关系的形成包括认知、情感、行为三个方面的心理因素，情感方面的联系是人际关系的主要特征，而人际关系的协调与否，对人的心理健康影响很大。在家中与伴侣、子女等保持情感上的融洽，能得到家人发自内心的理解和尊重；在外面与过去的朋友和现在结识的朋友都能保持良好的关系；对他人不求全责备，不过分要求于人，取人之长补己之短；无论在正式的群体内还是在非正式的群体内，都有集体荣誉感和责任感，既乐于帮助他人，也乐于接受他人的帮助。

4. 良好的适应能力　不能有效处理与周围环境的关系，是导致老年人心理疾病的重要原因。许多老年人不适应退休后的生活，感觉空虚无聊，老年人退休后，有充足的时间去构建新的生活，如老年人活动中心、老年大学等为老年人与外界环境接触提供了平台。此外，也可以通过网络、电视、广播等媒体了解一些新信息、新知识，来丰富自己的精神生活，及时调整自己的行为，更好地适应环境，适应社会的发展，适应新的生活。

5. 有健全的人格　情绪稳定，意志坚强，办事有始有终，不轻易冲动，不固执己见，不焦虑抑郁，能经得起悲痛和欢喜；遇到困难时，不怨天尤人、唉声叹气，而是沉着冷静，用自己的意志和经验克服困难；人格中的能力、性格、兴趣与气质等各个心理特征和谐统一，生活中才能体会出幸福和满足感。

6. 能保持正常的行为　能坚持正常的生活、工作、娱乐等活动，始终坚持学习某一方面或几个方面的知识或技能，一切行为符合自己的年龄特征、身份和角色。

总而言之，老年人心理健康的标准主要从适应生活的能力、智力、性格、情绪等几方面来进行评估。判断一位老年人的心理是否健康，主要看其心理行为是否符合客观规律，这样才能做出客观、公正、全面的判断。

二、维护老年人心理健康的原则及措施

（一）维护老年人心理健康的原则

1. 适应原则　心理健康强调个体与环境的协调适应，以保持良好的适应状态。环境包括自然环境和社会环境。社会环境中的人际关系能否协调，对心理健康具有十分重要的意义，人对环境的适应、协调，不只是简单地顺应、妥协，而是积极意义上的能动改变，因此需要积极主动地调节自身和环境，减少环境中的不良因素刺激，学会协调人际关系，发挥自己的潜能，使之更有利于维护和促进心理健康。

2. 发展原则　人和环境都是在不断发展变化的，人在不同的年龄阶段、不同时期或变化的环境中，其心理健康状况也是动态发展的，所以在人的一生中，都应注意维护心理健康。

3. 系统原则　人时时刻刻都在与自然、社会文化、人际关系等相互影响，因此维护心理健康要考虑到人既是生物的人，也是社会的人。只有从自然、社会、文化、道德、人际关系、生物等多方面、多层次、多角度提出和解决问题，才能达到内外环境的协调与平衡。

4. 整体原则　每个个体都是一个身心统一的整体，身心相互影响，因此，通过积极的体育锻炼、卫生保健和培养良好的生活习惯以增强体质，维护心理健康。

（二）维护老年人心理健康的措施

1. 正确面对，积极调整

（1）教育老年人要面对现实，树立正确的人生观和生死观　生老病死是人生的自然规律，每个物种都有其生命周期，人也不例外，只有树立正确的生死观，克服对死亡的恐惧，保持一颗健康年轻的心态，才能感受到生活的意义和乐趣。

（2）保持心理平衡，豁达开朗。目前，部分学者认为可用以下方法保持心理平衡。①做到知足常乐：人生不如意十有八九，不求事事顺心，但求无愧无心。老年人经历了人生起伏，要做到知足常乐，顺其自然，在晚年时期能老有所养、老有所依更应珍惜，知足生活。②乐观开朗：乐观情绪可以使人体的免疫力加强，遇到不开心的事，要善于控制自己的情绪，采取乐观的态度，使身心调节到最佳状态。③倾诉：老年人如果心中有郁闷、烦恼、愤怒等情况，可以通过交谈等方式向家属、朋友或组织倾诉，进行宣泄，努力使不良情绪得到及时排遣和调节，做到"拿得起，放得下"。

（3）注意日常生活中的心理保健。①培养广泛的兴趣爱好：对老年人而言，广泛的兴趣爱好不仅能开阔视野，充实晚年生活，而且能有效地帮助他们摆脱消极、孤独、抑郁等不良情绪，促进心理的健康，因此老年人要根据自己的情况，有意识地培养自己兴趣爱好或做好居室卫生，在室内布置一些花草、绘画书法作品等，积极参加社区、亲友间的活动。②培养良好的生活习惯：坚持早睡早起，按时进餐，丰富饮食，戒烟限酒；适当修饰外表，改变形象，可以有效地延缓衰老。多参与各种活动，如棋牌、舞蹈、摄影等，增进人际交往。③保持乐观的情绪：人生在世，难免遇到不开心的事情，老年人要使自己保持一种良好的心境，使身心调节到最佳状态。不论遇到何种处境，都要时刻提醒自己控制情绪，养成体谅、包容、自我安慰、自我调节的健康心理习惯。④坚持适量运动：适量运动有益于老年人的身心健康，提高身体抵抗力，并增加老年人对生活的兴趣，减轻老年生活的负面情绪，老年人的体育锻炼要注意运动量，时间要适度，贵在每天坚持。

2. 家庭和睦，关系融洽　要妥善处理好夫妻间、子女间、其他亲属间的关系，建立一个和睦的家庭环境，这有利于老年人的健康；相反如果家庭不和，家庭成员之间关系恶劣，则对老年人的身心健康极其有害；作为子女应尽孝道，赡养与尊重老年人，维护老年人的自尊；老年人也不必过于强势，应尊重理解子女，以理服人，对一些看不顺眼又无法改变的事实，则尽量包容，不要强行干涉；老年夫妻间相互关心、体贴和照顾，使夫妻晚年生活充满喜悦与温馨；丧偶的老年人如果再婚，应正确对待，应给予积极支持。

3. 老有所为，积极进取　老年人从原来的工作岗位上退休，是一个自然的、不可避免的过程，但年老并不等于无为、无用，只有充分理解新老交替规律，才能处理好离退休关系。对于身体健康、精力充沛的退休老年人来说，可进行再就业或积极参加社会公益活动，通过为家庭、为社会继续发挥余热，而实现其老有所为、老有所用的理想，获得心理的平衡和满足。

4. 坚持学习，勤用大脑　坚持适量的脑力劳动，使脑细胞不断接受信息刺激，对于延缓脑的衰老和脑功能的退化非常重要，从这个角度来说，老年人也应该学习和用脑。研究表明，对老年人的视、听、嗅、触的器官进行适当的刺激，可增进其感觉、知觉功能，减少老年期痴呆的发生率。因此合理用脑既可以促进大脑健康，提高人的智力，也是一种适合老年人的保健方法。

5. 社会支持，敬老爱老

（1）发扬尊老敬老的社会风气　尊老敬老是中华民族的传统美德，为我国老年人心理健康营造良好社会心理环境。不容忽视的是随着社会发展，生产方式的改变，家庭结构的改变，人口老龄化的到来，年轻一代赡养压力变大。因此，为继续营造老年人良好的社会心理环境，促进社会和谐稳定发展，应继续大力倡导养老敬老。

（2）丰富精神文化需求　在报刊、电视的节目中增添老年人喜爱的节目，社区多组织老年人参加各类活动，如交谊舞、棋牌比赛、书法展等。

（3）大力发展老年服务事业　建立各种老年机构，尽快发展老年人服务事业，提供老年人食品、开设老年人健康保健门诊、老年人公寓、老年大学、老年人活动中心、托老所等，帮助老年人解决实际问题，使其享受到生活的快乐，为"健康老龄化"的实现奠定坚实的基础。

（4）尽快完善相关立法　政府相关部门应加强老龄问题的科学研究，为制定新的立法提供依据，尽快完善相关法律，为增强老年人安全感，解决后顾之忧，让老年人安度晚年提供强有力的社会保障。

三、沟通技巧

在为老年人进行心理护理，与老年人积极沟通的过程中，为使自己的沟通行为对老年人起到积极作用，不仅要掌握合适的原则和技巧，学会将信息准确地传递给老年人，还要善于观察老年人的反馈，判断老年人对信息的接收度及感受度。

（一）形成良好关系的原则

1. 尊重老年人　在与老年人的交流沟通中应使用礼貌用语，恰当地使用鼓励性语言，让老年人感受到护士的关怀和支持，感觉到自己被尊重，从而增强康复信心。

2. 围绕沟通主题　护士与老年人的沟通要围绕心理照护工作，有目的、有计划地进行，交流前作好充分的准备，明确交流的目的和方式，根据老年人的性别、年龄、职业、文化程度、健康状况以及性格特点，采用与之相适应的沟通方式和技巧。

3. 给予正面反馈　护士在与老年人交流沟通时，可采用点头、微笑等应答方式，及时整理分析在交谈中获得的信息，并将有关内容反馈给老年人。

（二）形成有效沟通的方式

1. 言语沟通方式　言语沟通是护患沟通中最重要的沟通方式，能使护士和老年人简洁明确地传递和获取信息内容。在言语沟通中要注意以下三点技巧。

（1）简单易懂　护患共同参与照护活动是常用的形式，在对老年人进行综合评估后，制订详细周密的照护计划和健康指导往往需要老年人及其家属的共同参与。在交流中，护士要避免使用过于专业化的术语。对于有严格要求的注意事项，必须准确无误地交代清楚。

（2）多"倾听"少"诉说"　在与老年人沟通中，"倾听"比"诉说"更重要。倾听的过程既是获得老年人有关信息的过程，同时又是对这些信息进行归纳总结的过程。倾听的过程也是让老年人表达思想的过程。老年人向护士诉说还可起到消除心理紧张的作用。

（3）引导性提问　护士与老年人之间的言语沟通交流要围绕着交谈目的。必要时，护士可用提问的方式来引导话题，切忌生硬地打断老年人的谈话，或者对老年人的观点直接进行反驳。

2. 非言语沟通方式　非言语沟通指的是在沟通过程中，运用非言语的方式传递信息。常见的非言语沟通方式包括目光接触、人际距离、表情、语调等。

（1）目光接触　是最重要的非言语沟通方式。护士在与老年人交谈时，可以用目光接触以检验信息是否被老年人接收。

（2）人际距离　是沟通和交往时双方身体之间的空间距离。护士在与老年人谈话时应保持正常的社交距离，以免引起对方的不适。在实际沟通过程中，对于老年人来说，可以保持比较近的距离（约1米）来促进情感交流。

（3）表情　可以分为面部表情和身段表情。护士在进行心理护理的过程中，不但要观察老年人面部表情传达的意义并及时反馈，还要善于运用自己的面部表情。当老年人情况改变，护士镇定自若的表情和有条不紊的操作可以让照护对象放松心情，使交流变得自然顺畅。身段表情是指以扬眉毛、嘟嘴、挥手、耸肩、点头、摇头等身体姿态进行沟通的方式。

（4）语调　护士在说话时的节奏、语速、流畅性等，都会帮助传情达意。

（三）促进关系发展的技巧

1. 积极主动　护士应主动与老年人交往，态度要热情诚恳。通过沟通，让老年人了解自己。双方在相互了解的基础上才会坦诚相待，才能建立良好的护患关系。护士应建立并强化主动与人交往的意识，掌握主动与人交往的技巧。

2. 热心帮助 以帮助为开端的人际关系，不仅容易给照护对象良好的第一印象，而且使人与人的心理距离缩短。当老年人遇到困难或危机时，护士及时给予帮助，会很快赢得照护对象的信任，建立融洽的护患关系。

3. 志趣相投 当双方的兴趣和关注点聚在一起时，可以真正进行有效沟通，增进关系。护士想要获得老年人的认可，就必须关注其感兴趣的事情，了解他们的身心状况，以解决照护对象的需求，增加信任感。

4. 积极称赞 每个人都有强烈的自我价值保护倾向，对否定自我价值的人有着强烈的排斥情绪。称赞是对他人的肯定，每个人都有值得他人肯定的地方和被尊重的需要。护士选择恰当的时机和适当的表达方式赞许照护对象是增进彼此感情的好方法。

目标检测

答案解析

一、最佳选项题

1. 记忆是一种大脑的活动，是指一个人感知和经历的事物在大脑内的识记、保持和恢复的一种心理过程，与下列哪项无关（ ）
   A. 生理状况　　　　　　　　B. 精神状态　　　　　　　　C. 年龄
   D. 性别　　　　　　　　　　E. 社会环境

2. 智力可分为两大类，即晶态智力和液态智力。下列属于液态智力的是（ ）
   A. 词汇　　　　　　　　　　B. 知识　　　　　　　　　　C. 理解能力
   D. 言语理解　　　　　　　　E. 运算速度

3. 下列哪项不属于老年人抑郁的早期表现（ ）
   A. 自杀倾向　　　　　　　　B. 头痛　　　　　　　　　　C. 头晕
   D. 情绪低落　　　　　　　　E. 食欲不振

4. 影响老年人心理变化的因素不包括（ ）
   A. 各种生理功能减退　　　　　　　　B. 家庭人际关系和经济状况的改变
   C. 社会角色的变化　　　　　　　　　D. 疾病、丧偶、文化程度
   E. 性别

5. 周女士，57岁。自退休后，几乎不与老同事和朋友联系，对以前热衷的舞蹈也不感兴趣，对外界任何事物均不关心。周女士采用的退休适应方式是（ ）
   A. 离退型　　　　　　　　　B. 防御型　　　　　　　　　C. 冷漠型
   D. 收缩型　　　　　　　　　E. 重组型

二、填空题

1. 老年人心理健康的标准是（ ）、（ ）、（ ）、良好的适应能力、人格健全、能保持正常的行为。

2. 老年人的心理特点主要表现在（ ）、（ ）、（ ）和人格4个方面。

3. 老年人心理变化影响因素包括（ ）、（ ）、（ ）、（ ）、死亡临近、医疗经济及养老问题。

4. 维护老年人心理健康的原则有（ ）、（ ）、（ ）、（ ）。

三、实例分析题

男，63岁，退休人员。因子女出国，一直与伴侣一起生活，退休两年后伴侣因病去世。此后，他经常情绪低落，郁郁寡欢，时常伤心落泪，对任何事情都提不起兴趣。

请思考：

（1）应如何帮助他走出悲观抑郁情绪？

（2）家庭成员应从哪些方面给予支持？

（周　玥）

书网融合……

重点小结　　　　微课　　　　习题

第六章　老年人的安全用药与护理 📱微课

PPT

学习目标

知识目标： 通过本章的学习，应能掌握老年人安全用药的护理；熟悉老年人用药原则，老年人常见药物不良反应及原因；了解老年人的药物代谢和药效学特点。

能力目标： 具备运用所学的知识与技能对老年人进行安全给药护理的能力。

素质目标： 通过本章的学习，树立以老年人为中心的职业素养，尊重、关爱老年人并确保其用药的安全。

情境导入

情境： 患者，78岁，患有慢性阻塞性肺疾病10余年，每到冬季就出现咳嗽、气喘、呼吸困难等症状。平时生活基本能自理，高血压病史20余年，需长期服药治疗，但由于年龄原因，经常漏服降压药物。近期因气候变化，咳嗽加重、憋气，为了缓解症状，自行到药店买药服用。

思考： 1. 患者的行为是否存在问题？

2. 如何评估患者的用药情况？

3. 怎样指导患者安全用药？

老年人随着年龄的增长，各脏器的组织结构和生理功能逐渐出现退行性变性，在药物的吸收、分布、代谢和排泄等方面能力下降，影响了药物的疗效。同时，老年人往往多种疾病同时存在，治疗中应用药物品种较多，药物不良反应的发生率也相应增高。对老年人来说，长期使用药物一般都会有一定程度的危害性，尤其是对高龄老年人，这些危害甚至是危及生命的。因此，加强老年人安全用药护理尤为重要。

第一节　老年人的药物代谢和药效学特点

老年人由于生理功能的改变，其药物代谢也会发生改变。因此，临床用药时要了解药物在老年人体内代谢过程的特点，以便更好地发挥药物的疗效，减少不良反应发生。

一、老年人的药物代谢特点

药物代谢动力学，简称药代学或药动学，是研究机体对药物处置的科学，即研究药物在体内的吸收、分布、代谢和排泄过程及药物浓度随时间变化规律的科学。由于老年人各脏器生理功能的改变，其药代学的特点也随之发生改变。药物在老年人体内的改变有以下四个方面的特点。

（一）药物吸收

药物的吸收是指药物从给药部位转运至血液的过程。临床上大多数药物都通过口服给药，经胃肠道吸收后进入血液循环，到达靶器官而发挥药效。老年人胃排空延迟、胆汁和消化酶分泌减少等因素都可影响药物的吸收。老年人肠蠕动减慢，口服药物进入胃内后，由于胃肠功能减弱，排空延迟，使药物的离解速度减慢，从而延长了药物在体内的停留时间。胃肠道组织结构及功能的改变会对药物的吸收产生影响。老年人胃壁平滑肌萎缩，导致胃张力减弱，使胃排空速度减慢，药物与肠道表面接触时间延长，从而使药物吸收增加，延迟了药物到达小肠的时间。老年人唾液分泌减少，导致胃液 pH 升高，可影响到药物离子化程度。如弱酸性药物乙酰水杨酸在正常酸性环境下，在胃内不易解离，吸收良好。当胃酸缺乏时，其离子化程度增大，使药物在胃中吸收减少，影响药效。这些改变会影响药物的吸收。特别对在小肠远端吸收的药物或肠溶片有较大的影响。所以，老年人用药时必须考虑其对药物吸收能力的改变。

（二）药物分布

药物的分布是指药物吸收进入体循环后向组织器官及体液转运的过程。药物的分布不仅与药物的贮存、蓄积及清除有关，而且也会影响药物的效应。影响老年人药物在体内分布的主要因素：机体的组成成分，药物与血浆蛋白的结合能力等。

1. 机体的组成成分改变　老年人机体含水总量及非脂肪组织减少，细胞内液也相对减少，女性比男性更显著。因此，脂溶性较大的药物，如地西泮、苯巴比妥、利多卡因等，在老年人的组织细胞内分布的容积增大，药物作用时间较久，半衰期延长，易导致蓄积中毒。但对于水溶性药物，如地高辛、吗啡等，其在体内分布的容积减少，血药浓度增加，因此副作用和毒性反应的出现也会增加。

2. 药物与血浆白蛋白结合能力改变　老年人血浆白蛋白含量减少，使与血浆白蛋白结合率高的药物如磺胺嘧啶、苯妥英钠、地高辛等的游离型药物浓度增加，分布容积增大，药效增强，易引起毒性反应。特别是几种结合型药物联合使用时，由于药物之间竞争血浆蛋白结合点而产生的竞争性抑制作用，可使某一药物的血浆游离药物浓度增加，如保泰松和水杨酸可取代甲苯磺丁脲与蛋白的结合，使甲苯磺丁脲在常用剂量下即可因游离型药物浓度增高而导致低血糖，因此增加了产生药物毒性的危险性。

（三）药物代谢

药物的代谢是指药物在体内发生化学变化的过程，又称生物转化。肝脏是药物代谢的重要器官，并随着年龄的增长而老化。老年人随着年龄的增长，肝实质细胞数量减少，肝血流量比成年人降40%～65%；肝药酶合成减少，药物代谢酶的活性降低，解毒功能明显下降。这些因素使老年人药物代谢速度减慢，肝脏对药物的代谢速度只有年轻人的 65%。由于药物在老年人体内代谢过程的减慢，导致半衰期延长，药物作用增强。老年人肝脏代谢药物能力的改变不能采用常规的肝功能检查来预测，这是因为肝功能正常也不一定说明肝脏代谢药物的能力正常。一般认为，血药浓度可反映药物作用强度，血浆半衰期可作为预测药物作用和用药剂量的指征。因此，老年人应用主要经肝脏代谢的药物时，应注意减量或延长药物应用的间隔时间。特别是已有肝功能减退的老年人，用药时更应注意减量。

（四）药物排泄

药物的排泄是指药物及其代谢产物经机体的排泄或分泌器官排出体外的过程。老年人药物主要排泄途径有肾、呼吸道、皮肤、汗腺。其中，大多数药物及其代谢产物经肾脏排泄。老年人随着年龄的增长，肾功能减退，包括肾小球滤过率降低、肾血流量减少、肾小管的主动分泌功能和重吸收功能降低。这些因素均可导致主要由肾以原型排出体外的药物蓄积，表现为药物排泄时间延长，清除率降低，血药浓度增高或半衰期延长而出现蓄积中毒。故老年人用药更应小心，最好能监测血药浓度。

总之，老年药动学改变的主要特点是药动学过程降低，绝大多数口服药物的被动转运吸收不变，主动转运吸收减少，药物代谢能力减弱、排泄功能降低。通常情况下，老年人用药剂量应减少，给药间隔时间应适当延长。

二、老年人的药效学特点

（一）老年药效学改变特点

药物效应动力学，简称药效学，是研究药物在体内的效应及其作用机制，以及药物剂量与效应之间的规律。由于老年人各系统的老化，使老年人效应器官对药物的反应随年龄增长而发生改变。老年药效学改变有如下特点。

1. 对药物的敏感性发生改变　对大多数药物的敏感性增高、作用增强。主要表现为对中枢神经系统药、抗凝血药、利尿药及抗高血压药的敏感性增高，如吗啡、地西泮、维拉帕米、沙丁胺醇等。对少数药物的敏感性降低，如多巴胺、异丙肾上腺素、异丙托溴铵等。

2. 对药物的耐受性降低

（1）对肝脏有损害的药物耐受性降低　老年人肝功能下降，对利福平及异烟肼等损害肝脏的药物耐受力下降。抗真菌药物如酮康唑、两性霉素B等也可导致肝脏损害，老年人在使用时应慎重。

（2）对胰岛素和葡萄糖耐受力降低　由于老年人大脑耐受低血糖的能力较差，易发生低血糖昏迷。在使用胰岛素过程中，应注意识别低血糖的症状。

（3）对排泄慢或易引起电解质紊乱的药物耐受性下降　老年人由于肾调节功能和酸碱代偿能力较差，对于使用这类药物的耐受性下降，故使用剂量宜小，间隔时间宜长，还应注意检查药物的肌酐清除率。

（4）对易引起缺氧的药物耐受性差　因为老年人呼吸、循环系统功能降低，应尽量避免使用易引起缺氧的药物，如哌替啶对呼吸有抑制作用，禁用于患有慢性阻塞性肺气肿、支气管哮喘、肺源性心脏病等的患者。

（5）多药合用耐受性明显降低　老年人单一用药或少数药物合用的耐受性较多药合用为好，如镇静药、利尿药每一种药物分别服用时，耐受性较好，能各自发挥预期疗效，但若同时合用，则患者不能耐受，易出现直立性低血压。

（二）老化对药效学的影响

老年人随着年龄的增长，各系统的老化对药效学也有相应的影响。老年人各系统的老化对药效学的影响有如下特点。

1. 神经系统变化对药效学的影响　老年人对中枢抑制药的反应增强，如哌替啶等药效可增强，更易发生呼吸抑制；中枢性降压药利血平或氯丙嗪能引起明显的精神抑制和自杀倾向。

2. 心血管系统变化对药效学的影响　老年人心脏对缺氧、儿茶酚胺等的刺激及反应明显减弱，对易引起缺氧的药物耐受性差。使用β受体阻滞药、亚硝酸盐类血管扩张药、左旋多巴、利尿剂、抗高血压等多种药物时，老年人易引起直立性低血压。洋地黄主要用于各种心脏病引起的充血性心力衰竭或心律失常，药物的用量个体差异比较大，通常老年人在使用洋地黄药物时需严密观察，谨防洋地黄中毒，故有循环系统疾病的老年患者应尽量避免使用这类药物。

3. 内分泌系统变化对药效学的影响　老年人对胰岛素和葡萄糖耐受力降低，大脑耐受低血糖的能力较差，故应用胰岛素时易引起低血糖反应或昏迷；对糖皮质激素促进蛋白异化作用的敏感性增高，易发生骨质疏松或自然骨折；老年人性激素分泌减少，为预防骨质疏松补充性激素治疗时，应当慎重，同时要严格掌握适应证，因为雌激素可引起子宫内膜和乳腺癌变，而雄激素可引起前列腺肥大或癌变。

4. 免疫系统变化对药效学的影响　由于老年人体液免疫和细胞免疫功能降低，故易患自身免疫性疾病和肿瘤。一般主张当肝肾功能正常时，抗菌药物的剂量可稍增加或适当延长疗程以防感染复发。

总之，老年药效学改变的特点，对大多数药物的敏感性增高，作用增强，对少数药物的敏感性降低，药物耐受性下降。老年人各系统的老化对药效学也有相应的影响，使药物不良反应发生率增加。

第二节　老年人常见药物不良反应

药物不良反应，是指在常规剂量情况下，由于药物或药物相互作用而发生的与防治目的无关，对机体不利或有害的反应，包括药物副作用、毒性作用、变态反应、继发反应和特异性遗传有关的反应等。老年人由于药物动力学的改变，各系统、器官功能及代偿能力逐渐衰退，对药物的敏感性发生变化，药物不良反应发生率增高，影响用药疗效和安全性。因此，老年人用药后需密切观察，防止药物不良反应的发生。

一、老年人常见药物不良反应分类

（一）直立性低血压

老年人由于压力感受器敏感性下降，血管运动中枢调节功能减退，即使没有药物的影响，也会因为体位的突然变化而产生头晕等症状。当使用降压药、利尿剂、血管扩张药物时，更易发生直立性低血压。

（二）精神症状

老年人中枢神经系统对某些药物的敏感性增高，可引起焦虑、抑郁、精神错乱和痴呆等精神症状。如使用中枢性抗胆碱药苯海索，即使小剂量也会发生精神错乱；使用中枢性抗胆碱药左旋多巴或金刚烷胺，可引起大脑兴奋。

（三）耳毒性

老年人由于内耳毛细胞数目减少，易受药物的影响，出现前庭症状和听力下降。前庭损害时可表现眩晕、头痛、恶心和共济失调等。耳蜗损害时主要症状是耳鸣、耳聋。老年人应用氨基糖苷类抗生素和多黏菌素可致听神经损害，而出现前庭症状和听力下降，甚至永久性耳聋。所以老年人最好避免使用此类抗生素和其他影响内耳功能的药物。

（四）尿潴留

老年人使用三环抗抑郁药和抗帕金森病药时可引起尿潴留，尤其是伴有前列腺增生及膀胱颈纤维病变的老年人更易发生。在使用抗胆碱药（阿托品、颠茄）、呋塞米、依他尼酸等强效利尿剂时可引起尿潴留，故在使用这些药物时，开始应以小剂量分次服用，然后再逐渐加量，密切观察。

（五）药物中毒

老年人机体重要器官生理功能明显减退，肝脏解毒作用、肾脏排毒功能明显下降。因此，老年人用药容易发生蓄积中毒。在使用各类药物时，应密切观察有无中毒反应的发生，并及时进行相应处理。

二、老年人药物不良反应发生率高的原因

据统计，老年人药物不良反应发生率为 15% ~ 27%，比年轻人高 3 倍以上，女性高于男性，药

物不良反应发生率与年龄成正比。老年人药物不良反应发生率高的原因如下。

（一）生理因素

老年人肝肾功能衰退，药物代谢和药效反应发生改变。药物在老年人血液和组织内浓度的改变，使其用药反应个体差异大，导致药物作用增强或减弱，易发生药物不良反应。

（二）病理因素

老年人常患多种疾病，脏器功能减退、药物耐受性差，易发生药物不良反应。

（三）药物因素

研究显示，药物不良反应的发生率与用药种类呈正相关。老年人常同时患多种疾病，联合用药机会多，因而发生药物不良反应的概率高。

（四）服药依从性差

老年人未按医嘱准确服药的比例高达40%。主要有老年人记忆力减退，容易忘记服药或错服药；担心药物副作用及不良反应；经济收入减少，生活相对拮据；家庭社会的支持不够等原因。老年人服药依从性差，更易发生药物不良反应。

知识链接

服药依从性

服药依从性，是指患者的服药行为与医嘱的符合程度。服药依从性可分为完全依从、部分依从和完全不依从3类。临床上常表现如下。

（1）服用药量过大或过小。

（2）不规则服药，自行改变服药时间、次数、间隔或漏服。

（3）停药太快或擅自停药。

（4）合并使用处方药与非处方药或违禁药。

（5）服用处方药时，饮酒、吸烟不节制等。

护理人员应尊重、关爱老年人，指导老年人科学、合理、安全用药，以避免不良反应的发生。

三、老年人药物不良反应预防措施

大多数药物的不良反应与其固有的药理作用有关，对于老年人来说，可采取以下预防措施，具体措施如下。

（1）联合用药减少药品不良反应，例如异烟肼与维生素 B_6 合用可减少周围神经炎的发生。

（2）改换药品剂型，例如阿司匹林对胃肠刺激性大，改用肠溶制剂可减轻对胃肠道的刺激。老年患者口服硝苯地平后可产生面红、心跳加快等现象，改用缓释剂后可避免因一过性血药浓度过高而导致的不良反应。

（3）改善服用方法，例如对有胃肠道反应的药物宜饭后服用，有嗜睡不良反应药物宜睡前服用等。

（4）定期检查有关的指标，对于长期用药导致的不良反应，应根据可能出现毒性的时间进行必要的检查，例如使用氯霉素应检查外周血的白细胞数，预防白细胞减少。使用氨基糖苷类抗生素应检查肾功能（血清肌酐值），预防肾损害，这样能尽早发现不良反应，及时防止不良反应的加重。

少数药物的不良反应与其固有的药理作用关系不密切。这时要注意药品的禁忌证，这包括生理性及病理性因素，如过敏体质和特异质反应等。如葡萄糖－6－磷酸脱氢酶缺乏者（俗称蚕豆病）亦应禁用硝基呋喃类、某些止痛退热药和磺胺药等；高血压患者不能用拟交感胺类药如肾上腺素、麻黄碱等以防血压骤升。

第三节　老年人的用药原则

老年人的用药必须根据老年人的生理和病理特点，权衡利弊，确保受益，以避免不良反应的发生。老年人由于各器官贮备功能及身体内环境稳定性随着年龄的增长而衰退，因此，对药物的耐受程度及安全幅度均明显下降。为保证老年人用药的安全和有效，对老年患者用药应深入细致地了解病情，充分掌握用药指征及药物不良反应，确保用药对老年人有益。老年人用药时应遵循以下五个原则。

一、受益原则

老年人用药时必须权衡利弊，以确保用药对患者有益。首先，用药要有明确的指征。其次，要求用药的受益/风险比值>1。当用药的受益/风险比值>1时，认为用药对患者有益，可用药；反之，如果受益/风险比值<1，则不用药，同时选择疗效确切而毒副作用小的药物。目前，许多老年病没有相应的药物治疗或药物治疗无效，如果此时仍坚持用药，则药物不良反应对老年人的危害大于疾病本身，这类情况应避免使用药物治疗。选择药物还要考虑既往疾病史及各器官的功能情况。对有些可以不用药物治疗的情况则不要急于用药，可先采用非药物治疗，如物理疗法、饮食疗法、心理疗法等。

二、5 种药物原则

老年人用药要少而精，尽量减少用药的种类。一般用药应控制在 5 种以内。药物种类越多，潜在的危险性越大。要具体分析老年人现阶段的病情变化，治疗时分轻重缓急，应按病情轻重缓急先后论治，减少合并使用类型、作用、不良反应相似的药物，以减少药物不良反应的发生。如果病情危重确需使用多种药物，当病情稳定后，仍应遵守 5 种药物原则。

三、小剂量原则

老年人用药剂量要适宜，遵循从小剂量开始逐渐达到适宜于个体的最佳剂量。《中华人民共和国药典》规定老年人用药量为成人量的3/4。一般开始用成人量的1/4～1/3，然后根据临床反应调整剂量，直至出现满意疗效而无药物不良反应为止。小剂量原则是老年人开始和维持治疗的重要策略，尤其运用肝素、华法林、盐酸阿米替林、地高辛、庆大霉素等药物时。由于老年人个体差异特别大，为安全起见，用药应从小剂量开始，通过密切观察分析等，逐渐增至最佳剂量。

四、择时原则

老年人用药要根据时间生物学和时间药理学的原理，选择最佳的时间进行治疗，以提高疗效和减少毒副作用。许多疾病的发作、加重具有昼夜规律的变化，如急性心肌梗死和脑出血的发病高峰在上午；脑血栓、哮喘、变异性心绞痛常在夜间出现；类风湿关节炎常在清晨出现关节僵硬。药物代谢也有昼夜节律变化，如白天肠蠕动快，用药吸收快。药效动力学也同样有昼夜节律变化，如降压药应在血压高峰前给药，不要在血压低谷前给药，一般早晨起床后到中午时为血压高峰期。夜间容易发生变异性心绞痛，多在午夜至早晨6点发作，主张睡前用长效钙拮抗剂；胰岛素在凌晨时给药，其疗效远大于其他时间给药；降糖药一般要求饭前半小时给药，但有些药物如阿卡波糖等，必须在进餐时给药。因此，在用药治疗时，要掌握这些规律变化，确定最佳用药时间和间隔时间。

五、暂停用药原则

老年人长期用药十分常见，在用药期间，应密切观察，一旦出现新的症状，要评估是药物的不良反应还是病情进展所致。应随时了解老年人的病情和用药情况，根据病情及时调整、更换或停用药物。对疗效不确定、毒副作用大、不必要的药物均应及时停用。暂停用药是老年病学中最简单、有效的干预措施之一。

第四节　老年人安全用药的护理

随着年龄的增长，老年人的记忆力、学习新事物的能力、理解力均减退，对药物的治疗目的、服药时间、服药方法常不能正确理解，影响用药安全和药物治疗的效果。因此，指导老年人安全用药是护理人员的一项重要职责。

一、定期全面评估老年人用药情况

1. 评估用药史　详细评估老年人的用药史，包括既往和目前用药的情况、药物过敏史，本人对所用药物的了解情况等，建立完整的用药记录。

2. 评估服药能力　要定期评估老年人服药能力并作好记录。包括视力、听力、阅读能力、理解能力、获取药物的能力、吞咽能力、发现不良反应的能力等。

3. 评估饮食习惯　评估老年人的饮食是否规律，进食时间、饮食习惯、种类等。

4. 评估各系统老化程度　详细评估老年人各脏器的功能状况，如肝肾功能，以判断用药的合理性，避免因药物蓄积而造成中毒。

5. 评估心理－社会状况　评估老年人的文化程度、家庭经济状况；了解老年人对当前治疗方案和护理计划的认识程度；对药物有无依赖、期望、恐惧等心理；家属的支持情况等。

二、指导老年人选药及合理用药

根据老年人用药的特点，做到安全、有效、合理地用药，避免药物不良反应的发生。除了遵循正确的用药原则外，还要为老年人合理进行选药。为老年人选药要遵循以下原则。

（一）选药原则

1. 先明确诊断，后用药　用药前应根据病情由专业医生做出诊断，严格掌握适应证。首先要评估老年人的健康史、既往用药史及目前用药情况，仔细分析老年人机体的异常是老化引起还是病理损害所致，然后做出正确诊断。根据用药指征选择疗效肯定、不良反应小的药物。

2. 先非药物疗法，后药物疗法　老年慢性病要重视非药物疗法如饮食疗法、体育疗法、心理疗法、针灸、按摩、推拿、理疗等。如高脂血症患者，首选应调整饮食结构、改善生活方式，而不是马上服药。但急症和器质性病变应进行药物治疗。

3. 先老药，后新药 老年人用药时应首选老药，慎用新药。常用的"老药"多经过长时间的临床实践，疗效确定。新药通常应用时间短，疗效不确定，有可能其不良反应还没有被大家所熟知。

4. 先外用药，后内服药 为了减少对老年人机体的毒害作用，能用外用药治疗的疾病（如皮肤病、扭伤），最好先用外用药物治疗。

5. 先内服药，后注射药 老年人心、肝、肾等脏器功能减退，为安全起见能用内服药使疾病缓解时，最好不用注射剂。注射和输液，很容易引起输液热原反应和过敏反应。

6. 先中药，后西药 中药"与食物同源"，对老年人来说相对更安全。只有当西药确有疗效且副作用较小时，才可考虑先用西药。

7. 适当选用补药 老年人要慎用补药和保健用品，不要滥用滋补药。要遵循"因人进补、因病进补、因时进补"的原则。服药时要辨证，避免过补误补。

8. 不选用敏感药物 老年人应避免使用特别敏感的药物如降压药中的胍乙啶，抗生素中的四环素、链霉素、庆大霉素，苯二氮䓬类、巴比妥类镇静催眠药，非甾体类解热镇痛药如吲哚美辛等，以免出现不良反应。忌滥用抗生素、糖皮质激素、维生素等。

总之，为老年人选药应遵循"六先六后"原则。先明确诊断，后用药；先非药物疗法，后药物疗法；先老药，后新药；先外用药，后内服药；先内服药，后注射药；先中药，后西药。尽可能减少用药种类。慎用或不用敏感药物。不滥用维生素、滋补药或保健药。

（二）选择合理的给药途径

1. 皮下或肌内注射 由于老年人的肌肉对药物的吸收能力较差，注射后疼痛较显著，而且容易形成硬结，因此一般不采用此种给药途径。如果必须采用肌内注射的方法，则应在注射前准确选择注射部位。对患糖尿病需长期皮下注射胰岛素的老年人，应有计划地交替更换注射部位，避免因反复在同一部位注射而造成组织坏死。

2. 静脉给药 静脉给药起效快，适合于患急重症的老年人。选择静脉给药时，应根据老年人的病情和心肺功能状况，尽量减慢给药的滴速，减少输入液体的总量。另外，动脉硬化老年人血管脆性大，输液时应严密观察局部情况，防止因刺激性药物外渗而造成组织坏死。

3. 其他途径 根据老年人的病情和安全性等综合考虑选用其他给药途径。如舌下含化、雾化吸入、直肠给药等。

4. 口服给药 口服是最常用、最安全、最方便的给药途径，易被老年人接受。但因为口服给药吸收缓慢，故不用于急诊患者。在指导老年人合理应用口服药时需注意以下内容。

（1）严格遵医嘱用药 坚持按时按量服药，不擅自增减药量或停药，不随意混用其他药物。改变药物剂量和方案时，须征得医护人员的同意。

（2）不滥用滋补药、保健药、抗衰老药和维生素 身体健康的老年人通过合理饮食、乐观的心态、适宜的运动和良好的生活方式即可延年益寿，一般不需要服用滋补药。体弱多病者，应在医务人员的指导下恰当应用保健药，切勿盲目服用或过度服用，以免发生中毒反应。能用非药物方式缓解症状或痛苦时，尽量不用药物。

（3）掌握服药技巧 服用药片多时，可分次吞服，以免发生误咽。吞咽片剂或胶囊有困难时，可选用液体剂型如冲剂、口服液等。药物刺激性大或异味较重时，可将其溶于水，用吸管吸服，用后可饮果汁，以减轻不适。建议或协助老年人服药前后漱口，消除异味和不适感。

（4）注意药物与食物之间的相互作用 服药期间，吸烟、饮酒要有节制。烟中尼古丁可增加药物毒性，影响肝脏解毒功能。乙醇可使多种药物毒性增加。服药时不可以茶代水，因为茶中鞣酸可使药物失去活性。

（5）口服用药注意事项　①服药的体位：一般情况下，服药的姿势以站立最佳，坐位、半卧位也可。尽量不要采取卧位，如因疾病原因采取卧位服药时，也尽可能抬高头部，因卧位容易发生误咽呛咳，并使药物进入胃内的速度减慢，从而影响药物的吸收。故卧床老年人服药后不宜立即平卧。②服药剂型及用药方式：缓释片释放慢，吸收量增加，易产生毒性，老年人尽量不用。服用中药蜜丸时，可根据老年人具体情况将药丸搓成小丸。控释片、缓释片以及肠溶片不宜掰碎后服。药片也不能干咽，以免影响药物疗效。大药片吞咽有困难时，可将药片研碎后用水调成糊状再服用。胶囊药不宜将胶囊打开服用，服用时应多饮水。③掌握最佳的服药时间：根据时间生物学和时间药理学的原理选择最佳给药时间。这是因为人体的生理和病理变化与昼夜节律有关，不同的药物均有各自最佳吸收和作用时间，因此有空腹、饭前、饭时、饭后、睡前等用药的需求，以此达到最好的疗效。如铁剂、某些抗菌药等，放在饭后服用会减轻对胃肠道的刺激；一些健脾药物、抗酸药物及解痉药物，在饭前服用会收到较好的疗效；降压药应在血压高峰前给药，一般上午 9 ~ 11 时和下午 15 ~ 18 时为血压高峰期；降糖药一般要求饭前半小时给药，但有些药如阿卡波糖等，必须在进餐时给药。④服药用水：内服药片或胶囊时，要用适量温开水送服，水量不少于 100ml。水量过少药易粘在食管壁上，既刺激食管黏膜，又延缓吸收。不能用茶水、咖啡或饮料服药。补铁剂不要用茶水。因茶叶中鞣酸与铁剂结合，形成难溶性铁剂，妨碍吸收。胶体次枸橼酸铋不能用牛奶送服，否则会影响药效。⑤用药配伍：维生素 B_{12} 不宜与制酸剂如氢氧化铝、胃舒平等同服，若病情需要可间隔 4 ~ 5 小时。红霉素与溴丙胺太林不可同用，若需要可在服红霉素 2 小时后再服溴丙胺太林。链霉素与庆大霉素等氨基糖苷类抗生素避免任何两种合用，并提醒患者用药期间注意听觉反应，必要时及时就医。⑥用药后特殊反应：服用维生素 B_2 后尿液呈黄绿色；服用利福平后，尿、唾液、汗液等排泄物呈橘红色；铋盐可使粪便呈黑色等。应了解其为正常用药后的改变，不必疑虑，嘱老年人坚持服药，停用后即可恢复正常。

三、密切观察和预防药物不良反应

老年人药物不良反应发生率高，在用药期间，要密切观察，定期监测确保其用药安全。

1. 密切观察药物副作用　要警惕老年人用药后可能出现的不良反应，及时处理。使用降压药的老年人在用药后可能会出现直立性低血压，要提醒其站立、起床时动作要缓慢。

2. 注意观察药物矛盾反应　老年人在用药后容易出现药物矛盾反应，即用药后出现与用药治疗效果相反的特殊不良反应。如使用硝苯地平治疗心绞痛反而加重心绞痛，甚至诱发心律失常。所以用药后要密切观察，一旦出现不良反应要及时停药，保存好残余药，及时就诊，根据医嘱改服其他药物。

3. 严格遵医嘱用药　老年人不可无诊断自行用药，不可随意增减用药或停药。用药一般从小剂量开始，开始用成人量的 1/4 ~ 1/3，然后根据临床反应调整剂量，直至出现满意疗效。同时要注意个体差异，治疗过程中要求连续性观察，一旦发现不良反应，及时协助医师处理。

4. 选择正确用药方式及服药剂型　胃肠功能不稳定的老年人不宜服用缓释剂，因为胃肠功能的改变会影响缓释药物的吸收。服用药片多时，可分次吞服；胶囊药不宜将胶囊打开服用；控释片、缓释片以及肠溶片不宜掰碎后服用。缓释片释放慢，吸收量增加，易产生毒性，老年人尽量不用；舌下含服硝酸甘油时，不可吞服；服用中药蜜丸时，可根据老年人具体情况将药丸搓成小丸。对吞咽困难的老年人不宜选用片剂、胶囊制剂，宜选用液体剂型，如冲剂、口服液等，必要时也可选用注射给药。

5. 规定适当的用药时间和用药间隔　根据老年人的用药能力、生活习惯，给药方式尽可能简单。当口服药物与注射药物疗效相似时，首选口服给药。有的药物与食物同时服用会因彼此的相互作用而干扰药物的吸收，抗酸药物如碳酸氢钠不可与牛奶或富含维生素 D 的食物同服，以免刺激胃液过度分泌或造成血钙、血磷过高。此外，如果给药间隔过长达不到治疗效果，而频繁的给药又容易引起药物中毒。因此，在安排用药时间和用药间隔时，既要考虑老年人的作息时间，又应保证有效的血药浓度。

6. 其他预防药物不良反应的措施　对长期服用某一种药物的老年人，要注意监测血药浓度。老年人因种种原因易出现服药依从性差，因此当药物未达到预期疗效时，要仔细询问患者是否按医嘱用药，并对老年人所用的药物剂量进行认真记录并注意保存。这样能早发现、早干预，防止不良反应的加重。

四、提高老年人服药依从性

老年慢性病治疗效果不满意，除病因、发病机制不明，缺乏有效的治疗药物外，还有一个不容忽视的问题，就是患者服药依从性差。老年人服药依从性下降，主要与年龄大理解力下降，记忆力减退，对遵医嘱用药的认识不足，容易忘记用药，家庭社会的支持不够等原因有关。提高老年人服药依从性的护理措施如下。

（一）加强用药管理

为按时服药、不忘记服药，老年人应当在家属、亲友的协助和监护下用药。观察老年人的服药行为和日常生活行为习惯，能自理的老年人最好是自己管理。外用药物应与口服药分开放置，并在盒子外贴上红色标签，注明不可口服。指导老年人按药品包装上注明的药物贮存条件进行存放。将药物固定放在老人易见、易取处，如卧室床头、餐桌上、电视柜旁、手机或电话机旁；使用闹铃或醒目小卡片等方法提醒老人按时服药；鼓励老年人写服药日记和病情自我观察记录。当老年人服药依从性好时，及时给予表扬和鼓励使其坚持。对生活不能自理的老年人或有记忆力、理解力障碍的老年人服用药物时，应由家属或陪护来保管药物。精神异常或不配合治疗的老年人，护理人员需协助和督促老年人用药，并确保其将药物服下。若在家中，应要求家属配合，协助督促老年人用药，可通过电话追踪，确定患者的用药情况。此外，社区护士需定期到老年人家中清点剩余药片数目，帮助提高老年人服药的依从性。

（二）开展健康教育

首先，建立合作性护患关系，护士要鼓励老年人参与治疗方案与护理计划的制订，邀请老年人谈论对病情的看法和感受，倾听老年人的治疗意愿，注意老年人对治疗费用的关注。与老年人建立合作性护患关系，使老年人对治疗充满信心，形成良好的治疗意向，促进其服药依从性。

其次，护理人员可借助宣传媒介，采取专题讲座、小组讨论、发宣传材料、个别指导等综合性教育方法，通过门诊教育、住院教育和社区教育等环节，让老年人循序渐进学习疾病的相关知识、药物的作用及自我护理技能，提高患者的自我管理能力，促进其服药依从性。

最后，要做好定期随访工作，经常评估老年人服药依从性情况并分析其依从性差的原因，及时解决问题，不断强化好的用药习惯，提高老年人服药依从性，使老年人更易遵医嘱服药。

（三）健康指导

1. 做好用药的解释工作　护理人员运用通俗易懂、简洁明了的话语或老年人能接受的方式讲解用药的目的、用量、用法、疗程、副作用和注意事项等，并附以书面说明。同时，要反复强调正确用药的方法及注意事项。

2. 鼓励选择非药物性治疗措施　如果能以其他方式缓解症状时，指导老年人暂时不要用药，如失眠、便秘和疼痛等，应先采用非药物性措施解决，将药物中毒的危险性降至最低。

3. 指导不要滥用非处方药　一般健康老年人不需要服用保健药、滋补药、抗衰老药和维生素，只要注意调节好日常饮食，注意营养，健康生活，保持平和的心态，就可达到健康长寿的目的。对体弱多病的老年人，也要在医生的指导下，恰当服用滋补、保健药物。

4. 加强家属安全用药的教育　对老年人进行健康指导的同时，还要重视对其家属进行相关安全用药知识的教育，使家属学会正确协助和督促老年人用药，避免发生因用药不当所造成的意外。

目标检测

答案解析

一、最佳选项题

1. 有关老年人用药原则，错误的是（　　）

    A. 受益原则   B. 长期用药原则   C. 小剂量原则

    D. 择时原则   E. 暂停用药原则

2. 老年高血压患者，护理人员指导其服药的方法，正确的是（　　）

    A. 从小剂量开始   B. 一周测量血压一次   C. 最好睡前服用

    D. 血压正常后即可停药   E. 短期内将血压降至正常

3. 老年人在用药期间，一旦出现新的症状，最简单、有效的干预措施是（　　）

    A. 增加药物剂量   B. 暂停用药   C. 减少药物剂量

    D. 密切观察新症状   E. 调整用药时间

4. 老年人药物不良反应发生率高的原因，下列哪项是错误的（　　）

    A. 药动学改变

    B. 药效学改变

    C. 同时接受多种药物治疗

    D. 服药依从性差

    E. 保健药和维生素不会引起不良反应

5. 加强老年人药物治疗的健康指导，错误的是（　　）

    A. 鼓励老年人首选非药物治疗措施

    B. 做好老年人用药的解释工作

    C. 一旦发生忘记服药的情况，告知应及时补服

    D. 加强老年人家属的安全用药知识教育

    E. 指导老年人不要随意服用滋补药物

二、填空题

1. 药物代谢动力学，是研究机体对药物处置的科学，即研究药物在体内的（　　）、（　　）、（　　）和（　　）及药物浓度随时间变化规律的科学。

2. 老年人常见的药物不良反应分别为（　　）、（　　）、（　　）、（　　）、（　　）等。

3. 定期全面评估老年人用药情况包括：评估（　　）、（　　）、（　　）、（　　）及心理 - 社会状况评估等五项内容。

4. 药物效应动力学，是研究药物在体内的（　　）及其作用机制，以及（　　）与效应之间的规律。

三、实例分析题

患者，男，73 岁，患有前列腺增生多年，因尿急、尿痛、夜尿次数增多来医院就诊。主诉近日

排尿时发现血尿，曾有尿潴留病史。既往有高血压、糖尿病。目前在服用降压、降糖药。常规查体：前列腺Ⅰ度增大、中等硬度、活动度较好。B超提示：前列腺大小约 3.5cm×3.4cm×3.2cm，门诊以良性前列腺增生症、慢性前列腺炎收入院。

请思考：

（1）老年人同时患有多种疾病，用药时需注意哪些问题？

（2）如何做好老年人安全用药的健康指导？

（林雪峰）

书网融合……

| 重点小结 | 微课 | 习题 |

第七章 老化改变及常见健康问题与护理

PPT

学习目标

知识目标： 通过本章的学习，应能掌握老年人常见健康问题的护理措施、常见护理问题；熟悉老年人常见健康问题的护理评估；了解老年人各系统的老化改变。

能力目标： 具备运用护理程序对老年人常见健康问题实施整体护理的能力。

素质目标： 通过本章的学习，树立以老年人为中心的职业素养，具有较强的应变能力和关爱老年人的职业精神。

情境导入

情境： 对于普通人而言，拿钥匙开门是件很平常的事情，可对于80岁的李大爷来说，却是日常生活中的大难题。一天，他外出回家后，花了近半个小时也没有把钥匙插进锁眼，后来在邻居的帮助下，才打开房门。因此，李大爷非常害怕出门。为了减少出门买东西的次数，他只能省吃俭用，这样的生活日复一日。

思考： 1. 李大爷出现了什么健康问题？

2. 作为社区护士，如何为李大爷提供必要的帮助？

3. 如何为李大爷进行健康指导？

认知是大脑接收感知信息，并对信息进行加工处理推断等大脑功能的表现。感觉器官是产生感觉和知觉的重要器官。老年人的感觉系统和神经系统的生理功能明显减退，机体对内外环境刺激的反应以及认知能力下降，从而会对老年人的日常生活、安全和健康造成不同程度的影响。因此，应重视老年人的感觉及神经系统的保健护理工作，提高老年人的生活质量，减轻家庭和社会负担。

第一节 各系统的老化改变

一、呼吸系统

呼吸系统主要由呼吸道和肺组成，呼吸道由鼻、咽、喉、气管、支气管、细支气管及终末细支气管组成，具有传送气体、排出痰液和异物的作用。肺是最重要的呼吸器官，从40岁左右开始，肺的结构和功能就会有一些变化，呼吸系统各器官和组织在形态和功能方面均发生不同程度的退行性变性。

（一）鼻

鼻腔是呼吸道与外界相通的关口，鼻黏膜有丰富的黏液腺和纤毛，对吸入的空气有加温、过滤等防御功能。老年人鼻黏膜变薄、腺体萎缩、鼻道变宽，可引起防御功能下降，容易患鼻窦炎及呼吸道感染。

（二）咽

咽位于鼻腔、口腔之后，喉之上，是呼吸道和消化道的共同通道，有保护和防御功能。咽腔黏膜内附有腺体，咽肌收缩可阻止食物反流入鼻腔或吸入气管。若有异物进入咽部，可阻止下行，并产生呕吐反射，吐出异物。老年人咽黏膜萎缩、咽肌退行性变性时易出现吞咽功能障碍。

（三）喉

喉腔黏膜上皮大多为假复层纤毛柱状上皮，纤毛向口腔方向摆动，有助于喉腔内尘埃的清除。随年龄增长喉的位置逐渐下降，喉黏膜变薄、感受器敏感性降低使喉反射及咳嗽反射减退，因此，老年人易发生误吸。

（四）气管和支气管

老年人的气管和支气管黏膜萎缩，弹性组织减少，纤维组织增生，黏膜下腺体和平滑肌萎缩，纤毛运动减弱，使防御和清除能力下降，易患老年性支气管炎；支气管软骨钙化、变硬，管腔扩张，小气道杯状细胞数量增多，黏液分泌增多导致气道内阻力增加，易发生呼气性呼吸困难，同时也影响分泌物的排出，造成呼吸道阻塞。

（五）肺

老年人肺组织老化的主要特点：肺泡数量及肺泡壁弹性纤维减少，肺泡腔增大、弹性减弱；气道阻力增加，肺顺应性差；肺泡壁变薄，毛细血管及血流量减少；肺泡管及呼吸性支气管均增大；长期吸入的尘粒积在肺组织，使肺组织呈灰黑色。以上变化导致老年人肺活量（VC）降低，残气量（RV）增多，最大通气量（MVV）减少；动脉血氧分压（PaO_2）逐渐降低，易发生缺氧，同时对低氧血症和高碳酸血症的通气反应降低，运动耐力下降等。

（六）胸廓及呼吸肌

老年人椎体骨质疏松而下陷，脊柱弯曲后凸，胸骨前突，导致胸廓的前后径增大，横径变小，出现桶状胸。肋软骨钙化，肋间肌和其他呼吸肌萎缩，收缩力降低，胸廓变形僵硬，活动度受限。老年人由于生理性老化，导致肺功能生理性下降，因此易发生上呼吸道感染、老年性慢性支气管炎与阻塞性肺气肿、老年性肺炎、老年性内源性哮喘、老年性肺结核、支气管肺癌、肺纤维化等，同时发生呼吸衰竭的可能性较中青年多。

二、循环系统

循环系统是机体内的运输系统，分心脏和血管两大部分，通过血液循环维持机体内环境稳定和保证新陈代谢的正常进行。随年龄增长循环系统逐渐出现老化，先有形态结构上的变化，继而出现生理功能减退，40岁开始，心脏向全身输送血液的效率开始降低，因此，老年人心血管疾病发生率增加。

（一）心脏

1. 结构改变　心脏的形态随着增龄而变化，表现在老年人心底与心尖的距离缩短，左右心室容积在收缩期和舒张期均有轻度缩小，左心房扩大20%，主动脉根部右移和扩张。

老年人心脏生理性变化表现：心房、心室脂肪浸润、硬化、肥厚。心外膜的间质纤维和结缔组织增多，束缚了心脏的收缩与舒张。心脏内膜和瓣膜由于硬化和纤维化而增厚，柔韧性降低，影响瓣膜的正常开放与关闭，从而产生狭窄与关闭不全，使血流动力学改变，造成心功能不全。心肌纤维随着脂褐质沉积，心肌呈褐色萎缩，可引起细胞内蛋白质合成障碍进而减少心肌纤维内收缩蛋白的补充。老年人心肌间质容易发生组织增生、脂肪浸润及淀粉样变，房间隔的脂肪浸润可累及传导系统，产生房室传导阻滞。心脏传导系统随着老化表现为细胞成分减少、纤维组织增多、脂肪浸润，使心脏内在节律性降低。窦房结内起搏细胞数量减少，妨碍了激动的形成和传导，是老年人产生病态窦房结综合征的重要原因；房室结的老化和二尖瓣环钙化，使老年人容易发生房室传导阻滞。

2. 功能改变

（1）心输出量减少　原因主要有以下几个方面：①心肌收缩力减弱，心率减慢；②静脉回心血量减少。老年人因静脉壁弹性纤维和平滑肌成分改变，伴随血管周围肌群收缩力减弱使静脉腔变大、血流缓慢，致使回心血量减少，影响心输出量；③心室壁顺应性降低，心室舒张终末期压力明显高于年轻人，引起心输出量下降。

（2）代偿与调节　随着老化，心脏的调节能力呈进行性下降。一旦出现缺氧、高碳酸血症、代谢性酸中毒、低血钾等内环境的改变，均可影响心肌兴奋性，诱发心力衰竭。

3. 心电图、超声心动图特点

老年人心电图有轻度非特异性改变，包括心电轴左偏倾向和低电压，P 波轻度平坦，T 波倒置，P－R 间期和 Q－T 间期延长，缺血性 ST 段下移，右束支传导阻滞，期前收缩等。超声心动图可表现，每搏输出量较低，心室流出道正常或缩小，左室壁增厚，左室后壁活动弱，室间隔增厚，二尖瓣前叶活动减弱等心室顺应性减退表现。

（二）血管

1. 动脉

随着年龄的增长，动脉血管壁弹性纤维减少，胶原纤维增多，动脉血管内膜逐渐呈粥样硬化，管壁中层常发生钙化，使老年人血管增厚、变硬、阻抗力增加，导致血压升高，通常以收缩压升高为主。此外，老年人血管对压力反应能力大大降低，较易发生体位性低血压。

2. 静脉

静脉管壁内膜增厚、弹性降低、管腔增大，使血管床扩大而全身静脉压降低，同时静脉瓣萎缩而易引起静脉曲张。随着静脉压调节功能的减退，老年人常见突然直立时、热水浴及进餐后出现血压降低。

3. 毛细血管

有功能的毛细血管数量减少，基膜增厚，内皮细胞数减少，外膜纤维胶原化，管壁脆性增加、弹性减弱、通透性降低，导致血流缓慢，组织灌注不足。

三、消化系统

随着年龄的增长，消化系统各器官和组织在形态和功能方面均发生不同程度的退行性变性，导致消化、吸收等各项功能亦发生相应的变化，逐渐出现消化系统的相应疾病而影响老年人的健康。

（一）口腔

1. 牙齿

牙釉质和牙本质长期磨损，使牙本质内的神经末梢外露，对冷、热、酸等食物的过敏而出现牙齿酸痛；牙髓腔缩小、牙髓钙化、牙龈萎缩，导致牙齿松动、脱落，加之食物残渣易残留，龋齿发生率增加；同时牙周膜变薄、退缩，牙根暴露，易患牙周病。

2. 唾液腺

唾液腺萎缩、唾液分泌减少，影响口腔的自洁和消化功能；口腔黏膜萎缩、角化，容易出现口干、说话不畅，易发生口腔感染和损伤。

3. 味蕾

味蕾逐步萎缩，数量减少，功能也在减退（主要是甜、酸、咸、苦）。其中，女性的退化比男性出现得早。

（二）食管

老年人食管黏膜逐渐萎缩，黏膜层的弹力纤维增加，易发生不同程度的吞咽障碍；食管下端括约肌松弛，活动减慢，食管蠕动性收缩减少输送食物的功能减弱，食物通过时间延长，引起老年人进食减少，营养吸收困难；食管下端括约肌位置上移、松弛、压力降低，易发生反流性食管炎、食管癌和食管裂孔疝。

（三）胃肠道

1. 胃

（1）胃黏膜　胃黏膜变薄，黏液分泌减少，"黏膜屏障"作用减弱，易发生胃黏膜损伤。

（2）胃液分泌　多数老年人腺体萎缩，胃酸及胃蛋白酶分泌减少，影响蛋白质消化。有学者认为老年人胃酸减少或缺乏是由于幽门螺杆菌感染引起，而非生理性老化，在未感染幽门螺杆菌的老年人中则不下降。胃酸的减少或缺乏具有临床意义，一些依赖胃酸才能吸收的物质如铁和钙在胃酸缺乏时吸收减少；对随食物进胃内的细菌杀灭作用亦减退，引起细菌过度生长综合征。

（3）胃排空时间　老年人胃壁肌肉萎缩，胃蠕动缓慢，使食物排空延缓，也可影响药物的生物利用度。

2. 肠

（1）小肠　老年人小肠黏膜萎缩，肠上皮细胞数目减少，肌层萎缩。小肠腺体的萎缩，使小肠液分泌减少。由于小肠的老化，使小肠蠕动减弱，吸收功能减退，影响维生素、糖、脂肪、钙、铁等的吸收和输送，造成老年人吸收不良。

（2）大肠　大肠黏膜萎缩，黏液分泌减少，平滑肌层萎缩，使肠蠕动减慢，故容易发生便秘。

（四）肝、胆、胰

1. 肝

老年人肝体积缩小，肝细胞数量减少，纤维组织增多，易造成肝纤维化和肝硬化；肝血流速度也随增龄而减慢，肝功能减退，肝合成蛋白质的能力下降，使白蛋白减少、球蛋白增加，影响了血浆胶体渗透压，导致组织液生成及回流障碍，易出现水肿；肝细胞内各种酶的活性降低，对毒素的解毒能力下降，易引起药物性肝损伤；由于老年人消化吸收功能差，易引起蛋白质等营养缺乏，导致肝脂肪沉积。

2. 胆

胆囊及胆管变厚、弹性降低，胆汁不易排空、胆固醇增多，易发生胆囊炎、胆汁淤积和胆石症。

3. 胰

胰腺萎缩，外分泌腺功能下降，胰液分泌减少，胰脂肪酶的量及活性下降，影响了老年人对脂肪的消化吸收，易产生脂肪性变；胰岛细胞变性，胰岛素分泌减少，导致葡萄糖耐量下降，增加了发生胰岛素依赖型糖尿病的风险。

四、内分泌系统

内分泌系统是人体重要的调节系统，由多种内分泌腺和内分泌组织所组成的一种体液调节系统，调节人体代谢过程、脏器功能、生长发育、生殖衰老等生命现象，维持体内环境相对稳定，以适应体内、外多变的复杂情况。人体主要的内分泌腺包括下丘脑、垂体、甲状腺、甲状旁腺、肾上腺、胰岛、性腺等。这些内分泌腺和内分泌组织通过分泌一类高效能的生物活性物质——激素，进行信息传递，发挥调节作用。随着人体老化，内分泌与代谢系统在功能和形态上也发生了一系列改变，问题也越来越突出。因此，充分了解内分泌与代谢系统的解剖生理和老化过程，护理人员能更全面、正确地进行评估，实施整体护理。

（一）下丘脑

下丘脑控制垂体前叶激素的分泌和抑制，在调节水、电解质平衡，摄食、生殖、体温、内分泌及免疫反应各种基础活动，维持人体自身稳定中起关键作用。

随年龄增长，下丘脑的重量减轻，血供减少，细胞形态发生改变。老年人下丘脑受体数量减少，对糖皮质激素和血糖的反应减弱；下丘脑对负反馈抑制的阈值升高，这可能与老年人垂体的嗜酸性细胞减少有关。

（二）垂体

垂体是人体最复杂的内分泌腺，所产生的激素不但与身体骨骼和软组织的生长有关，且可影响其他内分泌腺的活动。随着年龄增长，垂体在解剖、组织和生理上会发生相应的变化。正常成年人垂体的平均重量为 400mg，到 80 岁时降至 315mg，体积减小 30%，其近端与远端间发生纤维性收缩，形成皱褶。组织学表现为供血减少，嗜碱性细胞相对增加，嗜酸性细胞相对减少。随着衰老的进展，垂体的结缔组织增加，铁沉积逐渐增加，组织结构成纤维化改变，垂体可发生含胶样物质的囊肿。

老年期垂体分泌激素水平多无明显变化。垂体分泌的生长激素随年龄增长释放减少，生长激素减少可导致肌肉萎缩，骨矿物质减少，脂肪增多，蛋白质合成减少，骨质疏松等。神经垂体分泌抗利尿激素在老年期也减少，以致肾小管重吸收减少，出现夜尿增多，引起细胞内外水分的重新分布，使老年人泌尿的昼夜节律发生改变，出现夜间尿量增多，尿中电解质增多。

（三）甲状腺

老年人的甲状腺萎缩、纤维化，导致体积缩小、重量减轻，有淋巴细胞浸润和结节化，甲状腺素的合成减少，以 T3 最为明显。由于血中甲状腺素的含量下降，蛋白质合成减少，基础代谢率下降。甲状腺的老化，给老年人带来了全身性变化，如基础代谢率下降、体温调节功能受损、皮肤干燥、怕冷、便秘、反射减慢、思维缓慢、精神障碍等。

（四）甲状旁腺

甲状旁腺是较小的内分泌器官，可分泌激素，即甲状旁腺激素、降钙素，主要调节钙的代谢。随着年龄增长，甲状旁腺的主细胞减少、脂肪细胞增多、结缔组织增生、血管缩窄，且老年人的肾脏对甲状旁腺激素的敏感性下降、甲状旁腺激素的活性下降。因此，老年人维生素 D_3 的生成量减少，影响肠道对钙的吸收，引起血钙降低，出现手足搐搦症，这也是老年人骨质疏松的主要原因之一。

（五）肾上腺

老年人肾上腺的皮质及髓质细胞数量减少、重量减轻、皮质变薄、皮质细胞内脂褐素沉积、结缔组织增生，包膜、间质、血管周围纤维组织增生，因此，肾上腺可能出现以纤维化为特征的退行性变性和腺体增生。肾上腺激素生成减少，肾素、血清醛固酮水平下降，在应激状态，儿茶酚胺分泌迟缓。下丘脑—垂体—肾上腺系统功能减退，清除激素的能力下降，导致老年人适应寒冷、炎热等特殊外界环境的能力下降，对过冷、创伤等应激反应能力减弱。

（六）胰腺

由于老化和血管硬化导致胰岛萎缩，胰岛内有淀粉样沉积，结缔组织增生，腺泡萎缩。因老年人胰岛细胞减少，胰岛素释放延迟或分泌减少，故糖尿病的发病率增加；胰液中的消化酶减少，老年人消化吸收脂肪的能力也随之降低。

（七）性腺

老年女性卵巢出现纤维化，子宫和阴道萎缩，分泌物减少，乳酸菌减少等易发生老年性阴道炎。40 岁以后，由于卵巢滤泡减少至丧失，雌激素和孕激素分泌减少，可出现生殖功能减退，月经停止。由于雌激素的减少，可使中老年女性出现更年期综合征的表现。

老年男性血清总睾酮和游离睾酮水平下降，85 岁时比成年人下降约 35%，使老年人出现性功能减退。因缺乏雄激素，对骨密度、肌肉、脂肪组织、造血功能会造成不利影响。

五、泌尿系统

泌尿系统由肾、输尿管、膀胱、尿道及其相关的血管神经组成。

（一）肾脏

老年人肾脏逐渐萎缩，重量也逐渐减轻。成年期的肾脏重量为 250～270g，到 80 岁时减至 180～200g。其改变主要有以下三个方面。

（1）肾血管改变。肾动脉发生粥样硬化，肾小动脉弯曲、缩短、管壁内膜增厚，导致肾血流量减少。

（2）肾小球逐渐纤维化，出现肾小球玻璃样变和基底膜增厚，毛细血管塌陷，肾小球容量减少。80 岁时硬化的肾小球高达 30% 左右，肾血流量仅为青壮年的 53%，严重者肾小球全部被透明样物质取代而导致肾单位萎缩退化。

（3）肾的近曲小管出现脂肪变性，基底膜增厚，严重时会出现肾小管完全堵塞，部分萎缩或扩张。远曲小管出现憩室，其大小数量随年龄的增加而增多，憩室内含有微生物和上皮碎片，这种憩室可能扩大形成肾囊肿。

（二）输尿管

老年人的输尿管平滑肌层变薄，支配肌肉活动的神经细胞减少，输尿管收缩力降低，将尿送入膀胱的速度减慢，并容易反流，易患肾盂肾炎。

（三）膀胱

膀胱肌肉萎缩，纤维组织增生，膀胱括约肌收缩无力，膀胱缩小，容量减少。50 岁以后膀胱容量比 20 岁时减少约 40%，由于肌肉萎缩，收缩无力，使膀胱既不能充盈，也不能排空，故老年人容易出现尿外溢、残余尿增多、尿频、夜尿量增多等。又因为膀胱肌肉的纤维组织增生，易造成流出道梗阻引发尿潴留。老年人饮水减少，尿液中的代谢产物易在膀胱中积聚形成结石；结石长期刺激膀胱内壁，容易诱发膀胱癌。老年女性可因盆底肌肉松弛膀胱出口处呈漏斗样膨出，引起尿失禁。

（四）尿道

老年人尿道肌肉萎缩，纤维化变硬，括约肌松弛使尿液流出速度减慢、排尿无力。老年女性尿道腺体的腺上皮分泌黏液减少，尿道抗菌能力减弱，使泌尿系感染的发生概率增加。

（五）前列腺

从 45～50 岁开始，前列腺外区出现退行性变性，折叠于腺泡内的上皮组织开始消失，整个前列腺开始退化，但位于尿道周围的腺体开始增生，压迫外周区使之萎缩；到 60 岁以后前列腺逐步出现均匀的萎缩，而腺内结缔组织增生形成前列腺肥大。在 40 岁以后，前列腺结石也增多，容易产生尿路梗阻。老年人睾丸萎缩，导致其性激素分泌紊乱，也是导致前列腺良性增生，使尿流阻力增大，引起尿路梗阻的主要原因。

六、运动系统

随着年龄的增长，老年人在不同程度上出现关节僵硬、活动受限、肌肉酸痛等症状，降低了老年人的生活质量。运动是维持老年人健康所必需的条件，因此预防骨骼肌肉疾病的发生并使其对老年人的影响降至最低是老年护理工作的一项重要任务。

（一）骨骼

老年人骨骼的大小和外形无明显变化，但质量减轻。骨骼中的有机物质如骨胶原、骨黏蛋白质含量减少，骨质发生进行性萎缩，其韧性降低、脆性增加。骨骼中的矿物质不断减少，内部构造出现明显变化，致骨质密度降低，出现身材变矮、脊柱弯曲等变化。进入老年期，性腺功能减退，性激素分泌减少，导致骨吸收与骨生成失去原有的平衡，当这种负平衡发展到一定程度，则表现为骨皮质变薄，骨小梁减少变细，骨量减少，骨骼的持重能力明显减退，甚至不能承受正常的生理负荷，骨骼容易发生变形和骨折。同时又因骨骼的新陈代谢缓慢，造成老年人骨的修复与再生能力逐渐减退，骨折不愈合的比例明显增加。

（二）关节

1. 关节 软骨关节中的蛋白质、黏多糖及水分减少，使软骨弹性和韧性减退。透明软骨面变薄，软骨粗糙、破裂，完整性受损，表面软骨成为小碎片脱落于关节腔内形成游离体，即"关节鼠"，可使老年人在行走时关节疼痛；由于关节软骨的老化以及连接与支持骨和关节的韧带、腱膜、关节囊因纤维化及钙化而僵硬，使老年人关节活动受限；此外在退化的关节软骨边缘出现骨质增生形成骨刺，加重老年人关节活动障碍。

2. 滑膜 老年人的滑膜萎缩变薄，纤维增多，基质减少，滑膜的代谢功能减弱。滑膜下层的弹力纤维和胶原纤维随退行性变性而增多，引起滑膜表面和毛细血管的距离扩大，造成循环障碍。

3. 椎间盘 青春期后人体各组织即出现退行性变性，其中椎间盘的变化发生较早，主要变化是髓核脱水，脱水后椎间盘失去正常的弹性和韧性，在此基础上由于较重的外伤或多次反复的不明显损伤，造成椎间盘脱出或破裂后，含水量进一步减少，椎间盘结构松散，椎间盘周围韧带松弛，在椎体活动时出现错动不稳。颈腰部纤维环前厚后薄，髓核易向后外侧脱出，突入椎管或椎间孔，压迫脊髓或脊神经时老年人就会出现相应的症状和体征。

4. 滑液 滑液主要由透明质酸构成。退变时滑液减少而黏稠，悬浮有许多软骨碎片及断裂的绒毛。滑液中透明质酸减少，细胞数明显增加，并发炎症时，则滑液中有大量炎症细胞。

总之，由于关节的老化与退行性变性，使关节活动范围随年龄增长而缩小，尤其是肩关节的后伸、外旋，肘关节的伸展，前臂的旋后，脊柱的运动，髋关节的旋转及膝关节伸展等运动明显受限。

（三）骨骼肌

成年人全身骨骼肌占体重的40%～50%，60岁以上仅占25%。肌纤维萎缩，弹性下降，肌力减退。肌肉力量下降，会影响老年人的运动，使老年人很容易出现肌肉拉伤、骨折等情况；加上老年人神经系统功能的衰退，活动更加减少，导致老年人动作迟缓，运动幅度降低。

七、神经系统

神经系统由中枢神经系统和周围神经系统组成，神经系统在人体适应内外环境和维持正常生命活动过程中起着主导作用。老年人由于机体的衰老，导致神经系统在形态、生理和功能上都发生一系列显著变化，给老年人带来了许多健康问题。

周围神经系统由脑神经、脊神经和自主神经构成，主管传递神经冲动。脑神经是自脑部神经细胞延伸而成的神经纤维束，主要接受大脑皮质发出的神经纤维在脑神经核完成的信息传递。脊神经指自脊髓神经细胞延伸而成的纤维素，接受大脑发出的神经纤维在脊髓前角完成的信息传递。自主神经指有不受主观意志支配的神经，是神经系统中分布于内脏、心血管和腺体的部分。中枢神经系统是由脑和脊髓组成，脑又包括大脑、间脑、脑干和小脑。中枢神经系统接受的外周信息沿着感觉传入神经纤维传递信息，产生整合作用，整合之后，发出指令沿着运动神经支配效应器官的活动。

（一）脑和神经细胞

中年以后神经系统可出现大体形态及组织结构改变。正常成年人脑重约1400g，45岁以后脑重逐渐减轻，60 岁时减轻 6%，80 岁时约减轻 10%。神经细胞的数量会随着正常的老化而减少。正常人大脑约有 140 亿个神经细胞，60 岁以后以每天减少约 10 万个，70～90 岁时，大脑神经细胞比年轻时减少 20%～45%。由于神经细胞的数量减少、变性和胶质增生，老年人脑体积缩小，重量减轻导致脑萎缩，可见脑回缩小，脑沟变深，特别是额叶、颞叶和顶叶。

（二）神经递质

随着年龄的增长，神经递质逐渐减少。老年人脑合成递质的能力下降，引起一系列老年性疾病。

1. 儿茶酚胺 儿茶酚胺类递质参与调节情感及睡眠等脑的高级功能。随年龄增长，儿茶酚胺类递质合成、释放减少，人脑内的儿茶酚胺类递质含量降低，对情感及睡眠等高级功能调控作用减弱，导致老年人睡眠障碍、神情淡漠、精神抑郁等。

2. 多巴胺 多巴胺递质系统包括中脑边缘系统、黑质－纹状体系统和结节－漏斗三大部分。老年人的黑质－纹状体多巴胺合成、释放减少，含量显著降低，黑质多巴胺能神经元变性丢失，通路变性，最终可导致运动障碍，表现为肌肉震颤、麻痹和动作迟缓等。此外，中脑边缘系统多巴胺也会随年龄的增长而逐渐减少，可能导致智能减退、行为情感异常等。

3. 乙酰胆碱 大多数老年人随着年龄的不断增长，记忆力和认知功能会衰退，而造成这种衰退的一个重要原因就是老年人脑内的乙酰胆碱的合成和释放减少。由于乙酰胆碱含量减少，活性降低，使得突触后膜对钾、钠的通透性下降，引起记忆力和认知功能减退，突出的表现是近期遗忘。

（三）丘脑－垂体系统

随着年龄的增长，丘脑－垂体系统会发生退行性变性，丘脑对内环境的控制能力降低，直接导致机体应激能力下降，代谢紊乱。

（四）脑血管

随年龄增长，脑血管发生退行性变性，脑血管血流量逐渐减少，脑耗氧量降低。部分老年人脑血管特别是脑膜血管发生淀粉样变性，血液循环阻力增大，血流量减少。老年人脑血供减少，代谢率降低，几乎所有老年人的脑葡萄糖代谢均减少。老年人的血－脑屏障退化，功能减弱，易发生神经系统的感染性疾病。

（五）其他

随年龄增长，神经元纤维结节、老年斑逐渐出现，后者的量与智力衰退程度有关。脑电活动随年龄增长也有一定变化。老年人在出现认知功能下降时 α 活动减慢更显著，β 活动减少，尤以额部明显，慢活动明显增多，以颞叶显著。

八、感官系统

感觉器官的改变会影响老年人的生理和心理，随着年龄增长，感觉器官的功能也明显减退，使得老年人对内外环境刺激的反应能力下降，会出现焦虑、社会隔离、感知觉改变、语言交流能力的受损和自我保护能力的受损等问题。

（一）皮肤

皮肤是机体最外层的组织，是机体的第一道防御屏障，也是重要的感觉器官。随着年龄的增长，体内外各种因素会影响皮肤的老化过程。皮肤的老化是最早且最容易观察到的现象。

表皮变薄，真皮萎缩，出现皱纹。皮肤干燥，光泽消失，结缔组织减少，弹性纤维失去弹性，导致皮肤松弛、弹性降低。色素沉着颜色加深，易出现老年斑。皮下脂肪和汗腺萎缩，小汗腺分布的范围和数量减少、功能降低，故汗液分泌减少，皮肤干燥易痒。

（二）视觉

视觉的功能主要由眼睛完成，随年龄增长眼睛结构和功能也出现老化。

1. 角膜 为一透明体。进入老年期角膜表面的微绒毛显著减少，导致角膜干燥及角膜透明度降低，视力减退；角膜变平，使角膜屈光力减退，引起远视及散光；有些老年人角膜边缘基质层出现灰白色环状类脂沉积，称"老年环"。

2. 晶状体 进入老年期密度增大，弹性下降，睫状肌调节能力减退，视近物能力下降，出现"老花眼"。晶状体中非水溶性蛋白增多，使晶状体变浑浊透明度降低，增加了老年性白内障的发病率。睫状肌松弛，悬韧带张力降低，使晶状体前移，前房角变狭窄，影响房水回流，致眼压升高，从而易发生青光眼。

3. 玻璃体 老年人主要变化为液化和玻璃体后脱离。由于玻璃体老化，透明度减退，常常出现飞蚊症。玻璃体脱离后可引起视网膜脱离，因此在暗处会偶然出现闪光感。

4. 视网膜 老年人眼底动脉硬化，脉络膜变厚，视网膜变薄，出现老年性黄斑变性。对高血压或糖尿病的老年患者，易引起出血或血管阻塞。视网膜血管变窄、硬化甚至闭塞，黑色素减少，脂褐质增多，使视力显著下降。由于视网膜变薄和玻璃体的牵引，增加了老年人视网膜脱离的危险。

5. 结膜 老年人下睑结膜松弛，容易出现"眼袋"；由于血管硬化、变脆，老年人又容易出现球结膜出血，即白眼球上有大片红色出血。

6. 虹膜 虹膜血管与虹膜实质的硬化和弹性减退，导致瞳孔变小、对光反射不灵敏。老年期瞳孔括约肌张力相对增强，使瞳孔处于缩小状态，进入眼内的光线减少，视野明显缩小。对强光特别敏感，到室外感觉耀眼，由明到暗时感觉视物困难。

7. 泪器 老年人的泪腺萎缩，泪液分泌减少，易致眼干燥。部分老年人因泪管周围肌肉、皮肤弹性减弱，收缩力差，分泌的泪液不能通过泪管流出，致使其常流眼泪。

（三）听觉

1. 外耳 老年人外耳道皮肤、皮脂腺及耵聍腺萎缩，分泌物减少，腔道变宽，鼓膜因脂肪和胆固醇代谢障碍可变得混浊、增厚、弹性丧失。

2. 内耳 随年龄增长，耳蜗的螺旋器呈进行性变性，淋巴液分泌减少，听毛细胞减少和变性，蜗神经萎缩，听觉传导通路出现退行性变性。通常在65岁以上的老年人中约有1/3的老年人有不同程度的听力障碍。老年人耳聋的特点是高频率，并有一定的性别差异，男性的听力障碍比女性明显。

（四）味觉

70岁时味蕾数减少到100个以下。味蕾逐渐萎缩，数量减少，使得老年人味觉迟钝，常常感到食而无味。口腔黏膜细胞和唾液腺萎缩，唾液分泌减少，也会促成味觉功能的减退。老年人活动减少，机体代谢缓慢，可造成食欲减退。同时长期吸烟、饮酒、佩戴不合适义齿等都可以导致味觉减退。由于味觉减退，在煮饭时会放入过多的糖、盐等调味品，导致高血压、糖尿病、高脂血症等代谢性疾病发病率相应增多。

（五）嗅觉

嗅觉灵敏度也随着年龄增长而下降。老年人鼻内感觉细胞逐渐衰竭，导致嗅觉迟钝，对气味的敏感性降低，引起食欲缺乏，从而影响机体对营养物质的摄取。

第二节　老年人常见健康问题与护理 🇪 微课

一、跌倒

（一）概述

跌倒是一种突发的、不自主的体位改变，无论可否避免，跌倒是指在平地行走或从稍高处摔倒，导致身体的任何部位（不包括双脚）意外触及地面并造成伤害的过程，但不包括由于瘫痪、癫痫发作或外界暴力作用引起的摔倒。跌倒是老年人最常见的意外事故。据美国疾病控制与预防中心的调查数据显示，65岁以上老年人每年跌倒发生率约为33%，其中半数以上的人会发生再次跌倒；跌倒的发生率有随年龄增长而增加的趋势；80岁以上老年人跌倒每年发生率高达50%，女性跌倒率为男性的2倍。跌倒的原因如下。

1. 内因　①生理因素：随年龄增长，老年人的前庭感觉、深度觉均在减退，视力下降，反应迟缓，中枢神经系统和周围神经系统的控制能力下降，肌肉力量下降（股四头肌），夜尿，这些因素使跌倒的风险上升。②病理因素：精神状况缺失（定向不良或痴呆）、意识丧失（昏厥或癫痫发作）、抑郁、帕金森病、椎基底动脉供血不足、冠心病、骨关节疾病、消耗性疾病致身体极度虚弱等。③药物因素：如镇痛药会降低警觉性或对中枢抑制；降压药、抗心律失常药、利尿药会减少大脑的血供。

2. 外因　①被约束。②地面因素，过滑、不平、潮湿、障碍物。③家具及设施因素，座椅过高或过低、缺扶手、椅背过低、厨房吊柜架过高、燃具过高、床过高或床垫过于松软，坐便器过低、无扶手，台阶间距过高、边界不清晰、楼梯无扶手，室内光线过暗或过明。④居住环境的改变，尤其是搬迁使老年人进入陌生环境。

（二）护理评估

对于发生跌倒后的老年人要及时进行护理评估，及时发现问题并给予有效的干预，防止跌倒后不良事件的进展，预防再次跌倒发生。《老年护理常见风险防控要求》中推荐使用 Morse 跌倒风险评估量表，对老年人跌倒风险程度进行评估（表7-1）。

表7-1　Morse 跌倒风险评估量表

项目	评分标准	得分
近三个月跌倒史	否=0 是=25	
超过一个医疗诊断	否=0 是=15	
行走是否使用辅助用具	不需要/卧床休息/护士协助=0 拐杖/手杖/助步器=15 轮椅、平车=30	
是否接受药物治疗	否=0 是=20	
步态/移动	正常/卧床不能移动=0 双下肢虚弱乏力=10 残疾或功能障碍=20	

项目	评分标准	得分
认知状态	自主行为能力 = 0 无控制能力 = 15	
总得分		

注：0~24 分为低度危险；25~45 分为中度危险；≥45 分为高度危险。得分越高，表示跌倒的风险越高。通过对患者跌倒危险因素及风险的评估，及时制订针对性的干预措施。

对于平衡功能障碍、步速步态异常者，也可针对性地选用平衡能力、步速步态等的测试进行评估，从而可以制订针对性的诊疗计划。

1. 健康史 评估老年人有无跌倒史，机体所患疾病情况（帕金森病、肌肉骨骼慢性疼痛、老年性黄斑变性和白内障、外周神经病变、膝关节炎、肌力下降、痴呆、脑卒中、糖尿病等），所患疾病近期有无恶化和并发症，急性疾病，听力或视力障碍等。此外还应评估有无使用特殊药物，如降压药、降糖药以及镇静剂等。

2. 身体状况

（1）跌倒前身体状况及活动　跌倒前有无前驱症状（头晕、眩晕、失衡感、心悸等）；跌倒时老年人正在做的事情、发生地点、发生在有无危险的活动或运动中。

（2）跌倒现场状况　主要包括跌倒环境、跌倒性质、跌倒时着地部位、老年人能否独立站起、现场诊疗情况、可能的跌倒预后和疾病负担以及现场其他人员看到的跌倒相关情况等。

（3）跌倒后的身体状况　主要检查是否出现与跌倒相关的受伤。老年人跌倒后容易并发多种损伤，如软组织损伤、骨折等，故需要重点检查着地部位、受伤部位，并对老年人做全面细致的体格检查。详细检查外伤及骨折的严重程度，同时进行头部、胸腹部、四肢等全面检查；观察生命体征、意识状态、面容、姿势等；检查听觉、视觉、神经功能等。必要时需要询问老年人酒精摄入情况，个别老年人需要实验室检查、X 线平片检查、诊断性穿刺等辅助检查。

3. 心理－社会状况 有跌倒史的老年人往往害怕再次跌倒，其活动范围缩小，活动量减少，人际交往减少，对老年人的身心产生负面影响。因此要关注老年人的心理状况和家庭社会支持情况，防止其生活能力退化，降低其生活质量，加重社会和家庭负担。

4. 辅助检查 根据需要进行影像学检查及相关实验室检查，以明确患者有无潜在的跌倒相关性损伤。

（三）常见护理问题

1. 焦虑 与缺乏社会支持和害怕再次跌倒有关。

2. 恐惧 与害怕再次跌倒有关。

3. 步行障碍 与跌倒后损伤和害怕再次跌倒有关。

4. 急性疼痛 与跌倒后损伤有关。

5. 有失用综合征的危险 与跌倒后损伤有关。

6. 个人应对无效 与跌倒后损伤有关。

7. 有自理能力改善的趋势 与跌倒后损伤和心理恐惧有关。

8. 有感染的危险 与跌倒后组织损伤有关。

9. 健康维护行为无效 与跌倒相关知识缺乏和依从性差有关。

（四）治疗措施

老年人跌倒后不要急于将其扶起，要根据具体情况进行相应的紧急处理。

1. 检查确认伤情 立即观察老年人的意识状态、瞳孔，测量生命体征，检查有无受伤，受伤的部位及严重程度，尤其注意有无颅脑损伤、内出血等，作好记录。有外伤、出血者，立即止血、包扎，并进一步观察处理。如需搬运，应保持平稳，尽量保持平卧姿势。

2. 对意识清楚老年人跌倒情况的处理 应询问跌倒情况及对跌倒过程有无记忆，如不能回忆起跌倒过程，提示可能为晕厥或脑血管意外，需行 CT、MRI 等检查确认；询问是否有剧烈头痛或手脚无力，观察有无口角歪斜、言语不清等，若有则提示可能发生了脑卒中，处理过程中注意避免加重脑出血或脑缺血；检查有无骨折，查看有无肢体疼痛、畸形、关节异常、肢体位置异常、感觉异常及大小便失禁等，确认骨折后，适当妥善处理；检查有无腰、背部疼痛及大小便失禁，如有则提示腰椎损害，处理过程中避免随意搬动；如老年人试图自行站起，可协助老年人缓慢起立，坐位或卧位休息并观察，确定无碍后方可放手，并继续观察。

3. 对意识不清老年人跌倒情况的处理 有呕吐者，将头偏向一侧，并清理口腔、鼻腔呕吐物，保证呼吸通畅；有抽搐者，将其移至平整软地面或身下垫软物，防止碰伤、擦伤，必要时使用牙垫等，以防舌咬伤，注意保护抽搐肢体，不要用力按压肢体，防止肌肉、骨骼损伤。如发生心跳呼吸骤停，应立即采取心肺复苏等急救措施。

（五）护理措施

1. 环境 营造安全的环境可以成功减少跌倒的发生率。

（1）室内居住环境的安全 保持室内光线明亮，夜间灯光以柔和不刺眼为宜，通往卫生间也需有灯光照明。保持室内物品摆放合理有序，选用高度合适、稳定性好的家具，且边缘圆钝；保持地面清洁干燥、平坦，通道上不要放置障碍物；卫生间安装扶手，浴室放置防滑垫等。

（2）周围环境的安全 保证小区的道路平坦，无障碍物，安装无障碍电梯坡道和扶手，保证老年人外出的安全。

（3）保证老年人自身的安全 衣着舒适、合身，避免穿过于紧绷或者宽松肥大的衣服，建议选用合脚防滑、鞋底薄且硬的鞋子，避免穿拖鞋、高跟鞋、大小不合适的鞋子；选用合适的辅助工具，如长度合适且顶部面积较大的手杖；对评估为跌倒高危的老年人，在床头悬挂防跌倒提示牌，以提醒家属及医务人员，尽量避免跌倒发生。

2. 休息与活动 指导老年人不参与重体力劳动及过快、过急的活动，如有头晕、下肢无力等不适，应立即停止活动，必要时就医。对于有跌倒史或者有高危风险的老年人，合适的活动和锻炼可以有效减少跌倒的发生率。研究提示有专业人员指导的肌肉力量训练和平衡训练可以有效预防高危住院患者跌倒。另外，规律持续的太极拳等团体性锻炼也可以很好预防跌倒。因此，要指导老年人参加适宜、规律的体育锻炼，增加其平衡能力、肌肉力量、身体协调性、步态的灵活性和稳定性，如慢跑、快走、八段锦、单腿站立、足尖足跟直线行走、瑜伽、舞蹈等。

3. 饮食 指导老年人均衡饮食，增加膳食纤维，保证大便通畅。适当补充维生素 D 和钙剂，防止骨质疏松。合理补充蛋白质，预防营养不良、衰弱、肌少症的发生。

4. 病情监测 对于有跌倒相关基础疾病的老年人，要注意监测疾病的进展及其对活动的影响和造成的功能性损害。为感觉系统障碍者提供良好的照明环境，物品放置在固定且老年人容易拿取的地方，使用合适的辅助用具，夜尿偏多者，可将尿壶放置床旁伸手可及处。必要时佩戴助听器、进行屈光矫正、完成白内障手术等；体位性低血压患者，了解可能引起体位性低血压的药物，尽量避免使用血管扩张剂和利尿剂。老年人在改变体位时，要做到 3 个 1 分钟（参照《老年护理常见风险防控要求》），即醒后卧床 1 分钟再起，坐起 1 分钟再站立，站立 1 分钟后再行走。

5. 用药护理 老年人往往服用多种口服药，指导老年人遵医嘱，规律服药，避免多重用药，同时尝试减少药物的剂量，逐渐减少镇静催眠、抗精神病、抗抑郁药，采取非药物的方法干预睡眠和情绪，告知老年人药物的副作用，关注用药后的反应。如调整用药的剂量或更换药物种类，要重视药物变化后的反应。

6. 心理护理 针对性解决老年人跌倒恐惧的问题，帮助其分析恐惧的原因，找出引起跌倒的原因，制订针对性的诊疗策略，提升其生活信心，尽可能恢复其功能独立性。

（六）健康指导

健康指导的重点是防止跌倒再发生。根据评估的结果，针对性地纠正引起跌倒的高危因素，尤其应纠正可避免的危险因素。对于老年人的跌倒评估要持续，相关知识的宣教也应该是连续的。加强老年人对跌倒的认识，识别跌倒的危险因素，帮助其增强防跌倒的意识。告知老年人最好如厕后在床上服用催眠药；日常生活中避免过急过快的活动，动作一定要慢下来，避免去人多湿滑的地方，避免独自活动等。另外，金鸡独立、"不倒翁"练习、直线行走、侧身走、倒着走、坐立练习等都可以增加平衡能力和下肢肌力，当然还需要有专业人员的指导。

告知老年人在紧急情况下如何寻求帮助，如果发生跌倒自己如何处理。

1. 背部先着地 应弯曲双腿，挪动臀部到放有毯子的椅子或床铺旁，使自己较舒适的平躺，盖好毯子保暖（图7-1）。

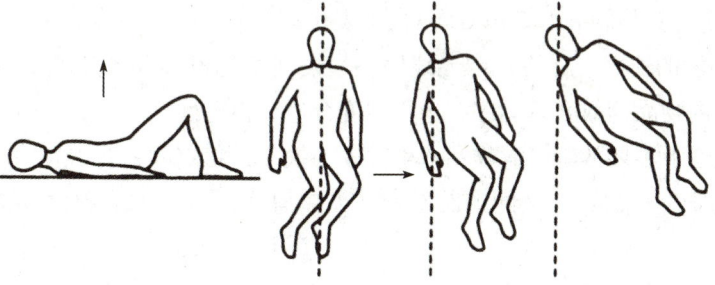

图7-1 背部着地

2. 恢复体力 等体力准备充分后，使自己体位变成俯卧位（图7-2）。

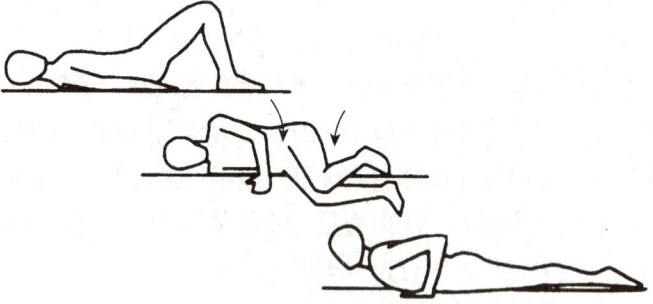

图7-2 仰卧位变成俯卧位

3. 扶椅 双手支撑地面，抬起臀部，弯曲膝关节，尽量使自己面向椅子跪立，双手扶住椅面（图7-3~图7-4）。

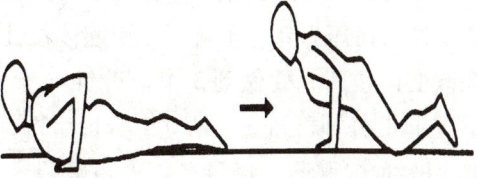

图7-3 面向椅子跪立

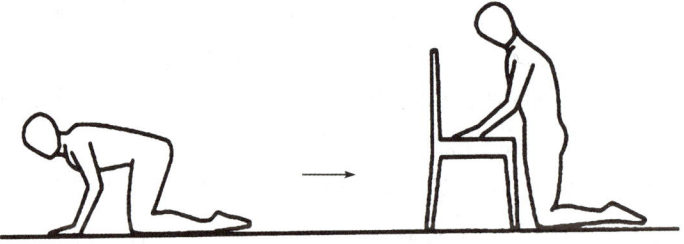

图7-4 双手扶住椅面

4. 站起来 以椅子为支撑站起来（图7-5）。

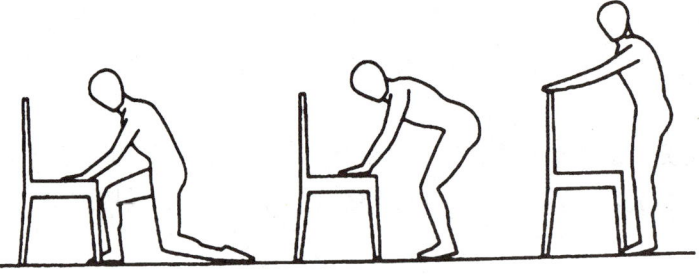

图7-5 以椅子为支撑站起来

5. 寻求帮助 恢复部分体力后，打电话向他人寻求帮助，告诉他人自己跌倒了。

二、吞咽障碍

（一）概述

吞咽障碍又称吞咽功能低下，吞咽异常，或者吞咽紊乱，是指食物或液体从口腔到胃，运送过程发生障碍，常有咽部、胸骨后或食管部位的梗阻停滞感觉，是临床常见老年综合征之一。研究发现，在老年住院患者中吞咽障碍的发生率为30%～55%，需要长期照护的患者中吞咽障碍的发生率高达59%～66%。

吞咽障碍可引起营养不良、脱水、吸入性肺炎、窒息，甚至死亡。美国每年因吞咽障碍致死者超过1万人，加上其相关并发症，导致的死亡达6万人，死亡比例超过糖尿病，其中多数为老年人，严重影响老年人的健康。导致老年人吞咽障碍的原因包括器质性因素和功能性因素。

1. 器质性吞咽障碍 是指吞咽器官相关的解剖结构异常改变，引发进食通道异常出现的吞咽问题。主要是由于口、咽、喉、食管等解剖结构异常，如吞咽通道及邻近器官的炎症、肿瘤、外伤等。

2. 功能性吞咽障碍 是指参与进食活动的吞咽肌暂时失去神经控制而出现吞咽肌群、骨骼肌运动不协调导致的吞咽问题。常见于中枢神经系统疾病、脑神经病变、神经肌肉疾病、年老体弱、痴呆等。

（二）护理评估

1. 健康史 评估老年人的一般资料，如既往史、家族史、用药史等；重点评估老年人是否发生吞咽障碍高风险的疾病，口咽部的疾病如口炎、舌炎、咽肿瘤等；食管疾病如食管炎、食管癌等；神经肌肉疾病如重症肌无力、延髓性麻痹等；精神性疾病如癔症等。

2. 身体状况 由于吞咽障碍导致噎呛的患者，常被误认为心绞痛发作而延误最佳抢救时机，所以一定要正确评估、及时判断。

（1）常见症状和体征 老年人典型的症状表现为进食过程中出现呛咳、声音变化、咽部不适感、咽部残留感及进食后咳嗽或呕吐，痰中混有食物等。如果老年人出现咳嗽无力或无咳嗽，进食后出现发热、声音嘶哑、发声湿润低沉等应注意有无隐性误吸的可能。严重者可出现反复发作性肺炎、营养不良、消瘦、脱水等并发症。常见的体征包括流涎、反流、痰液增多、声音嘶哑、吞咽反射减弱或消失，进食易疲劳，口、颜面、舌、咽喉肌肉无力、萎缩，体重减轻等。

（2）噎呛　进食时，当食物误入气管或卡在食管某一狭窄处压迫呼吸道或呛到咽喉部、气管，引起呛咳、呼吸困难，甚至窒息时，称为噎呛。噎呛的临床表现与冠心病类似，常被误认为冠心病发作而延误抢救。其临床表现可分为三个阶段：①早期表现。因大量食物积存于口腔、咽喉前部，表现为面部涨红，并有呛咳反射；由于食物吸入气管，会感到极度不适，大部分老年人表现为不自主地一手呈"V"字状紧贴于颈前喉部，表情痛苦。②中期表现。食物堵塞咽喉部，表现为有胸闷、窒息感，食物吐不出，两手乱抓，两眼发直。③晚期表现。出现满头大汗、面色苍白、口唇发绀、昏倒在地、意识不清，提示食物已误入气管，若不及时处理，严重者出现大小便失禁、鼻出血、抽搐、昏迷等，甚至呼吸心跳停止。

3. 心理－社会状况　吞咽障碍的老年人多数伴有肢体功能障碍和语言障碍，生活不能自理，感觉康复无望；老年人容易发生呛咳误吸，有时会危及生命，老年人及照顾者缺乏相关知识，会使老年人及照顾者产生焦虑、恐惧、抑郁等情绪。

4. 辅助检查　为了正确评估吞咽功能，可以采用吞咽造影、内窥镜、超声波、吞咽压检查等手段动态观察。常用的评估方法有洼田饮水试验和反复唾液吞咽测试。

（1）洼田饮水试验　让老年人端坐，喝下 30ml 温开水，观察所需时间及饮水呛咳情况，并对老年人的吞咽功能进行分级：1 级，能顺利地 1 次咽下；2 级，分 2 次以上，能不呛咳地咽下；3 级，能 1 次咽下，但有呛咳；4 级，分 2 次以上咽下，但有呛咳；5 级，不能全部咽下，频繁呛咳。

（2）反复唾液吞咽测试　这是临床上评估老年人吞咽能力简单易行的方法，其做法是老年人取坐位，卧床时取放松体位，先用人工唾液或 1ml 水湿润老年人口腔，然后评估者将手指放在老年人的喉结及舌骨处，让其尽量快速反复吞咽唾液，观察 30 秒内喉结及舌骨随着吞咽越过手指向前上方移动再复位的次数，30 秒内吞咽 3 次属于正常，30 秒内吞咽 2 次或小于 2 次则有呛咳的风险。

（三）常见护理问题

1. 吞咽障碍　与老化、进食过快、食物过硬或过黏、疾病因素（如脑梗死、痴呆等）有关。

2. 焦虑　与担心窒息而紧张情绪有关。

3. 恐惧　与担心窒息而害怕情绪有关。

4. 有窒息的危险　与摄食－吞咽功能减弱有关。

5. 有急性意识障碍的危险　与有窒息的危险有关。

6. 有营养失调的危险　摄入营养低于机体需要量与吞咽困难引起进食减少有关。

（四）治疗措施

当吞咽障碍影响老年人呼吸甚至窒息发生时，应立即现场急救。轻度吞咽障碍，老年人能自行咳嗽，勿拍背等干扰老年人清理呼吸道。若老年人噎食症状无缓解，立刻给予膈下腹部冲击施救。膈下腹部冲击法包括立位腹部冲击法（意识清楚老年人）：站在老年人身后，用双手臂环绕老年人腰部，令老年人弯腰，头部前倾。一手握空心拳，拳眼顶住老年人腹部正中线脐上方两横指处，不要触及剑突；另一只手直接放在第一只手的手背上，两手掌根重叠。两手合力快速向内、向上有节奏冲击老年人的腹部，连续五次，重复若干次。检查口腔，如果异物被冲出，迅速用手将异物取出。检查呼吸、心跳，如果没有，立即实施心肺复苏。无意识状态下误吸异物堵塞呼吸道的急救：取平卧位，肩胛下方垫高，颈部伸直，摸清环甲韧带（在喉结下），稳准地刺入一个粗针头（12～18 号）于气管内，以暂时缓解缺氧状态，以争取时间进行抢救，必要时配合医生行气管切开术。

（五）护理措施

护理的总体目标：吞咽障碍得到缓解；噎呛能够得到及时处理，未发生窒息和急性意识障碍等危险；患者焦虑、恐惧情绪减轻，配合治疗及护理；未发生相关并发症。

1. 进食环境准备

（1）餐厅或病房　鼓励老年人在餐厅进食以增加进食量，提供个性化餐厅服务；进餐时尽量停止不必要的治疗或其他活动。

（2）餐具　使用适当餐具（例如大小形状适宜的瓷器、杯碟、筷子、勺子等），不使用一次性餐具。

（3）家具　老年人应坐在稳定的扶手椅上；坐在轮椅上或在床上进餐的患者要适当调整餐桌的高度。

（4）环境　保持安静，尽量让照顾者和电视的声音最小化。

（5）其他　选用老年人心情愉快的音乐；光线应适当，避免光线过暗或过亮；食物的气味能诱发食欲，或餐厅接近备餐区，刺激食欲；设备齐全、清洁，便于照顾者和（或）老年人熟悉使用。

2. 食物选择　避免有刺、干硬容易引起噎呛的食物；避免黏性较强的食物，如糯米等食物；避免食物过冷或过热；少食辛辣、刺激的食物；不可过量饮酒；对偶有呛咳的患者，合理调整饮食搭配，尽量做到细、碎、软的食物要求。

3. 体位管理　尽量保持直立体位或前倾15°，患者应坐在椅子上进食，如果其需要协助，可以使用枕头、坐垫等协助其保持端坐位。如果患者被限制在床上，在整个进食（食物、液体、药物）期间至少抬高床头60°，而且进食后需至少30分钟后才能放低床头。如果患者实在无法保持60°及以上的体位，护理人员协助患者经口进食。

4. 进餐观察　进餐时观察患者的食量、食速及体位，有意控制老年人的食量和速度。进餐时不要与患者交谈，或催促进食，患者发生呛咳时宜暂停进食，严重时停止进食，进食过程中发现患者突然不能说话、欲说无声、剧烈呛咳、面色发绀、呼吸困难等现象，应及时清理呼吸道，保持呼吸道通畅，就地抢救。

5. 进食注意事项

（1）注意力集中　老年人进餐时应精力集中，不宜谈论令人不快的事情，情绪不稳定时不宜进餐。

（2）进食量及速度适宜　避免一次进食过多，应少量多餐、细嚼慢咽；对于进食慢的患者，配餐员可将餐盘留下，不强调在规定的时间内收回。

（3）鼓励自我进食　能够自主进食的患者，护理人员应用多种方法鼓励老年人自己进食，而不是帮助进食以减少进食时间。

（六）健康指导

健康指导对象应包括患者及其照顾者。

1. 现场应急指导

（1）当患者出现呛咳时，立即协助其低头弯腰，身体前倾，下颌朝向前胸。

（2）如果食物残渣堵在咽喉部危及呼吸时，患者应再次低头弯腰，喂食者可在其肩胛下沿快速连续拍击，使残渣排出。如果仍然不能排出，取头低足高侧卧位，以利体位引流；用筷子或光滑薄木板等撬开患者口腔，放置上下齿之间，或用手巾卷个小卷撑开口腔，清理口腔、鼻腔、喉部的分泌物和异物，以保持呼吸道通畅。在第一时间尽可能自行去除堵塞气道异物的同时，应尽早呼叫医务人员抢救。

2. 吞咽功能锻炼指导

（1）面部肌肉锻炼　包括皱眉、鼓腮、露齿、吹哨、龇牙、张口等。

（2）舌肌运动锻炼　伸舌，使舌尖在口腔内左右用力顶两颊部，并沿口腔前庭沟做环转运动。

（3）软腭的训练　张口后用压舌板压舌，用冰棉签于软腭上做快速摩擦，以刺激软腭，嘱患者发"啊、喔"声音，使软腭上抬，利于吞咽。通过上述方法，促进吞咽功能的康复或延缓吞咽功能障碍的恶化，预防噎呛再次发生。

三、疼痛

（一）概述

1. 疼痛的概念及分类　疼痛（pain）是临床上最常见症状之一，严重影响老年人的生活质量。随着多学科交叉和慢性疾病的发展，2016 年国际疼痛学会（international association for the study of pain，IASP）对疼痛的定义进行更新，认为疼痛是一种与组织损伤或潜在组织损伤相关的感觉、情感、认知和社会维度的痛苦体验。新定义综合考虑了感觉、情感、认知和社会四个维度，为疼痛的评价和综合管理提供了新的思路。在国际疾病分类第 11 版（ICD–11）中，将持续或复发超过 3 到 6 个月的疼痛定义为慢性疼痛。疼痛不再仅仅是一种常见的临床症状，而被公认为是一类疾病。

疼痛类别的划分尚没有统一标准，根据病因可以将疼痛分为外伤性疼痛、病理性疼痛、神经源性疼痛、代谢性疾病引起的疼痛、心理性疼痛等；根据疼痛部位可分为躯体痛、内脏痛和非特异性疼痛等；根据疼痛的程度将其分为微痛、轻痛、甚痛、剧痛。2015 年 IASP 与世界卫生组织（WHO）共同出台 ICD–11，制订了一套新的实用性强的慢性疼痛分类，其优先考虑疼痛的病因，然后考虑其病理生理学机制，最后考虑疼痛产生的部位。ICD–11 将慢性疼痛划分为以下七类：慢性原发性疼痛、慢性癌痛、慢性术后痛和创伤后疼痛、神经病理性疼痛、慢性头部和额面部疼痛、慢性内脏疼痛、慢性骨骼肌疼痛。

2. 老年疼痛　疼痛在老年人群中普遍存在，严重影响老年人的生活质量。英国老年医学会（BGS）老年人疼痛管理指南中提到社区老年人群中慢性疼痛发生率为 25% ~ 76%，而养老院中慢性疼痛发生率可高达 83% ~ 93%。澳大利亚和新西兰老年医学会（ANZSGM）发布的老年人疼痛声明中指出，约有半数的亚急性医院住院老年患者受到慢性疼痛的困扰。然而，老年疼痛的问题未能得到重视，有调查显示，约有四分之一的老年疼痛患者未接受过任何药物和其他镇痛治疗。由于老年人基础疾病复杂多样，生理功能和心理发生改变，语言表达功能下降，认知功能障碍，以及药物之间的相互作用等因素，给老年疼痛的评估、诊断、治疗、护理带来很大困难。老年疼痛多数是慢性、持续存在；随年龄的增长、疼痛程度和发生率也相应增加；发生率女性多于男性；且以退休、丧偶的老年人发生疼痛的可能更高；疼痛好发部位以背部、下肢、头面部为主；老年慢性疼痛患者常伴有抑郁、焦虑等情绪，应综合考虑。

3. 疼痛的病因　老年人常多病共存，任何一种疾病都可以导致持续性疼痛，其中包括肌肉骨骼系统疾病、神经病理性疾病、风湿疾病、代谢紊乱和肿瘤等。老年人与退行性变性疾病有关的疼痛发生率最高，关节疼痛调查显示在老年人中以膝关节疼痛较常见；糖尿病神经病变、带状疱疹、周围血管病和创伤所致神经痛也多见于老年人；癌症及其治疗所致癌痛也被视为持续性疼痛的一种。

（二）护理评估

1. 健康史

（1）询问老年人疼痛的部位、性质、开始时间、持续时间、强度、加剧和缓解因素，以及目前的用药情况，疼痛对老年人食欲、睡眠、日常生活的影响。

（2）询问老年人疼痛的特点，明确疼痛的类型。根据起病急缓及持续时间将疼痛分为急性和慢性两种。急性疼痛：持续时间多在1个月内，有明确的病因，如骨折、手术等；常伴有自主神经系统症状（如心跳加快、出汗、血压轻度升高等），用常规的镇痛方法可以控制。慢性疼痛：起病较慢，持续时间在3个月以上，具有持续性、顽固性、反复发作的特点。多与慢性疾病有关，如糖尿病性周围神经病变、骨质疏松症等。一般无自主神经症状，但常伴有抑郁等心理问题。

（3）评估老年人是否有高血压、高血脂及重要脏器功能改变，明确疼痛与老年人自身所患疾病的关系。

（4）疼痛评估的注意事项：疼痛评估在疼痛管理中至关重要，然而，并没有针对性的客观生物学指标可以作为单一疼痛评估标准，疼痛评估需要全面考虑老年人情况。在疼痛评估时应注意以下几点：老年人语言功能下降、认知功能障碍、患抑郁症或其他共存病如中风、阿尔茨海默病等，给准确有效地评估疼痛带来困难。疼痛是主观的、自述性的，当无法得到老年人自述病史时，可从不同的来源了解病史，针对性的、详细的体格检查对评估老年人慢性疼痛尤为重要，仔细观察和适当的评估量表的使用成了基本工具，可结合多种疼痛评估工具对老年患者的疼痛程度和精神状态进行评估。

（5）疼痛评估工具：多种疼痛评估量表为评估疼痛分级提供了重要的手段。以下介绍几种常用的疼痛评估工具。①视觉模拟量表（visual analogue scale，VAS）该量表是一种简单、有效的测量方法，广泛应用于临床工作中。具体做法：在纸上划一条10cm的横线，横线的一端为0，表示无痛；另一端为10，表示剧痛；中间部分表示不同程度的疼痛。让患者根据自我感觉在横线上划一记号，然后测量从起点到标记点的距离，用测量到的数值表示疼痛的程度。VAS的优点在于其操作简单，但初次使用该方法的患者有可能因不习惯其表达形式而影响结果的准确性，因此，应用的关键是评估者应对该方法进行清晰的解释和说明，以使患者充分理解。②数字疼痛强烈量表（numerical rating scale，NRS）NRS是在VAS的基础上加入数字的直观表达方式，其优点是较VAS更加方便直观（图7-6）。评估者只需用数字表达疼痛的强度，不足之处在于容易受到数字和文字的干扰，降低评估准确性。其中0代表无痛；1~3为轻微疼痛（疼痛不影响睡眠）；4~6为中度疼痛；7~9为重度疼痛（不能入睡或睡眠中痛醒）；10代表剧痛。③Wong-Banker面部表情量表（Wong-Banker faces pain rating scale）该量表由6张从微笑到流泪的面部象形图组成（图7-7）。让患者从中挑选与其最匹配的一幅面部表情图。该量表可应用于有认知功能障碍及沟通交流障碍的老年患者。④McGill疼痛问卷（McGill pain questionnaire，MPQ）MPQ不仅仅局限于疼痛强度的单一评估，而是从多方面、多角度评估疼痛问题。但MPQ条目较多，操作繁琐，一次评估大约需要20分钟，且需要经过培训的专业人员协助患者完成。简化的McGill疼痛问卷（short form of McGill pain questionnaire，SF-MPQ）是在MPQ的基础上简化而来，每次评估只需要2~5分钟，通常用来测量患者当时正经历的疼痛强度。⑤晚期老年痴呆症疼痛评估量表（pain assessment in advanced dementia，PAINAD）老年痴呆患者由于认知、记忆、理解能力降低，使用常规的疼痛评估工具对其进行评估有困难。PAINAD适用于认知及表达功能受损严重的老年患者，由工作人员或家属通过观察被评估者的行为表现作出量化评估。该量表共有5个与疼痛相关的行为，包括面部表情、负面的声音表达、身体语言、呼吸及可安慰程度，通过得分总和判断老年患者的疼痛程度，得分越高，疼痛程度越高。

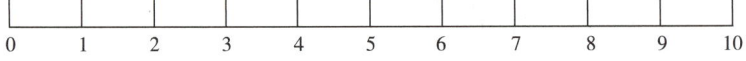

图7-6 数字疼痛强烈量表（NRS）

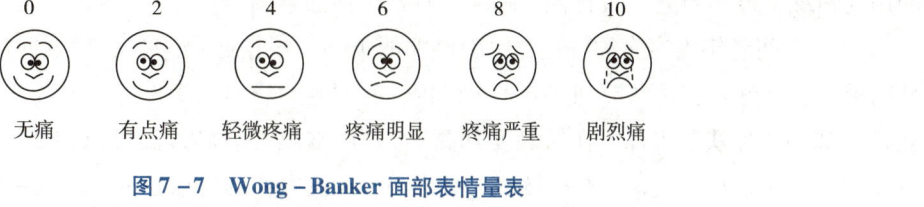

0	2	4	6	8	10
无痛	有点痛	轻微疼痛	疼痛明显	疼痛严重	剧烈痛

图 7 – 7 Wong – Banker 面部表情量表

由于疼痛的多重性特征，单一的评估方法难以对疼痛进行准确、全面的评估。因此，评估者在选择疼痛评估工具时，应综合考虑老年人的具体情况、评估目的及工具特征。

2. 身体状况 头痛、脚痛、腹痛、骨关节痛等。疼痛时机体表现为心率增快、血压升高、呼吸加快、出汗、恶心、呕吐、肌紧张，严重者出现疼痛性休克。

3. 心理 – 社会状况 慢性疼痛常引起老年人的消极情绪，要及时评估老年人目前的心理 – 社会状况，如是否有焦虑、抑郁、愤怒等心理，是否有社会适应能力下降，对老年人日常生活和社会生活的影响等。

4. 辅助检查 根据疼痛原因及部位选择辅助检查，包括影像学检查（如 X 线、CT、MRI、造影）实验室检查等。

（三）常见护理问题

1. 疼痛 与老年人所患疾病有关。

2. 睡眠形态紊乱 与慢性疼痛未得到控制，影响睡眠有关。

3. 焦虑 与持续慢性疼痛及疼痛未得到控制有关。

4. 活动无耐力 与慢性疼痛影响活动有关。

（四）治疗措施

疼痛的发生原因复杂，表现各异，老年患者对疼痛的耐受程度和治疗的反应差异较大，因此在治疗时应强调个体化。老年慢性疼痛治疗强调的是"多模式"方法，即药物和非药物结合。要考虑老年慢性疼痛和心理疾病的共存。治疗目标在于缓解疼痛和改善功能状态。老年人有可能担心服用止痛药伤害身体而自行停药或调整药物剂量从而不能很好控制疼痛，因此向老年人耐心详细解释止痛药的作用及不良反应至关重要，从而提高老年人服药的依从性。

（五）护理措施

1. 一般护理

（1）环境 为老年疼痛患者创造舒适、安静的环境，适宜的温湿度、柔软整洁的被褥有助于增加舒适感，降低老年人对于疼痛的感知。

（2）休息与活动 合理安排检查、治疗、护理的时间，集中操作，避免不必要的打扰，减少疼痛刺激。注意纠正老年人长期不良姿势，如固定坐姿（打麻将、看电视等），通过适当锻炼增强肢体肌力、耐力，防止失用性改变。

（3）饮食 注意根据患者情况给予营养丰富、易消化、富含维生素的饮食，保持大便通畅，预防由于便秘诱发疼痛。同时，应注意选择患者喜好的食物，刺激食欲，保证营养摄入，从而提高患者对于疾病的抵抗力和对于疼痛的耐受能力。

（4）病情监测 根据患者情况及时动态地进行疼痛评估，了解患者疼痛的进展及缓解情况。

2. 用药护理 常用的镇痛药物包括以下内容。

（1）非甾体类抗炎药（NSAIDs） 用于治疗肌肉和骨骼慢性疼痛综合征。所有的非甾体类镇痛药都有比较接近的镇痛和抗炎效果，而且镇痛效果都有封顶效应。老年患者应用该类药物发生胃肠道出血的风险更大，若同时服用抗血小板聚集药或者抗凝药时，药物之间的相互作用增加 NSAIDs 使用的风险。

（2）离子通道阻滞剂　多用于神经病理性疼痛，常用药物有钠离子通道阻滞剂卡马西平、奥卡西平和拉莫三嗪；钙离子通道阻滞剂加巴喷丁和普瑞巴林。这些药物可以单独使用或联合应用。常见不良反应包括眩晕和嗜睡。

（3）抗抑郁药物　主要包括三环类抗抑郁药，例如阿米替林和丙米嗪等。老年人应用三环类药物的相对禁忌证包括既往有心脏疾患、便秘及尿潴留等。当慢性疼痛和焦虑、抑郁疾病共存时，联合用药效果更佳。

（4）肌松药　主要用于与肌肉痉挛或肌肉强直相关的疼痛治疗，常用药有巴氯芬和盐酸乙哌立松。可以减轻或缓解肌肉紧张引起的疼痛。

（5）阿片类药物　主要用于中重度疼痛治疗。此类药物包括经皮芬太尼贴剂和阿片类片剂，贴剂是一种缓慢释放，透皮吸收的阿片类药物制剂，不良反应相对少。阿片类镇痛药的主要不良反应包括胃肠道反应、尿潴留、神经系统症状、药物依赖等，其中最为严重的不良反应为呼吸抑制，老年人用药需要警惕药物过量引起呼吸抑制。

老年人各脏器功能减退，药动学发生改变，老年人对于镇痛药物的耐受性下降，无论何种类型的镇痛药，均应遵循安全性的原则。护理人员应掌握药物的作用及不良反应，指导老年人安全用药。

根据世界卫生组织（WHO）的三阶梯镇痛原则：第一阶梯用药包括非阿片类 + 辅助药品；第二阶梯为弱阿片类药物 + 非阿片类 + 辅助药品；第三阶梯包括强阿片类药物 + 非阿片类 + 辅助药品。疼痛药物治疗时应注意五大原则：首选口服原则，按阶梯给药原则，按时给药原则，个体化治疗原则，以及关注细节的原则。

3. 非药物干预　除镇痛药物的使用外，非药物干预方法在缓解老年人疼痛中也起到了至关重要的作用，综合的干预措施对于控制老年人疼痛更加有效和显著。常用的控制疼痛非药物干预手段包括以下内容。

（1）神经阻滞（nerve block, neural blockade）　是指在脑神经、脊神经、神经根、交感神经节等神经内或附近注入局麻药，一过性的阻断神经传导功能，达到解除疼痛，改善血液循环，治疗疼痛性疾病的目的。神经阻滞疗法除使用局麻药外，常在局麻药液中加入糖皮质激素、B 族维生素等药物以及某些中药注射液。使用糖皮质激素类药物时，对于老年人，尤其对有心血管疾病、糖尿病的老年患者更应注意糖皮质激素的副作用，依据个人情况适当使用。

（2）微创介入手术　在 X 线、CT、数字减影血管造影（DSA）或微型内镜引导下，进行神经毁损术、射频相关技术、椎间盘解压及纤维环成形术等，以治疗各种慢性疼痛。

（3）物理治疗　物理治疗具有止痛、改善血液循环及营养神经的作用。神经肌肉电刺激疗法、正弦调制中频电疗法、超短波疗法、经皮神经电刺激疗法等都有不同程度的镇痛作用。

（4）心理干预　认知行为治疗可增强对各种慢性疼痛过程的耐受性，包括认知疗法、行为治疗、精神分析、森田疗法等，是疼痛干预治疗的早期选择。

（5）自我应对策略　适应疼痛并相应地改变自身认知行为以更好地接受疼痛是自我应对策略的目标。老年人慢性疼痛经常采用的自我应对策略有运动、坐下或躺下休息、转移注意力。运动是老年人使用频率最高的策略，相关研究显示，体育运动在疼痛控制中充当了重要角色。

4. 心理护理　任何可以使老年人精神愉快、情绪稳定的方法都可以提高疼痛阈值，减轻疼痛。对待老年人应具有同情心，热情诚恳，尊重其人格，耐心倾听其主诉，了解并满足其需要。在交流中应注重非语言沟通技巧，可采用触摸等方法给予安慰，减轻不适。引导老年人淡化疼痛，可鼓励患者进行力所能及的活动，也可采用读书、听音乐、深呼吸等方法分散患者注意力。应注重家庭成员在疼痛管理中的作用，帮助家庭成员理解患者的疼痛，给予患者支持。

（六）健康指导

1. 纠正对疼痛的错误认知　向老年人解释引起疼痛的原因，疾病与疼痛的相关知识，纠正老年人对疼痛的不正确想法。

2. 用药指导　教会患者和家属使用常用的疼痛评估方法，以便及时调整药物及药量，有效止痛。注意观察药物的疗效和副作用，避免药物相互作用带来的不良反应。

3. 缓解疼痛的方法　疼痛时可采取舒适体位，缓慢深呼吸，分散注意力，以减轻疼痛。提倡清淡、高蛋白、低脂、无刺激、易消化的饮食。保持大便通畅，减轻腹胀，以免引起疼痛。

四、营养缺乏与消瘦

（一）概述

营养缺乏是指由于机体内缺乏必需的营养素，影响生长发育或生理功能的现象，是营养不良的一种。据研究，我国老年人的营养不良风险整体较高，48.4%的老年人营养状况不佳；住院老年患者经营养筛查发现，有65%处于营养不良或存在营养不良危险。老年人因机体老化、脏器功能衰退，易发生各类营养缺乏性疾病，引起免疫能力低下等一系列健康问题。

（二）护理评估

1. 健康史　询问患者近期的饮食习惯、食欲、情绪、睡眠、咀嚼功能、排泄情况有无改变。是否患有吸收不良性疾病、代谢亢进性疾病、消耗性疾病。是否正在服用引起食欲减退、恶心或影响睡眠、精神状态的药物；增加能量代谢的药物，如甲状腺素制剂等。

2. 身体状况　出现牙龈出血、体重减轻、头发变细干燥、伤口难以愈合等。

3. 心理－社会状况　因疾病导致情绪不佳、睡眠质量差而影响食欲；厌世或孤独；独居老年人或高龄老年人因行动不便或无家属或照顾者陪伴采购或烹饪食物，使摄入减少；相关营养知识缺乏，食物营养搭配能力不足可导致营养失衡；经济条件、生活卫生环境差会影响食物的种类、数量及质量。

4. 辅助检查

（1）体重指数（BMI）　常用于衡量人体胖瘦程度的标准，公式：$BMI = 体重（kg）/身高（m）^2$。根据亚洲标准，体重指数在 17～18.4 为轻度消瘦，16～16.9 为中度消瘦，小于 16 为重度消瘦。

（2）血清蛋白质含量测定　血清白蛋白 2.9～3.5g/L 为轻度营养不良，2.1～2.8g/L 为中度营养不良，小于 2.1g/L 为重度营养不良。

（三）常见护理问题

1. 营养失调　低于机体需要量。与味觉、嗅觉减退和咀嚼能力、活动能力下降有关。

2. 活动无耐力　与营养不良有关。

3. 知识缺乏　与相关膳食营养知识缺乏有关。

（四）治疗措施

营养不良性消瘦患者主要采用综合治疗措施，包括及时处理各种紧急情况，如脱水、酸中毒、电解质紊乱、休克、低血糖的处理，同时需要调整饮食、去除病因、改善消化功能及处理并发症等，通常患者需长期间歇性治疗。紧急情况的处理，对轻到中度脱水可先用口服补液疗法，既补充电解质，也补充部分热能。调整饮食、补充营养，可根据营养不良的程度、消化功能和食物的耐受力逐渐调整营养。调整的原则为由少到多，由稀到干，由单一到多样化，直到恢复到正常饮食，营养改善为止。

（五）护理措施

总体目标是老年患者积极治疗原发病的同时能掌握饮食营养知识，及时发现营养缺乏的症状和诱因并主动从饮食方面去改善健康状况，如增加食物的摄入量、丰富食物的品种、注意营养的搭配等，精神、情绪状态的改善，有助于促进食欲。

1. 控制原发病 对原发病所致的营养不良，应积极治疗原发病，以阻断恶性循环增强患者的免疫力。

2. 饮食治疗与护理

（1）食物制作 咀嚼力、消化吸收功能低下者：可采用炖或煮的方法，使食物变松软，或者将食材形状加工变小如蔬菜切细、肉类制成肉末等，以利消化吸收。吞咽功能低下者：避免过干、过硬、辛辣刺激的食物，可选择有一定黏稠度的食物，避免噎呛发生。味觉、嗅觉等感觉功能低下者：烹调时可增加调味品的使用如醋、姜、蒜，以刺激食欲，同时兼顾食物的色、香、味、美。

（2）进餐护理 上肢活动障碍者：尽量保持老年人使用筷子的功能，必要时可选用各种特殊的餐具，注意餐具使用过程的舒适性和安全性。视力障碍者：在家属或照顾者的指导、监督下进餐，进餐前向其说明餐桌上食物的摆放位置和种类，并帮助其用手触摸以便确认。可加重食物的味道和香气以增进食欲。

3. 提供相关援助 为行动不便、肢体残缺的老年人提供相应帮助，如安排集体用餐或定时送餐上门等。注意少量多餐、营养均衡的原则。

4. 定期检测相关指标 定期体格检查及血清蛋白质含量测定。

5. 用药护理 对于因药物引起消耗增多、胃肠道反应等导致的营养不良患者，应在医生指导下，尽量调整服药时间、剂量和浓度。

6. 心理护理 向患者讲解营养不良出现的原因，鼓励患者积极配合医生治疗原发病，有针对性地做好心理疏导，避免因精神紧张而进一步加重症状。鼓励老年人参加有益的社交活动，调节情绪，保持心情愉快。

（六）健康指导

1. 食物的选择 选购食物应注意观察是否在保质期内、食品卫生有无保障等，食物要及时食用，不宜在冰箱内长期存放，避免因食材鲜度降低、细菌繁殖而影响口感。

2. 食物的制作 制作时注意颜色的搭配和营养的均衡。食物的色、香、味齐全有利于刺激食欲。经常更换不同的食品类型和不同的烹调方法，如汤羹类食物能增加与味蕾的接触，也有助于增进食欲。

3. 适度的活动 根据老年人的年龄、体力和耐受程度，适度锻炼，达到改善情绪，增进食欲的目的。

五、口腔干燥

（一）概述

口腔干燥是指老年人由于唾液腺的退变、疾病及用药等引起唾液分泌减少而产生口干的状态或感觉。口腔干燥在老年人中很常见，65岁以上的老年人有25%～60%有口腔干燥症，健康老年人中约有40%主诉有口腔干燥的感觉。唾液分泌减少，使其原有的机械冲洗口腔、加强味觉、润滑食物及促进消化等作用削弱，出现明显症状的同时也导致老年人的生活质量下降。口腔干燥的病因如下。

1. 局部因素 机体老化：腺体退行性变性，分泌功能减弱。药物因素：服用利尿药、抗胆碱能药和治疗帕金森的药物等。头颈部放射治疗：可损伤唾液腺组织，造成长期口腔干燥。张口呼吸：长期鼻饲或吸氧的患者，唾液蒸发较快，口腔水分不足。

2. 全身因素　由于自身免疫性疾病引起干燥综合征，尤其是中老年女性，可导致口腔干燥、干燥性角膜炎与风湿病。

3. 精神心理因素　紧张、焦虑等心理与口腔干燥的发生有一定关系，经评估多属于精神症状躯体化表现形式。

（二）护理评估

1. 健康史　询问患者饮食习惯以及日常刷牙和用牙的方法、有无干燥综合征家族史等。口腔干燥感觉的开始时间、持续时间和严重程度；是否伴有干性食物吞咽功能低下，进食和说话时口腔和唇部有干燥、口臭等。

2. 身体状况　许多老人诉说口干，而真正唾液腺功能低下者有典型的干性食物吞咽困难，吞咽时需要喝水。进食和说话时口腔和口唇干燥，近期内突然增多的龋齿、口腔内有真菌感染。严重者口唇和口腔干燥、溃疡、红斑或皱褶。

3. 心理－社会状况　口腔干燥的老年人常伴有口臭，因害怕口腔气味被他人议论，常不愿与他人进行交往，长此以往很可能会产生孤独、自卑等负性情绪，因此要及时评估其心理社会状况。

4. 辅助检查　逆行涎管造影可帮助判断有无炎症或阻塞性病变。影像学检查如 CT 和 MRI 可检出唾液腺有无炎症性疾病、阻塞或肿瘤。怀疑干燥综合征，则需进行唾液腺活检和泪腺功能检查；腺体的分泌量可通过含糖法测定，即将一定质量的糖块放入口内含化 3 分钟后，取出称重，通过糖质量的变化来评估唾液分泌量。

（三）常见护理问题

1. 有感染的危险　与唾液分泌减少导致口腔自净能力降低、引发口腔黏膜溃疡有关。

2. 营养失调　低于机体需要量。与唾液分泌减少引起吞咽功能下降、食物消化吸收不良有关。

3. 社会交往障碍　与口腔干燥伴有口臭而产生自卑感等有关。

4. 知识缺乏　与缺乏口腔卫生保健的相关知识有关。

（四）治疗措施

口腔干燥影响了口腔的自洁作用和对淀粉的消化作用，并使口腔黏膜萎缩易于角化，常发生口腔黏膜干燥症，导致口干和说话不畅及影响食物的吞咽。口腔中存在大量的正常和致病的菌群，可以通过每天的饮水、进食、刷牙、漱口等活动达到减少或清除致病菌的目的。口腔干燥会减少味觉的感受性，可让老年人经常用淡盐水或清水漱口。避免使用乙醇的漱口液或柠檬汁，以免加重口腔黏膜的干燥。

（五）护理措施

主要目标是老年人能积极治疗原发病，定期进行口腔检查、治疗；保持口腔的清洁、湿润和牙齿、黏膜的完整性，养成良好的用牙习惯，掌握口腔卫生自我保健的相关知识；恢复正常社会交往。

1. 促进唾液分泌

（1）合理用药　因镇静药、阿托品类药、利尿药或温补中药等所致的唾液减少而引起的口腔并发症，应经医生评估后调整药物剂量或更换药物。

（2）发挥残存功能　利用唾液腺上仍有的分泌功能，鼓励老年人咀嚼无糖型口香糖、含青橄榄或无糖的糖果以刺激唾液分泌。

2. 一般护理

（1）口腔卫生　养成早晚正确刷牙、餐后漱口或使用牙线以保持口腔清洁的习惯。

（2）口腔保健　有口腔溃疡者，禁止饮用乙醇或含乙醇成分的饮品，因为乙醇可造成口腔黏膜损伤，引发症状加重或感染，可选择用金银花、白菊花或乌梅甘草汤等泡服或漱口。

3. 监测病情　每天观察口腔黏膜的颜色、完整性，注意有无新的溃疡及其大小、颜色、出血情况等。

4. 营养与饮食　选择柔软、清淡的食物，少食多餐，进食含蛋白质、热量、维生素较多的食物。患干燥综合征的老年人，应多食用滋阴清热生津的食物，饮食以少食多餐为宜，忌食辛辣、温热食品，严禁吸烟。吞咽困难者给予鼻饲饮食，定期测体重，检查血红蛋白及电解质。

5. 心理护理　进行健康宣教或指导患者改善口腔干燥和口臭等问题，鼓励参加社区活动、增加社会交往，消除其孤独和自卑等情绪，逐渐恢复社交。

（六）健康指导

1. 牙齿保健

（1）每日叩齿　轻微闭口，上下牙齿相互轻轻叩击数十次，所有的牙都要接触，促进牙体和牙周组织血液循环，注意勿过度用力，避免舌咬伤。

（2）按摩牙龈　可用牙刷进行，将刷毛以45°压迫于牙龈上，然后放松，反复数次，使血液循环改善，增强抵抗力；还可以用食指依次按摩上下、左右的内外侧牙龈约数分钟，以此增加牙龈组织血液循环，提高牙周组织的抵抗力。

（3）正确刷牙　选用刷头小、毛软且有弹性的保健牙刷，上牙由上向下旋转刷，下牙由下向上旋转刷，上、下前牙里面要顺牙缝刷，注意嚼东西的牙面应前后来回刷。

（4）漱洗口腔　饭后或剔牙后用温水或茶水漱口可以把口腔内残留的食物残渣漱洗掉，茶含有氟和鞣质，对预防龋齿和牙龈炎有一定作用。

2. 饮食调理

（1）可食用滋阴清热生津食物和水果，如丝瓜、芹菜、黄花菜、枸杞；水果可选择甘寒生津的西瓜、甜橙、梨、桑椹等。

（2）忌食辛辣、温热食物，如烈酒、浓茶、咖啡、油炸食物、羊肉以及辣椒、胡椒、花椒、姜、葱、蒜等。

3. 义齿的保养　佩戴前应用软毛牙刷清洁口腔和义齿，特别是牙龈口腔上壁与舌头处。佩戴义齿动作应轻柔，避免牙周组织损伤。夜晚睡前应摘下放置于有清水的固定容器中，注意不要用热水、乙醇、盐水和消毒液浸泡，以免义齿变形或老化。尽量少吃生硬、黏性食物，防止义齿的损坏。每年定期进行口腔及假牙检查。

六、老年性耳聋

（一）概述

老年性耳聋是指随着年龄增长，双耳听力进行性下降，以高频听力下降为主的感音神经性聋。是老年患者最常见的听力障碍，其出现频率随年龄增长而渐增，60～70岁达高峰。老年性耳聋是由多种因素共同作用而引起的。遗传、饮食、环境、精神因素等与老年性耳聋密切相关，高血压、动脉硬化、高脂血症和糖尿病等是加速老年性耳聋的重要因素。

（二）护理评估

1. 健康史　询问患者有无高血压、糖尿病、甲状腺功能减退等疾病；有无吸烟或者嗜酒史。既往用药情况，是否服用过可能损伤听力的药物，有无耳聋的家族史等。

2. 身体状况　60 岁以上出现双侧对称性听力下降，原因不明，以高频听力下降为主。表现为听人说话，喜慢怕快，喜安静怕嘈杂；常有"低音听不见，高音又感觉刺耳难受"的听觉重振现象；言语理解不连贯，常常打岔，有音素衰减现象；常伴有高频性耳鸣，开始为间歇性，渐渐发展成持续性，严重影响老年人的睡眠。

3. 心理 – 社会状况　听力下降影响老年人的正常交流，导致老年人性情急躁、产生抑郁、焦虑情绪，时间久了不愿意与人交往，产生与社会隔绝感和孤独感。评估老年患者的社交状况、社会支持状况、抑郁状况。

4. 辅助检查

（1）听力学测试检查　在专门的医疗机构由专业人员进行听力学测试，测得的数值可为佩戴助听器提供参考。按照我国的标准听力在 26 ~ 40dB 为二级重听；听力在 41 ~ 55dB 为一级重听；听力在 56 ~ 70dB 为二级聋；听力在 71 ~ 90dB 为一级聋。如果双侧听力均在 56 ~ 70dB，沟通会发生明显障碍。

（2）外耳道检查　检查是否存在耵聍或异物而影响听力。

（三）常见护理问题

1. 感知改变　与听力减退有关。

2. 语言沟通障碍　与耳聋程度加重、听力下降有关。

3. 社交能力下降　与听力下降有关。

（四）治疗措施

老年性耳聋没有根治方法，只能早发现、早诊断、早治疗，争取恢复或部分恢复已丧失的听力，尽量保存并利用残余听力，适时进行听觉言语训练，适当应用助听器。药物治疗包括扩张脑血管治疗，应用改善内耳微循环的药物，以改善听觉器官的血液供应，如双嘧达莫、地巴唑等；营养脑神经和抗动脉血管硬化治疗，能起到一定效果，阻止或减慢耳聋的发展，如降胆固醇药、维生素 A、维生素 D 及维生素 E。当听力下降严重时考虑佩戴助听器，必要时行人工耳蜗植入手术。

（五）护理措施

1. 生活护理　创造安静的沟通环境，交谈时吐字清楚且速度稍缓，不高声喊叫。多用眼神或身体语言交流以使老年人更好理解。对视力较好的老年人可借助写字板或其他辅助器具交谈。适度使用触摸传递信息，以表达对老年人的热情和关爱。鼓励老年人适当运动，可选择太极拳、八段锦、慢走等以促进全身的血液循环。

2. 饮食护理　限制脂肪的摄入，增加维生素的摄入、戒烟限酒，不喝浓茶、咖啡或者其他刺激性食物。

3. 用药指导　遵医嘱服用改善内耳的药物，如地巴唑、双嘧达莫等，注意避免服用有耳毒性的药物，用药前应认真查看药物毒副作用，注意观察药物不良反应。

4. 心理护理　由于老年人听力下降，与人交流困难，从而引发抑郁等情感障碍，逐渐与朋友、家人疏远，与社会隔绝，产生抑郁情绪。因此，要耐心地给予老年人帮助，加强与老年人的沟通交流，同时要帮助老年人接受听力减退的现实，寻找积极的生活方式，增强其生活乐趣和社会交往能力，遇事乐观，保持心情舒畅。

（六）健康指导

1. 疾病知识指导　对有听力异常的老年人应尽早进行听力检查，早发现以采取必要措施，对老年人居住环境改善，避免噪声，积极治疗和预防某些老年性全身性疾病，如高血压、动脉硬化、糖尿病等。

2. 运动指导 适度增加锻炼，避免过度劳累；教会老年患者用手掌按压耳朵和用食指按压环揉耳屏，每日 3~4 次，以增加耳膜活动，促进局部血液循环，防止听力下降。

3. 助听器使用指导

（1）佩戴助听器的适应证 验配助听器前，必须由专业医生全面检查，根据听力损害程度，选择合适的助听器。不可自行选购、随意佩戴，以免损害残存的听力。

（2）佩戴时间及调整 首先指导老年人掌握助听器的各种开关功能。老年人佩戴助听器有一个适应过程，3~5 个月。适应期内，助听器的音量应尽量小，使用 2~3 个月后重新调整音调和各种控制装置。注意初戴助听器时，应每天先戴 1~2 小时，几天后逐渐延长佩戴时间，而且上午、下午应分开，待完全适应后再整天佩戴。

（3）对话训练 开始时，先在安静的环境中训练听自己的声音，适应后练习听电视或收音机播音员的讲话，逐步收听其他节目，然后训练对话。训练时，开始要在安静环境下一对一地进行，适应后可在较多人的环境中进行练习。

七、老年性白内障

（一）概述

老年性白内障（senile cataract，SC）是指中年以后因晶状体蛋白变性混浊引起的视功能障碍，是后天白内障最常见的类型，发病率随年龄增长而上升，故又称年龄相关性白内障，是我国老年患者致盲最主要的原因。年龄、职业、紫外线照射、过量饮酒、吸烟、营养状况以及糖尿病、高血压、心血管疾病等均是引起老年性白内障的危险因素。

（二）护理评估

1. 健康史 询问患者视力下降的时间、程度、发展的速度及伴随症状等，有无眼前固定黑影或畏光。有无全身性疾病，如糖尿病、高血压、心血管疾病等。

2. 身体状况 早期常出现眼前固定不动的黑点，可有单眼复视、屈光改变等表现，无痛性、进行性视力减退，最后只剩光感。常为双眼同时患病，但发病可有先后，严重程度也不一致。根据晶状体开始出现浑浊的部位不同，主要分为皮质性、核性、后囊下性白内障，老年性白内障以皮质性白内障最为常见，按照发展过程可以分为以下四期：

（1）初发期 晶状体周边部皮质呈放射状楔形浑浊，尖端指向晶状体中心，基底位于赤道部。此时未累及瞳孔区的晶状体，一般不影响视力。晶状体混浊发生缓慢，可经数年才发展至下一期。

（2）膨胀期 又称未成熟期。晶状体的浑浊继续加重，晶状体呈不均匀灰白色浑浊。由于渗透压改变，皮质吸收水分，晶状体膨胀，体积变大，虹膜前移，前房变浅，可诱发急性闭角型青光眼。斜照法检查时，投照侧虹膜在深层浑浊皮质上形成月牙形阴影，称虹膜投影，为此期的特点。此期患眼的视力明显下降至眼前指数。

（3）成熟期 经膨胀期后，晶状体又恢复到原来的体积，前房深度恢复正常，晶状体囊膜与核之间的皮质全部浑浊，虹膜投影消失。患眼视力降至眼前手动或光感，但光定位和色觉正常。从初发期到成熟期可经 10 多个月至数十年不等。

（4）过熟期 由于成熟期皮质性白内障未及时手术，持续时间过长，晶状体水分继续丢失，体积变小，囊膜皱缩，晶状体皮质分解液化，呈乳糜状、棕黑色硬核，上方前房加深，虹膜震颤。当晶状体核下沉后，瞳孔区透亮，患者视力可突然提高。过熟期白内障的晶状体悬韧带发生退行性病变，容易断裂，继而引起晶状体脱位，也可引起继发性青光眼。

3. 心理–社会状况 老年人因视力障碍影响工作、学习、日常生活，继而影响饮食起居以及外出、社会交往等，严重妨碍老年患者的日常生活能力，而产生消极悲观的情绪。故应评估老年患者是否有孤独、抑郁，生活自理情况、家庭对老年患者的关心程度及对治疗的支持程度等。

4. 辅助检查 散瞳后用检眼镜或裂隙灯活体显微镜检查晶状体，根据晶状体混浊的形态和视力情况可作出明确诊断。若视力减退与晶状体混浊不相符，应做进一步检查，以免漏诊其他眼病。

（三）常见护理问题

1. 感知改变 与视力下降、晶状体混浊有关。

2. 有受伤的危险 与视力障碍有关。

3. 知识缺乏 缺乏有关白内障防治和自我保健的相关知识。

4. 潜在并发症 继发性青光眼、晶状体脱位等。

（四）治疗措施

至今为止尚无药物可完全阻止或逆转晶状体混浊，在初发期和未成熟期，用非手术疗法可抑制或延缓病情发展，如注意全身营养，合理饮食，在医生的指导下可服用维生素 C、维生素 E、维生素 B$_2$、复明片，也可用吡诺克辛钠滴眼液、吡诺克辛滴眼液等眼药水滴眼，以延缓白内障的发展。老年性白内障中后期最有效的治疗方法是手术治疗，即晶状体摘除术 + 人工晶状体植入术。

（五）护理措施

1. 术前护理

（1）一般护理

1）环境 给患者营造一个整洁、安静的病房环境；患者需要的物品放在方便取用的地方；活动空间不留障碍物，以免患者碰撞跌倒；指导其使用呼叫器；对于有跌倒、坠床风险的高危患者，在床头悬挂警示标识，提醒每班护士重点观察和护理。

2）休息与活动 活动时穿防滑拖鞋，扶着楼道两侧的扶手，避免裤脚过长等。

3）饮食 忌暴饮暴食，嘱患者多食富含高纤维食物，宜食用清淡、低盐、低糖、低脂、蛋白质丰富的食物及维生素 C 含量高的水果，保持大便通畅。

4）病情监测 评估患者全身情况：既往是否有手术史、外伤史，及高血压、糖尿病、冠心病等疾病史；有无青光眼、泪道炎症和其他眼部感染性疾病。高血压患者注意血压控制水平，高血压容易引起术中出血，如果患者过于紧张，术前给予镇静药以减少紧张焦虑的情绪；糖尿病患者术前最好将血糖控制在正常水平；有些病史长的患者很难控制在正常水平，最好将空腹血糖控制在 8.3mmol/L（150mg/dl）以下。冠心病患者要了解其心功能状况，必要时需由专科医生进行风险评估。

（2）用药护理 术前遵医嘱停用抗凝药物治疗。术前 3 天遵医嘱予抗生素眼药水滴眼，每日 3 ~ 4 次，减少术后感染的风险；术前一天无菌生理盐水冲洗结膜囊；手术前用复方托吡卡胺滴眼液散瞳，嘱患者闭眼平卧 10 分钟，至瞳孔保持最大。

（3）心理护理 由于长期的视力下降和手术刺激，患者会出现烦躁不安、焦虑恐惧的心理，这种心理状态会影响手术治疗效果，因此，做好心理护理是手术成功的一项重要内容。术前应多与患者交流，了解其心理状态，采用个性化的心理护理干预，不断鼓励患者积极接受并配合治疗。向患者介绍手术的方法、手术的成功率、手术的先进性，增强患者手术成功的信心；指导患者采用放松疗法，如听音乐、深呼吸、转移注意力等。

2. 术后护理

（1）一般护理

1）环境 同术前护理。

2）休息与活动 术后嘱患者平卧位多休息，避免剧烈活动，不要晃动头部，不提重物，避免突然坐起、弯腰低头、大声说笑、用力咳嗽和打喷嚏等，防止晶体移位或脱出。术后由于术眼有纱布遮盖，协助其生活护理，如倒水、如厕、晨晚间护理，以防烫伤、跌倒等意外事件的发生。

3）饮食 嘱患者勿食辛辣刺激、坚硬食物，不喝浓茶、咖啡；多食富含蛋白质、钙、微量元素、维生素的食物。

4）病情监测 测量血压，保持在 140/90mmHg 以下；糖尿病患者应控制血糖，餐后 2 小时血糖应控制在 11.1mmol/L（200mg/dl）以下。观察伤口敷料有无松动、渗血、渗液，保持敷料清洁干燥；询问患者是否有眼部不适，以免有些老年患者因怕麻烦而隐瞒，错过了治疗的最佳时期；患者出现眼部疼痛时，评估疼痛的性质及程度，及时通知医生，遵医嘱采取相应的措施。

（2）用药护理 术后 4 小时或遵医嘱予患者术眼眼药治疗，用药为局部使用抗生素滴眼液及糖皮质激素滴眼液为主。滴眼前先洗手，用无菌棉签轻拉患者的下眼睑，在距眼 2cm 处将滴眼液滴入下穹窿处，每次 1~2 滴，嘱患者轻轻闭眼 2 分钟以上，先点透明再点混悬液类的眼药，每种眼药相隔时间为 3~5 分钟。

（3）心理护理 关心患者，告诉患者出现畏光、轻度红肿、异物感、流泪属正常术后反应，多在 1 周内逐渐消失，嘱患者不要过度紧张、焦虑，减轻患者因担心手术不成功所带来的心理负担。

（六）健康指导

1. 术前

（1）用通俗易懂的语言向患者介绍手术注意事项，消除患者对手术的恐惧感。交流的过程中应注意与患者交谈的态度及语速，让老年患者有时间接受并理解。

（2）嘱患者手术前一晚淋浴，更换干净的病员服，男患者应刮胡须。

（3）在进入手术室前，患者应摘除手表、假牙、饰物、不化妆，穿开衫的衣服，以应对术中意外的发生。

（4）嘱患者手术过程中保持头部固定，不要左右移动。

（5）手术时消毒巾覆盖口鼻，若出现呼吸不顺畅现象，请在手术开始前通知医生，给予持续吸氧治疗。

（6）手术过程中如果出现身体不适，可举手示意通知医生；术中也会出现牵拉情况，嘱患者不必过度紧张。

2. 术后

（1）嘱患者术后不能揉眼睛，术后一周不用水洗脸，避免污染术眼。

（2）向患者说明术后恢复期对影响手术效果的重要性。

（3）每天按时滴眼药，注意手卫生，滴眼药之前一定要洗净双手，按正确的顺序滴眼，混悬液类的眼药，使用前要摇匀。

（4）注意保养眼睛，嘱患者多休息，适当地控制看书报和电视的时间，每次时间控制在 30 分钟，然后闭眼休息一会，也可以去户外走走，看看绿色植物。

（5）有屈光改变的患者，不能继续戴之前的眼镜，待术后 3 个月视力稳定后，再重新验光配镜。

（6）多吃粗纤维的食物和水果，保持大便通畅，避免用力排便。

（7）3 个月内不能做剧烈运动，锻炼身体以散步为主。

八、老年皮肤瘙痒症

（一）概述

老年皮肤瘙痒症是老年人常见的皮肤疾病，多由激素水平生理性下降，皮肤腺体功能减退，皮肤萎缩、干燥、粗糙所致。很多老年人被皮肤瘙痒的问题所困扰。皮肤瘙痒症的病因尚不明确，多认为与某些疾病有关，如糖尿病、肝病、肾病等，同时与一些外界因素刺激有关，如寒冷、温热、化学纤维织物等，还与生活习惯有关，有的老年人喜欢用很烫的热水洗澡，而且洗澡的次数过于频繁，再加上使用碱性大的肥皂，使本来就干燥的皮肤失去了皮脂的滋润而出现了皮肤瘙痒的症状。

> **知识链接**
>
> #### 老年人的皮肤颜色改变
>
> 白色：一般为 5mm 至 1cm 大小白色、圆形的斑，称为老年性白点病。
>
> 红色：一般为 3mm 至 5mm 大小，半球形隆起皮肤表面的红色丘疹，称为老年性血管瘤。老年性白点病及老年性血管瘤都主要见于躯干及四肢，出现后形状不会增大，但数量会逐渐增多。
>
> 褐色或黑色：称为老年斑。老年斑可增大，有的可逐渐高于皮肤，表面呈乳头状，此时称为脂溢性角化病。好发于外露部位，但也可见于躯干及四肢。
>
> 护理人员要关爱、体贴老年人，指导老年人做好皮肤保养维护，延缓皮肤老化进程，使老年人身心愉悦。

（二）护理评估

1. 健康史　询问有无系统性疾病及用药情况；询问瘙痒的部位、程度、持续时间及缓解方式；询问老年人的生活习惯如洗澡的频率、水温、沐浴液和润肤霜的使用情况、穿衣情况等。询问老年人有无食物或药物过敏。

2. 身体状况　老年皮肤瘙痒症的临床表现为全身性瘙痒和局限性瘙痒。

（1）全身性瘙痒　一般无原发疹，瘙痒为本病特征性表现。多为阵发性剧痒，常在睡前、情绪变化、进食辛辣刺激性食物及气候变化后发生。重者常瘙痒难忍，影响睡眠和工作。因不停搔抓，直至抓破皮肤，产生疼痛时瘙痒才可以缓解或减轻。皮肤常因搔抓出现继发损害，如抓痕、血痂、苔藓样变、湿疹样变、继发感染等。

（2）局限性瘙痒　瘙痒大部分发生在肛门、会阴及小腿等部位。小腿瘙痒症多见于静脉曲张、鱼鳞病或皮肤干燥者。

3. 心理－社会状况　由于长期的皮肤瘙痒导致老年人情绪焦躁、易怒。严重会导致老年人失眠、食欲下降、日常生活能力下降等。老年人及家人要查找引发皮肤瘙痒的原因并积极处理，缓解症状。

4. 辅助检查　对原因不明的瘙痒，除全身体格检查外，还需要做血常规、尿常规、尿糖、肝功能、肾功能、胸片、B超等检查排除系统性疾病。肛门及外阴瘙痒要进行真菌、细菌、寄生虫学检查。

（三）常见护理问题

1. 皮肤完整性受损　与搔抓引起皮肤破损有关。

2. 瘙痒　与疾病本身有关。

3. 睡眠型态紊乱　与皮损瘙痒有关。

4. 焦虑　与疾病反复发作有关。

5. 知识缺乏　缺乏对本病知识的了解。

（四）治疗措施

1. 一般治疗 寻找病因，进行必要的全面检查，针对病因给予相应治疗。禁食辛辣刺激性食物，避免搔抓、热水、肥皂、烫洗及各种外界刺激。

2. 全身治疗

（1）抗组胺药 赛庚啶每次 2～4mg，3 次/日，口服；或氯雷他定 5mg，口服，1 次/日。

（2）其他药 维生素 C 口服，葡萄糖酸钙或硫代硫酸钠静脉缓慢注射。

（3）普鲁卡因 重症全身性瘙痒症可用普鲁卡因静脉滴注。

（4）性激素 老年性瘙痒症可用性激素治疗。男性患者用丙酸睾酮每次 25mg，肌内注射，每周 1～2 次，或服甲睾酮每次 5mg，2 次/日。女性患者可服己烯雌酚每次 0.5mg，2 次/日。

（5）镇静剂 影响睡眠时，地西泮 2.5～5mg，或艾司唑仑 1～2mg 睡前服。

3. 局部治疗

（1）外用止痒剂 1% 石炭酸酊、2% 薄荷酊、2% 樟脑霜等。

（2）糖皮质激素霜剂或酊剂 哈西奈德乳膏外用或哈西奈德液外涂。

（3）物理疗法 如矿泉浴、糠浴、淀粉浴、小苏打浴及紫外线照射等也有一定疗效。

（五）护理措施

1. 皮损的护理 穿棉质宽松衣物，被盖不宜太暖。洗澡次数不能太勤，勿用热水烫洗，勿用肥皂等刺激性清洗剂，沐浴后用身体护理霜滋润皮肤。嘱勿搔抓皮损处，修剪指甲，必要时戴手套限制搔抓。

2. 瘙痒的护理 瘙痒时可通过轻拍局部，分散或转移注意力减轻瘙痒不适。必要时给予止痒药。

3. 睡眠型态改变的护理 提供适宜的睡眠环境，使用放松的方法帮助入睡，夜间瘙痒入睡困难时遵医嘱给予止痒、镇静催眠药。

4. 心理护理 多与患者沟通，理解、关心患者。指导患者正确认识疾病，积极配合治疗和护理。以成功的病例鼓励患者，使患者树立战胜疾病的信心。

（六）健康指导

1. 日常生活指导 生活要有规律，保持心情愉快，避免情绪波动，保证充足的睡眠。洗澡次数不能太勤，冬季每周 1～2 次即可；避免过度摩擦、热水烫洗皮肤，水温以 35～37℃ 为宜；宜使用中性无刺激性的沐浴露，沐浴后使用身体保湿霜。内衣选用棉质或丝制品，尽量不穿化纤贴身内衣、皮毛制品。勿剧烈搔抓皮肤。

2. 运动指导 适当参加体育锻炼以促进皮肤新陈代谢，提高皮肤对营养的吸收，增加汗液分泌，减轻皮肤干燥症状。

3. 饮食指导 饮食宜清淡、易消化，多吃富含维 C 的蔬菜水果，适量进食脂肪类食物；避免进食容易过敏的食物，禁食烟酒、浓茶、咖啡、辛辣刺激性食物；保持大便通畅。

目标检测

答案解析

一、最佳选项题

1. 前房深度恢复正常，虹膜投影消失，视力指数一米以下，光感、红绿色觉及光定位均正常。此表现为白内障的是（ ）

　　A. 初发期　　　　　　　B. 膨胀期　　　　　　　C. 成熟期

　　D. 过熟期　　　　　　　E. 未成熟期

2. 瘙痒症的皮损不可能有（ ）

    A. 抓痕   B. 苔藓样变   C. 色素沉着

    D. 丘疱疹   E. 脱屑

3. Morse 跌倒评分为（ ），为高危跌倒人群，需要采取防跌倒措施

    A. ≥35 分   B. ≥40 分   C. ≥45 分

    D. ≥50 分   E. ≥55 分

4. 发现老年人发生跌倒，下列处理措施错误的是（ ）

    A. 立即将老年人扶起，防止老年人着凉，加重跌倒后果

    B. 按《跌倒坠床应急预案》处理，立即通知医生

    C. 如有呕吐，应将头偏向一侧，清理口鼻腔分泌物，防止误吸

    D. 如需搬动，一定要保证平稳，尽量平卧

    E. 如有口角歪斜、言语不利等提示脑卒中情况，避免扶起老年人加重脑出血或缺血，应立即拨打急救电话

5. 慢性疼痛是指（ ）

    A. 持续或复发超过 1 到 2 个月的疼痛

    B. 持续或复发超过 3 到 6 个月的疼痛

    C. 持续或复发超过 1 到 2 年的疼痛

    D. 持续或复发超过 6 到 12 个月的疼痛

    E. 持续或复发超过 12 个月的疼痛

二、填空题

1. 老年性白内障是指中年以后因（ ）引起的视功能障碍，是后天白内障（ ）的类型。

2. 急性疼痛持续时间多在（ ）内。

3. 阿片类药物主要用于（ ）疼痛治疗。

4. 老年性耳聋是指随着年龄增长，（ ）进行性下降，以（ ）下降为主的感音神经性聋。

三、实例分析题

患者，女，85 岁，因疲劳和乏力到医院就诊，此症状主要在晨起时明显。患者主诉平常走路过程中，容易出现不走直线或容易被绊倒情况，且双手不自主抖动，甚至有两次险些摔倒，必须坐下来才得以恢复平衡。既往史有高血压、糖尿病、颈椎病、骨关节炎、尿失禁。服用降压降糖药、解热镇痛药，且睡前需服用助眠药。常规查体：下肢肌力减弱，平时需使用拐杖等助行器；平衡功能异常，不能单腿站立，不能直线行走；视听力障碍，夜晚不敢外出。

请思考：

（1）该患者发生跌倒的危险因素有哪些？

（2）应该如何指导该患者预防跌倒的发生？

（杨术兰）

书网融合……

重点小结   微课   习题

第八章 老年常见疾病与护理

学习目标

知识目标：通过本章的学习，应能掌握老年常见疾病的护理问题、护理措施、健康教育；熟悉老年人常见疾病的护理评估；了解老年人各系统常见疾病的治疗措施。

能力目标：具备运用护理程序对老年人常见疾病实施整体护理的能力。

素质目标：通过本章的学习，树立以老年人为中心的职业素养，具有较强的临床思辨能力、应变能力和关爱、理解老年人的职业精神。

情境导入

情境：王奶奶，76岁，高血压病24年，育有1子1女。性格开朗，退休后经常参加社区活动。2年前，家人发现她性格和行为有些异常：经常会手上拿着钥匙却四处寻找钥匙，东西也经常随处乱放，却常常责怪孩子把屋子弄得乱七八糟。家人认为她年纪大了，记性差，未引起重视。王奶奶逐渐出现不爱说话、容易发脾气，有时散步后不知道自己的家住在第几楼层。最近，王奶奶开始拒绝口服降压药物。

思考：1. 王奶奶存在哪些护理问题？

2. 作为社区护士，如何正确指导王奶奶服用降压药？

3. 如何为王奶奶及其家属进行健康指导？

老年人群作为社会的重要组成部分，其健康状况对于社会整体健康水平的维护具有至关重要的影响。因此，关注老年人健康问题，并提供必要的护理和关爱，显得尤为重要。由于老年人群患病后的致残率和死亡率相对较高，且患病后往往自理能力受损，这在一定程度上降低了老年人的生活质量。护理人员需深入了解老年人患病特点，遵循护理程序，进行有针对性的护理评估，明确护理问题，制订个性化的护理措施。同时，鉴于老年人所患疾病多为慢性病，健康教育的重要性不容忽视。护理人员应加强对老年人的健康指导，引导老年人积极采取预防措施，降低常见疾病发生风险，培养健康的生活方式，这不仅可以改善老年人的生活质量，促进他们的身心健康，同时也有助于提高整个社会的健康水平。

第一节 老年慢性阻塞性肺疾病患者的护理

一、概述

慢性阻塞性肺疾病（chronic obstructive pulmonary disease，COPD）简称慢阻肺，是一种以不完全可逆气流受限为特征，呈进行性发展的肺部疾病，是老年人呼吸系统疾病中的常见病和多发病，其患病率和死亡率居高不下，是影响老年人生活质量和生命安全的疾病之一。老年人是慢阻肺的高发人群，肺功能严重受损患者比例高。

二、护理评估

1. 健康史 慢阻肺的病因尚未完全明确，多发于中老年人，秋冬寒冷季节发病率较高。目前认为是多种环境因素和老年人机体自身因素长期相互作用所致。

（1）多种环境因素 包括吸烟、呼吸道感染、空气污染、刺激性烟雾、职业粉尘及其他理化因素等，其中吸烟是慢阻肺最重要的发病因素之一。

（2）老年人自身机体因素 包括老年人支气管和肺组织的老化、自主神经功能失调、肾上腺皮质功能和性腺功能减退、单核–巨噬细胞功能低下、免疫球蛋白减少等。

2. 身体状况

（1）症状 老年人随着气道阻力增加、呼吸功能下降，老年慢阻肺患者呼吸困难更突出，轻度活动或休息时即有胸闷、气促发作。老年人由于机体反应能力差，炎症急性发作时症状不典型，如咳嗽不重、体温不升、白细胞不高等，可出现胸闷、少尿、精神萎靡、发绀等。

（2）体征 早期体征不明显，随着疾病进行性加重，胸部体检可见以下体征：①视诊。桶状胸，呼吸变浅、频率增快、呼气时相延长。部分患者在呼吸困难加重时采用缩唇呼吸方式和（或）前倾体位。合并低氧血症时可见患者黏膜和皮肤发绀。②触诊。语颤减弱或消失。③叩诊。胸部叩诊可呈过清音，心浊音界缩小，肺肝界降低，均系肺过度充气所致。④听诊。双肺呼吸音减低，呼气延长，可闻及干性啰音或哮鸣音和（或）湿啰音。心音遥远，剑突下心音较清晰响亮。

（3）并发症 老年人机体免疫功能减退，体质下降，易反复感染，可并发慢性呼吸衰竭、肺性脑病、休克、肺源性心脏病、电解质紊乱、弥散性血管内凝血（DIC）等疾病。

3. 心理–社会状况 老年慢阻肺患者因长期患病，呼吸困难，日常活动受限出现焦虑、情绪低落等心理问题。反复发作者，由于疾病迁延不愈、经济压力等问题，出现抑郁、悲观等情绪。

4. 辅助检查

（1）肺功能检查 是判断气流受限的客观指标，重复性好，对诊断、严重度评价、疾病进展、预后及治疗反应的评价等均有重要意义。吸入支气管扩张剂后，第一秒用力呼气量占用力肺活量的比值（$FEV_1/FVC\% < 70\%$），$FEV_1\% < 80\%$预计值，可确定为持续气流受限，是慢阻肺的重要特征。

（2）影像学检查 慢阻肺早期胸片可无异常，随病情发展可出现肺纹理增粗、紊乱等非特征性改变。并发肺气肿者表现为肋间隙增宽、双侧肺野透亮度增加、肺纹理纤细等。胸部 CT 检查，不作为慢性阻塞性肺疾病的常规检查，高分辨 CT 对慢阻肺的鉴别诊断有一定意义。

（3）动脉血气分析 对确定发生低氧血症、高碳酸血症、酸碱平衡失调以及判断呼吸衰竭的类型有重要价值。

（4）其他检查 慢阻肺合并感染时，外周血白细胞计数增高，核左移，痰培养可能检出病原菌。

三、常见护理问题

1. 气体交换受损 与呼吸道阻塞、通气不足、分泌物过多、呼吸肌疲劳有关。

2. 清理呼吸道无效 与呼吸道炎症、无力咳嗽、分泌物增多且黏稠有关。

3. 活动无耐力 与疲劳、呼吸困难、缺氧有关。

4. 营养失调 低于机体需要量。与食欲减退、慢性病长期消耗有关。

5. 潜在并发症 慢性呼吸衰竭、肺性脑病、休克、肺源性心脏病、电解质紊乱、弥散性血管内凝血（DIC）。

四、治疗措施

慢阻肺的治疗措施包括稳定期治疗和急性加重期治疗。包括避免诱发因素，使用支气管扩张药、糖皮质激素、祛痰药、抗生素、氧疗等治疗措施。主要目的是减轻症状，阻止病情发展，缓解和阻止肺功能下降，提高患者的生活质量，降低死亡率。

五、护理措施

1. 生活护理

（1）休息与活动　给患者提供舒适的休息环境，减少不良刺激，注意保暖，避免受凉。急性加重期患者需取舒适体位卧床休息，病情稳定后适当活动，活动以不感到疲劳为宜。

（2）饮食护理　鼓励患者进食高蛋白、高热量、高维生素、易消化无刺激性的饮食，少食多餐，避免进食产气食物。老年患者咳嗽无力导致排痰困难，无心肾功能不全者可鼓励多饮水，利于痰液排出。餐后漱口，做好口腔护理以保持口腔清洁，减少异味，促进食欲。

2. 用药护理

遵医嘱使用支气管扩张药、糖皮质激素、抗生素和祛痰药，指导患者掌握用法、用量、注意事项，注意观察药物疗效及不良反应。

（1）支气管扩张药　是控制慢阻肺症状的主要治疗药物。包括β_2受体激动剂、抗胆碱药和茶碱类药。首选β_2受体激动剂定量吸入，大剂量使用可引起心动过速、心律失常，长期使用可发生肌肉震颤。抗胆碱药同β_2受体激动剂联合吸入可加强支气管扩张作用，常见不良反应有口干、口苦等。茶碱类药在静脉注射时，浓度不宜过高，速度不宜过快，使用过程中要监测血药浓度，其安全浓度为$6\sim15mg/L$，超过此浓度时出现恶心、呕吐等副作用明显增加。

（2）糖皮质激素　慢阻肺加重期患者宜在应用支气管扩张药的基础上，口服或静脉滴注糖皮质激素，激素剂量要权衡疗效及安全性。因其可引起老年患者高血压、白内障、糖尿病、骨质疏松及继发感染等，故对老年慢阻肺患者不推荐长期口服糖皮质激素，长期吸入仅适用于有症状且治疗后肺功能有所改善者。

（3）抗生素　根据药物敏感试验合理选用抗生素，注意观察药物不良反应，监测肝肾功能。

（4）祛痰药　盐酸溴己新不良反应偶见恶心、转氨酶增高，老年消化性溃疡者慎用。盐酸氨溴索为润滑性祛痰药，不良反应较轻。

3. 氧疗护理

呼吸困难伴低氧血症者，遵医嘱给予氧疗。一般采用低流量、低浓度、持续鼻导管给氧。氧流量为$1\sim2L/min$，浓度保持在$25\%\sim29\%$。氧疗的有效指征是患者呼吸困难减轻、呼吸频率减慢、发绀减轻等。对于家庭长期氧疗的患者，其生活质量和生存率会有所提高。

4. 呼吸运动训练

指导老年患者进行腹式呼吸和缩唇呼吸训练，增加肺活量和吸氧量，减少氧耗量，减轻呼吸困难。

（1）缩唇呼吸训练　用鼻吸气、口呼气，呼气时紧缩双唇并向前突出如吹口哨状，持续缓慢呼气，同时收缩腹部。吸气与呼气时间比为$1:2$或$1:3$。缩唇呼吸的关键是要把握呼气力度，呼出气流以使距口唇$15\sim20cm$处的蜡烛火焰倾斜而不熄灭为度。

（2）腹式呼吸训练　老年患者将左右手分别放在腹部和胸前，用鼻吸气时用力挺腹，胸部不动。用口呼气时收缩腹部，缓呼深吸。每分钟呼吸$7\sim8$次，每次$10\sim20$分钟，每日2次，如此反复训练。

5. 病情观察

观察患者咳嗽、咳痰的情况，包括痰液的量、颜色、性状、黏稠度及咳痰是否顺畅。注意观察患者呼吸困难的严重程度，及其与活动的关系。监测动脉血气分析结果、电解质、酸碱平衡等。注意有无慢性呼吸衰竭、自发性气胸等并发症发生。

6. 心理护理 慢阻肺是一种慢性进行性发展的疾病，由于疾病迁延不愈，反复发作导致劳动能力下降、经济负担加重等，使患者产生自卑、焦虑。护士应向患者及家属做好解释工作，多关心患者在心理方面发生的变化，观察患者病情特点，给予针对性的心理疏导，减轻焦虑，鼓励其增强信心，积极配合治疗。

六、健康指导

1. 健康教育 向患者及其家属介绍慢阻肺疾病的诱因、临床表现、防治措施、并发症等知识。提醒患者戒烟，避免吸入有害气体及粉尘。遵医嘱用药，了解药物的名称、用法、用量、注意事项等。指导患者和家属家庭氧疗的正确使用方法，确保安全用氧。

2. 生活指导 帮助患者制订科学的饮食计划，保证摄入足够的营养，包括饮食习惯的调整，多饮水。保持室内空气流通，防寒保暖，预防感冒。提醒患者保持乐观的心态，树立战胜疾病的信心。

3. 康复训练 指导患者进行有效的康复训练，教会患者及其家属正确的呼吸运动训练方法，包括缩唇呼吸、腹式呼吸。鼓励老年患者进行运动训练，增强机体抵抗力，可适当进行有氧走路、慢跑、太极拳、瑜伽等，注意训练强度应在无明显呼吸困难情况下接近老年患者的最大耐受水平。康复训练宜选择餐后 1~2 小时进行，避免在寒冷天气和空气质量差时进行户外锻炼。

第二节　老年肺炎患者的护理

一、概述

老年肺炎是老年人的常见病、多发病。是由多种病原体引起的肺实质或间质内的急性渗出性炎症。因老年人免疫功能减退，呼吸系统退行老化，老年肺炎患者发病率和死亡率高于中青年。

二、护理评估

1. 健康史 老年肺炎多由感染所致，如细菌、病毒、真菌等，以细菌感染最常见。老年肺炎患病的危险因素还包括老年人机体老化、呼吸系统解剖和功能改变、机体抵抗力降低、肺泡防御能力减弱等，因此老年肺炎常表现多种病原体混合感染，如细菌加病毒、细菌加真菌、需氧菌加厌氧菌等。发病前或有受凉、疲劳、感染、误吸等诱因。

2. 身体状况

（1）症状 老年肺炎起病隐匿，缺乏典型症状，可无明显的发热、畏寒、咳嗽、咳痰等特征性表现，常以意识状态下降、嗜睡、头痛、食欲不振、恶心、腹痛、腹泻、尿失禁、淡漠、虚弱等神经系统和消化系统等非特异症状。通常老年肺炎病灶吸收缓慢，病程较长。

（2）体征 老年肺炎患者缺乏典型体征，部分老年患者可出现干、湿啰音，语颤增强，支气管呼吸音等肺实变体征。

（3）并发症 可并发呼吸衰竭、心力衰竭、电解质紊乱、DIC 等疾病。因老年人机体免疫力低，易出现多器官功能损害，并发症多而重，死亡率高。

3. 心理-社会状况 评估患者是否有紧张、抑郁的情绪。患者常因病情反复、病程较长，出现烦躁、焦虑的情绪。病情严重者会出现表情冷漠、反应迟钝的情况，同时因疾病带来的经济压力而出现悲观、抑郁的心理反应。

4. 辅助检查

（1）血液检查 血常规检查白细胞总数可增高或不高，但半数以上可见核左移、C反应蛋白增高、血沉快等炎症表现。

（2）胸部X线检查 胸部X线检查对老年肺炎的诊断有重要意义。在肺炎的感染早期或者有脱水、白细胞减少的老年患者，影像学表现往往相对病情较轻，有明显的影像学变化滞后现象。病灶多呈斑片状、网状、条索状阴影。

三、常见护理问题

1. 清理呼吸道无效 与痰液黏稠、咳嗽无力或无效有关。

2. 气体交换受损 与肺部炎症引起的呼吸面积减小有关。

3. 潜在并发症 电解质紊乱、感染性休克、呼吸衰竭、心力衰竭等。

四、治疗措施

老年肺炎应早期发现，及时诊断，对症治疗。正确选用抗生素是治疗老年细菌性肺炎的关键，一旦确诊老年肺炎，宜尽早应用抗生素，必要时联合用药，并适当延长疗程。老年人咳嗽无力、失水等原因使痰液黏稠，容易阻塞支气管，加重感染。可通过鼓励咳嗽、深呼吸，翻身拍背，使用去痰剂、超声雾化等促进排痰。当病情不改善或改善缓慢时，应特别警惕并发症的发生，并重视并发症的治疗。

五、护理措施

1. 一般护理

（1）休息与环境 给患者提供舒适的休息环境，适当开窗通风，保持室内空气新鲜，温湿度适宜，减少不良刺激，注意保暖，避免受凉。急性期老年患者取舒适体位卧床休息，长期卧床者宜采取床头抬高30°~45°，以减少误吸的情况发生。

（2）饮食护理 嘱咐患者清淡饮食，进食高蛋白、高热量、高维生素、易消化无刺激性的食物。

（3）口腔护理 加强对老年肺炎患者的口腔护理，清除口咽部分泌物，减少上呼吸道的致病菌，防止吸入性肺炎及口腔致病菌进入肺部，引起感染。根据患者实际情况选择合适的溶液或漱口水予以口腔护理，用清水清洁患者的鼻腔，每天1~2次。

2. 用药护理 抗生素药物是治疗老年肺炎患者的基本药物，抗菌治疗应遵循早期、适量、针对致病菌用药、联合用药、长疗程的原则。老年患者宜选用静脉给药，用药前详细询问药物过敏史，介绍药物的药理作用、用法、效果和注意事项，注意强调不良反应，避免因药物不良反应引起的焦虑。用药期间注意观察药物的疗效和副作用。

3. 保持呼吸道通畅

（1）纠正缺氧 患者多伴有低氧血症，出现气急、发绀，给予鼻导管或面罩4~6L/min吸氧，可改善呼吸功能，防止并发症的发生。二氧化碳潴留者，采取低流量1~2L/min给氧，避免导致呼吸性酸中毒、高碳酸血症的发生。

（2）促进排痰 老年患者呼吸肌退化、咳嗽无力、咳嗽反射减弱等原因致使痰液不易排出，进而阻塞支气管，导致呼吸衰竭或感染加重。指导患者适量饮水、自主呼吸以及深呼吸，必要时给予辅助拍背、雾化吸入、祛痰药物治疗。体虚、不能咳出痰液或痰量较多的患者，可遵医嘱予以吸痰，需要注意的是，吸痰时需保证动作轻柔，尽量将时间控制在 15 秒内，根据患者的身体情况合理选择负压，防止因操作不良对气道造成损伤。

（3）防止误吸　患者进食时可抬高床头 30°~60°，进食后 30 分钟内不宜翻身、叩背等。对严重吞咽困难的老年患者，应给予鼻饲，避免呛咳引起误吸。

4. 高热护理　出现高热的老年肺炎患者，可采取温水或酒精擦浴、冰袋等物理降温。服用退热药后，患者若大汗，及时给予更换衣物，擦拭皮肤，尽量着柔软宽松的衣服。定时更换床单，保持床单元干燥、整洁。鼓励患者多饮水或静脉补液，防止患者因高热丢失水分和电解质，进而加重病情。

5. 病情观察　老年肺炎患者并发症较多，病情较重。护士应该密切观察患者的生命体征、意识状态、呼吸、血压、心率等变化，警惕呼吸衰竭、心力衰竭、DIC 等并发症的发生。

6. 心理护理　耐心、热情地对患者进行心理疏导，使之增强信心，积极配合治疗。提示老年患者家属参与到护理中，多陪伴、关心、支持、帮助患者，使患者保持乐观的心态，减轻焦虑。

六、健康指导

1. 健康教育　向患者及家属介绍肺炎的病因及诱因，戒烟戒酒。告知患者天气变化时要及时增减衣物，避免受凉、淋雨、酗酒和过度劳累等，防止呼吸道感染。

2. 生活指导　嘱患者注意休息，避免疲劳。指导患者加强营养，进食清淡、易消化、高蛋白、维生素丰富的食物。适当参加体育锻炼，增强机体抵抗力。年老体弱、易感者在必要时注射流感疫苗、肺炎球菌菌苗，促进机体产生特异性免疫力。

3. 用药指导　对出院的患者做好用药指导，使其了解药物的用法、用量和不良反应，定期随访。

第三节　睡眠呼吸暂停低通气综合征患者的护理

一、概述

睡眠呼吸暂停低通气综合征（sleep apnea hypopnea syndrome，SAHS）是以睡眠过程中呼吸节律和通气功能异常为主要特征的疾病。睡眠呼吸暂停指睡眠过程中口鼻呼吸气流中止或明显减弱（较基线幅度下降≥90%），持续时间 10 秒以上。低通气指在睡眠过程中口鼻呼吸气流较基线水平下降≥30%并伴动脉血氧饱和度降低≥4%，持续时间≥10 秒，或呼吸气流较基线水平下降≥50%并伴动脉血氧饱和度降低 3%，持续时间≥10 秒。SAHS 是一种常见病、慢性病，也是老年人常见睡眠障碍疾病之一。

近年来大规模的流行病学调查证实，老年人群中 SAHS 的发生率显著升高，且随年龄的增加呈上升趋势。分为阻塞型睡眠呼吸暂停低通气综合征（obstructive sleep apnea hypopnea syndrome，OSAHS）和中枢型睡眠呼吸暂停低通气综合征（central sleep apnea hypopnea syndrome，CSAHS）。

二、护理评估

1. 健康史

（1）阻塞性睡眠呼吸暂停低通气综合征　①老年人因咽部肌肉张力减弱、咽腔顺应性增加、咽腔局部反射活动减弱、局部脂肪沉积增多而咽腔缩小、短暂觉醒的次数增加、睡眠稳定性减弱，加之呼吸调节功能不稳定，促成周期性呼吸及中枢性睡眠呼吸暂停多发。②肥胖仍然是老年患者睡眠呼吸暂停的易患因素。③长期饮酒、吸烟。④上呼吸道解剖结构狭窄，如鼻腔阻塞（鼻中隔偏曲、鼻部肿瘤、鼻息肉）、软腭松弛下垂、悬雍垂过长或过粗、舌根后坠、舌体肥大、咽腔狭窄、下颌后缩及小颌畸形等。⑤成年后随年龄的增长患病率增加，老龄化可使疾病发生风险增高，女性绝经期后患病率增加。⑥家族史。

（2）中枢型睡眠呼吸暂停低通气综合征　各种中枢神经系统疾病、心血管疾病、呼吸抑制药等是引起呼吸中枢调节异常的病因。

2. 身体状况

（1）日间临床表现　嗜睡是最常见的症状，多有日间困倦、瞌睡。患者常感疲倦乏力，注意力不集中，记忆力、判断力、反应能力下降，老年人痴呆症状可加重。患者常在夜间或清晨头晕、头痛。出现烦躁、焦虑等性格变化，部分患者出现性功能减退的症状。

（2）夜间临床表现　患者主要症状为打鼾、呼吸暂停，少数患者出现憋醒后常感心慌、胸闷、心前区不适。因缺氧，患者夜间睡眠时出现多动不安、频繁翻身，部分患者出现夜尿增多，尤其是老年患者。患者出现睡眠行为异常，如呓语、磨牙、做噩梦等。

（3）并发症　高血压、心脏病、心律失常、糖尿病、代谢综合征、精神异常和情绪障碍等并发症。

（4）老年 SAHS 的特殊性　临床症状不典型，随年龄的增长可表现鼾声降低甚至无鼾声；夜间憋醒发生率降低；主诉失眠或睡眠不宁的比例增多；夜尿增多是老年患者常见的症状；认知功能改变、记忆力减退，容易与其他老年相关疾病混淆，忽略本病的诊断。

3. 心理 - 社会状况　患者长期睡眠障碍，多有记忆力减退、嗜睡、乏力等表现，容易出现焦虑、紧张的不良情绪，评估患者心理状态、对疾病的认知程度，家属对患者的关心程度和疾病治疗的支持情况。

4. 辅助检查

（1）多导睡眠监测　是诊断本病的金标准，可评估病情严重程度分级。

（2）血常规检查　低氧血症者血常规可见红细胞计数、血红蛋白有不同程度增加。

（3）动脉血气分析　病情严重或已并发肺源性心脏病、呼吸衰竭者，可有低氧血症、高碳酸血症和呼吸性酸中毒。

（4）其他　肺功能检查、胸部 X 线、心电图、超声心动图、鼻咽镜检查等。

三、常见护理问题

1. 气体交换受损　与睡眠时呼吸暂停、低通气有关。

2. 睡眠型态紊乱　与睡眠打鼾、呼吸暂停和憋醒有关。

3. 疲乏　与夜间呼吸暂停、憋醒、白天嗜睡、精力不足有关。

4. 潜在并发症　高血压、冠心病、心律失常等。

四、治疗措施

主要治疗措施包括一般治疗、无创气道正压通气治疗、口腔矫治器治疗、手术治疗、原发病的治疗等。

1. 一般治疗　对肥胖患者鼓励其减肥；戒烟戒酒，慎用镇静催眠类药物及其他引起或加重 SAHS 的药物；患者睡眠时采取侧卧位，适当抬高床头；养成良好的睡眠习惯；避免日间劳累等。

2. 无创气道正压通气治疗　是中度至重度的患者的首选治疗手段。包括持续气道正压通气、双向气道正压通气和自动气道正压通气。

3. 口腔矫治器治疗　可使下腭前移、气道通畅，达到改善呼吸的目的，可单独使用，也可配合其他治疗手段使用。

4. 手术治疗　常用的手术方法为是腭垂腭咽成形术、气管切开术、扁桃体切除术、低温射频消融术、鼻中隔矫正术等，可以纠正上气道解剖狭窄，解除上气道阻塞或降低气道阻力。

5. 原发病的治疗　积极治疗原发病，如神经系统疾病、鼻咽部肿瘤、腺样体增生、心力衰竭等。

五、护理措施

1. 生活护理

（1）休息与环境　保持病室安静、整洁，减少声、光刺激，为患者提供良好的睡眠环境。鼓励患者采用侧卧位睡眠，可减少舌根后坠，帮助患者养成良好的睡眠习惯。

（2）饮食与运动护理　肥胖患者嘱其调整饮食结构，减少食用高糖、高脂、油炸的食物，避免暴饮暴食。戒烟戒酒，避免诱发因素。指导患者适当运动，特别是肥胖患者，根据患者的身体情况选择慢跑、散步、骑车等有氧运动，以此达到控制体重、增加肺活量的目的，从而缓解呼吸暂停的症状。

2. 给氧护理　可减少呼吸暂停的次数，提高血氧饱和度，以低流量吸氧为宜。

3. 病情观察　严密观察患者的呼吸节律、深浅度、心率、血氧饱和度等，警惕心脑血管等并发症的发生。

4. 心理护理　患者因夜间睡眠过程中出现呼吸暂停、憋醒、夜尿增多等表现，容易出现焦虑、抑郁、恐惧、认知功能障碍等心理变化。因此，应与患者建立良好关系，给予患者足够的关心与支持，鼓励患者倾诉心中的焦虑，指导患者缓慢呼吸、听音乐等以放松心情，协助患者树立治愈疾病的信心。

六、健康指导

1. 健康教育　向患者及其家属讲解疾病的相关知识，包括疾病的临床表现、危险因素等。积极治疗原发病，如高血压、心血管疾病、脑血管等疾病。

2. 生活指导　帮助患者纠正不良的睡眠行为，养成良好的睡眠习惯。肥胖患者应适当减肥，减少颈部肥胖和咽部脂肪过度堆积。饮食宜清淡，减少油腻、煎炸食物的摄入，在身体承受范围内进行运动。

第四节　老年高血压病患者的护理

一、概述

老年高血压病是指老年人在未使用降压药物的情况下，血压持续或非同日 3 次以上收缩压（SBP）≥140mmHg 和（或）舒张压（DBP）≥90mmHg 的疾病。老年高血压病是老年人的常见病，除血压升高外，还伴随心、脑、肾的损害，严重者导致器官衰竭，是危害老年人生存和生活质量的重要因素，已成为老年人致死致残的主要原因。

二、护理评估

1. 健康史 老年高血压病的发病机制尚未完全阐明，目前认为有以下几方面因素。

（1）环境因素 吸烟、饮酒、高钠低钾饮食、长期精神压力过大。其中高钠低钾饮食是我国大多数高血压患者发病的主要因素。

（2）遗传因素 高血压有明显的家族遗传聚集性，父母均患高血压，其子女患病率达46%，60%的高血压患者有高血压家族史。

（3）其他因素 超重、肥胖、缺乏体力运动、糖尿病、血脂异常、睡眠呼吸暂停综合征等皆是高血压病的危险因素。

2. 身体状况

（1）收缩期高血压多见 老年高血压病患者中，多数为单纯收缩期高血压。随年龄增长，收缩压逐渐升高，舒张压降低或不变，从而导致脉压增大，这是老年人收缩期高血压的重要特点，也是反映动脉损害程度的重要标志。长期收缩压升高导致左心负荷增加，易诱发左心衰竭。

（2）血压波动性大 老年人的压力感受器敏感性及大动脉的弹性降低，导致收缩压、舒张压、脉压的波动明显增大。血压波动性大增加了降压治疗的难度，也容易使老年人发生直立性低血压，疾病恢复时间较长。

（3）症状不明显且并发症多 在靶器官明显损害前，多数老年高血压病患者无明显症状，导致并发症的发生与病情进展。脏器老化、长期高血压加重了对靶器官的损害，并发症发生率较高，常见的有冠心病、脑卒中等。

（4）多种疾病并存 老年高血压病常伴随糖尿病、冠心病、高脂血症、COPD等疾病，增加了疾病治疗的难度，致残率、死亡率较高。

3. 心理－社会状况 老年高血压病为慢性疾病，患者常因疾病经久不愈，产生抑郁、焦躁的情绪，增加心理负担。评估患者对疾病的认知程度，疾病对患者的心理状态和社交活动是否有影响。

4. 辅助检查

（1）血压测量 血压测量是评估血压水平、诊断高血压以及观察降压疗效的根本手段和方法。①诊室血压测量。诊室血压测量是由医护人员在医院环境下规范化测量血压，是目前评估血压水平及观察降压疗效的常用方法。老年患者除进行常规的诊室血压测量以外，在必要的情况下，还应进行双上肢血压测量、四肢血压测量、卧立位血压测量。②24h动态血压监测。可以全面和准确地评估老年高血压病患者血压波动状态及昼夜变化规律。

（2）实验室检查 血尿常规、血生化、血糖、血脂、肾功能等检查，有助于发现高血压对靶器官的损害。

（3）其他检查 X线检查、心电图、颈动脉超声、眼底检查等。

┏知识链接┓

诊室血压与诊室外血压测量的高血压诊断标准

《中国老年高血压管理指南2023》中指出，近年来我国家庭自测血压与动态血压监测应用越来越广泛。在使用符合计量标准的血压测量工具并进行规范操作的前提下，家庭自测血压与动态血压监测也可作为高血压诊断与疗效评估的依据。诊室血压与家庭自测血压、动态血压测量的诊断标准见下表（表8-1）。

护理人员应关心体贴老年人，指导老年人测量血压时应注意"四定"，即定时间、定部位、定体位、定血压计。

表 8 – 1　血压诊断标准

血压	诊断标准（mmHg）
诊室血压	≥140/90
家庭自测血压	≥135/85
24h 动态血压均值	≥130/80
血压日间均值	≥135/85
血压夜间均值	≥120/70

三、常见护理问题

1. 疼痛　头痛与血压升高有关。

2. 活动耐力下降　与血压升高导致心、脑、肾循环障碍有关。

3. 有受伤的危险　与头晕、意识障碍、视力模糊有关。

4. 知识缺乏　与缺乏高血压疾病的相关知识。

5. 潜在并发症　高血压急症、脑卒中、心力衰竭等。

四、治疗措施

高血压治疗的主要目标是最大限度降低心脑血管并发症的发生与死亡总体危险。老年高血压病的降压治疗需在老年患者能够耐受降压治疗的前提下进行逐步的降压，避免降压速度过快。

1. 非药物治疗　非药物治疗的主要方法为生活方式干预，这是老年高血压病降压治疗的基本措施，包括合理饮食、戒烟限酒、控制体重、适当运动、改善睡眠、减轻心理压力等。

2. 药物治疗　目前常用的降压药物有利尿药、β受体阻滞药、钙通道阻滞药、血管紧张素转化酶抑制药、血管紧张素Ⅱ受体阻滞药。老年患者使用降压药物应遵循小剂量、长效、联合、个体化的原则。

五、护理措施

1. 生活护理

（1）休息与环境　患者的休息环境保持安静、舒适、整洁，减少刺激，避免情绪激动，保证患者充足的睡眠。患者头痛时嘱患者卧床休息，并抬高床头。出现头晕、意识障碍的患者加用床栏，以免发生危险。

（2）饮食护理　嘱患者清淡饮食，多进食易消化、低脂肪、富含维生素的食物，避免暴饮暴食。多食用富含膳食纤维的食物，保持大便通畅。鼓励患者戒烟限酒，减少咖啡、浓茶的摄入，防止患者精神兴奋，引起失眠和血压升高。

（3）运动护理　鼓励患者进行运动，运动可促进心血管功能，帮助控制体重，也可使患者心情愉悦，适当减轻心理压力。血压较高、病情较重，合并并发症的患者可待病情平稳后，循序渐进地根据身体耐受情况增加活动量。

2. 用药护理

（1）遵医嘱用药并监测　降压药治疗老年高血压病时需从小剂量开始，使用过程中需规律用药，遵医嘱调整剂量，不可自行增减药量或停换药。密切监测患者用药前、用药后的血压情况，从而判断药物的疗效，同时注意观察药物的不良反应。

（2）使用降压药物原则　高龄老年、衰弱或存在认知功能障碍的高血压患者从较小的有效治疗剂量开始，根据需要逐渐增加剂量，减少不良反应。老年患者推荐使用有持续降压作用的长效药物，可提高药物的依从性。单药治疗不能达到理想效果时，可采用两种或多种低剂量降压药物联合治疗以增加降压效果。根据老年患者具体情况（尤其是衰弱老年人和年龄≥80岁高龄老年人）、耐受性、个人意愿和长期承受能力，选择适合老年患者的降压药物。

（3）直立性低血压的处理与预防　老年患者在体位改变时发生血压过度下降，并伴有头晕、乏力、心悸、恶心等脑供血不足症状时即出现了直立性低血压。向患者讲解直立性低血压的临床表现，嘱患者在联合用药、首次用药、增加药物剂量时需注意直立性低血压的发生。一旦发生，应平卧并抬高下肢，促进下肢血液回流，增加有效循环血量。指导患者预防直立性低血压：避免长时间站立，尤其是服药后的最初几小时；改变姿势时，动作宜慢；服药宜在平静休息时，服药后再休息一段时间后进行活动；避免使用过热的水沐浴；不宜大量饮酒。

3. 病情观察　密切观察患者的病情变化，老年人血压波动较大，需每日定时、多次测量血压，必要时进行动态血压监测。同时监测心、脑、肾靶器官损害的情况。观察有无血压急剧升高、剧烈头痛、呕吐等高血压急症发生。一旦发生高血压急症，患者需绝对卧床，给予吸氧，遵医嘱用药，必要时使用镇静剂，持续监测血压的情况和病情的变化。

4. 高血压急症护理

（1）护理　绝对卧床休息，抬高床头，稳定情绪，避免不良刺激。保持呼吸道通畅，给予氧气吸入。

（2）对症治疗　遵医嘱给予降压、脱水、镇静等治疗。使用降压药治疗过程中密切观察血压，降压速度不可过快。

（3）病情监测　密切观察老年患者意识、瞳孔等生命体征的变化。若患者出现血压急剧升高、剧烈头痛、头晕、恶心、呕吐、视物不清、烦躁不安等，立即报告医师抢救。

（4）避免诱因　嘱老年患者避免劳累、情绪波动、精神创伤等诱发高血压急症的因素。

5. 心理护理　护士应积极和患者沟通，安慰鼓励患者，使患者保持良好的情绪，建立乐观的心态，避免情绪激动。

六、健康指导

1. 健康教育　向老年人讲解老年高血压病的相关知识，提高老年人对疾病的认识，使其意识到老年高血压疾病的严重性，避免其并发症的发生。

2. 生活指导　高血压的发生、进展均与不良生活习惯相关。指导患者合理膳食，低钠低脂饮食，减少烹饪用盐，少使用腌制食品。多食用水果、蔬菜、粗粮，戒烟限酒。规律运动有助于改善免疫功能、控制体重，根据患者的运动习惯、运动喜好等合理设计运动方案，包括每日运动方式、运动时间、运动量等，尽量选择打太极拳、散步等低强度的有氧运动，在运动过程中需由家属或护理人员陪伴，如果有头晕、胸闷等症状，需立即停止，避免发生意外。

3. 用药指导　嘱患者严格遵医嘱用药，不可自行调整剂量和停药。告知患者药物的用法、用量、不良反应等。

4. 血压监测指导　指导患者及家属学会自我血压监测，家庭自备的血压计优先推荐经过国际标准方案认证合格的上臂式家用自动电子血压计。患者用药前后、自觉有症状、情绪波动后进行自测血压并记录，出现异常情况及时就医。

第五节 老年冠状动脉粥样硬化性心脏病患者的护理

冠心病是冠状动脉粥样硬化性心脏病（coronary atherosclerotic heart disease）的简称，是指冠状动脉发生粥样硬化，引起血管腔狭窄或堵塞，导致心肌缺血、缺氧或坏死的心脏病。冠心病是老年人最常见的心脏病，其发病率和死亡率均随年龄的增加而增高。冠状动脉粥样硬化是冠心病的发病基础，糖尿病、高血压、高血脂、主动脉瓣狭窄、肥厚型心肌病等与冠心病发病密切相关。

我国冠心病的发病率、死亡率呈逐年上升趋势，并随年龄的增加，冠心病的患病率及死亡风险也大幅增加。根据《2021 中国卫生健康统计年鉴》，2020 年我国 65 岁以上城市人群冠心病的死亡率为 184.17/10 万，农村人群的死亡率为 216.31/10 万。

一、老年心绞痛

（一）概述

老年心绞痛是冠状动脉机械性或动力性狭窄致冠状动脉供血不足，心肌急剧、暂时缺血缺氧而引起以发作性胸痛为主要特征的临床综合征，是冠心病最常见的类型。

（二）护理评估

1. 健康史　心绞痛最基本的病因是冠状动脉粥样硬化，主动脉瓣狭窄或关闭不全、肥厚型心肌病、先天性冠状动脉畸形等也可引起。劳累、饱食、情绪激动、体力活动、受凉等为常见诱因。

2. 身体状况　胸痛是心绞痛最常见的症状，主要在胸骨体中段或上段之后，常为压迫性、紧缩感，可波及胸前区，范围约手掌大小，常放射到左肩、左臂内侧达环指和小指，或至颈、咽、下颌等部位，疼痛持续时间数分钟至十余分钟。老年心绞痛发病表现常不典型，有以下特点。

（1）疼痛部位不典型　疼痛部位可在上颌部与上腹部之间的任何部位，如牙部、咽喉部、下颌、上胸椎、肩、背部、上腹部及上肢等部位。

（2）疼痛性质不典型　老年人由于痛觉不敏感，疼痛程度往往较轻，疼痛以外的症状如气促、疲倦、喉部发紧、左上肢酸胀、胃灼热等表现较多。注意同溃疡病、胆道疾患、反流性食道炎等疾病区别。

（3）体征少　多数老年心绞痛患者无阳性体征。

根据加拿大心血管病学会（Canadian cardiovascular society, CCS）分级方法，心绞痛严重程度分为四级。

Ⅰ级：一般体力活动（如步行和登楼）不受限，但在强、快或持续用力时发生心绞痛。

Ⅱ级：一般体力活动轻度受限。快步、饭后、寒冷或刮风中、精神应激或醒后数小时内发作心绞痛。一般情况下平地步行 200m 以上或登楼一层以上受限。

Ⅲ级：一般体力活动明显受限，一般情况下平地步行 200m 以内，或登楼一层引起心绞痛。

Ⅳ级：轻微活动或休息时即可发生心绞痛。

3. 心理-社会状况　老年心绞痛起病较急，使患者精神压力大、焦虑、恐惧。应评估老年人紧张的程度、对疾病的认知程度。

4. 辅助检查

（1）心电图　疾病发作时心电图出现非特异性 ST-T 改变，即出现一过性完全性左束支传导阻滞。

（2）心电图负荷试验　在负荷试验中，患者的心脏由于运动锻炼（如平板上步行、骑固定自行车）而用力工作。其阳性结果对冠心病的诊断有一定价值。

（3）放射性核素检查　可早期显示缺血区的部位和范围，对心绞痛的诊断有较大价值。

（4）冠状动脉造影　为目前诊断冠心病最可靠的依据。能显示冠状动脉病变部位、严重程度及侧支循环建立情况。

（5）其他　超声心动图、冠状动脉内超声等。

（三）常见护理问题

1. 疼痛　与心肌缺血、缺氧有关。

2. 活动耐力下降　与心肌供氧、供血不足有关。

3. 潜在并发症　心肌梗死。

（四）治疗措施

心绞痛的治疗原则是改善冠状动脉的血供与降低心肌耗氧，提高运动耐量，改善生活质量。治疗目标为治疗冠状动脉粥样硬化，预防心肌梗死和猝死。病情发作时，立即休息，选用硝酸酯制剂类药物，可减轻心脏负荷、减少心肌耗氧量，缓解心绞痛。病情缓解期通过运动锻炼、药物治疗、血管重建术等措施进行治疗。

（五）护理措施

1. 生活护理

（1）休息与环境　患者病情发作时，应立即休息，停止一切活动。患者的休息环境保持安静、舒适、整洁，减少刺激，避免情绪激动。

（2）饮食护理　嘱患者清淡饮食，多进食易消化、低脂肪、富含维生素的食物。食用有助于改善血管的食物，如山楂、黑木耳、大枣等。避免吃刺激性食物，如浓茶、咖啡、辣椒等。戒烟限酒。

（3）运动护理　疾病缓解期的老年患者，可结合患者的身体状况制订运动计划，如散步、快速走、慢跑等，嘱咐老年患者不可过量运动，避免增加心肌负担。

2. 用药护理

（1）硝酸酯类　硝酸酯类药物是老年心绞痛患者常备药物，可扩张血管，从而增加血管的血流量。常用的硝酸酯类药物有硝酸甘油和硝酸异山梨酯。硝酸甘油不良反应有面色潮红、头痛、心悸、低血压等。首次使用时宜平卧，服用硝酸甘油后 1~2 分钟可缓解心绞痛发作。硝酸甘油通常作为片剂含服于舌下（舌下给药），也可作为喷雾剂通过口腔给药。

（2）β 受体阻滞剂　β 受体阻滞剂通过抑制心肌细胞膜上的 β 肾上腺素能受体，具有减慢心率、降低心肌收缩力、减少心肌耗氧量等作用，并通过延长舒张期改善心肌灌注、改善心肌缺血，减少心绞痛的发作。老年患者用药时应遵循个体化原则，宜小剂量开始，病情控制后可逐步停药。

（3）钙离子拮抗剂　钙离子拮抗剂通过抑制血管平滑肌，扩张小血管，抑制心肌收缩力，降低心肌耗氧量来改善冠脉血流和减少心肌缺血。常用的药物有地尔硫草、维拉帕米、硝苯地平等。钙离子拮抗剂主要适用于合并高血压的老年患者，使用时易引起老年人低血压，需从小剂量开始。用药时注意观察患者有无心悸、面部潮红、头晕、头痛等不良反应。

（4）抗血小板类　常用的抗血小板类药物有阿司匹林、氯吡格雷等。用药期间注意观察有无出血倾向，如牙龈出血、鼻黏膜出血、皮肤出血点、瘀斑等，若出现上述情况，及时报告医生。

3. 病情观察　严密观察患者心绞痛发生的部位、性质、持续时间、缓解方式，监测患者的生命体征及心电图。注意有无心律失常、心肌梗死等疾病的发生。

4. 心理护理　患者出现抑郁、焦虑等负面情绪时应与患者沟通，帮助缓解负面情绪，患者对治疗过程中存在的疑问需及时解答，沟通中给予患者鼓励，使其保持乐观的心态，使患者了解情绪激动和心绞痛发生之间的关系，使其更好调节自身情绪，增加战胜疾病的信心。

（六）健康指导

1. 健康教育　告知患者及家属心绞痛发生机制、诱因、治疗方法、如何预防并发症等疾病相关知识，提高患者的疾病认知和遵医行为。

2. 生活指导　对患者进行饮食、作息指导，改变不良的生活方式，戒烟戒酒，指导患者避免高脂、高热量的饮食，食用高蛋白、高纤维的食物，防止便秘。嘱患者日常不可饮用过量水分，避免增加心肌负担。根据老年人的身体情况和心功能状态适当进行运动，循序渐进，不可超过老年患者的耐受水平。

3. 药物指导　向患者介绍治疗心绞痛药物的使用方法、剂量、给药时间、不良反应等，指导患者正确用药，不要擅自增减药量，外出时可随身携带硝酸甘油以备急用。

4. 病情监测　告知患者及家属心绞痛发作时的缓解方法，若服用硝酸甘油不能缓解，心绞痛发作频率增加、程度加重、时间延长，应立即就诊，警惕心肌梗死的发生。定期复查心电图、血压、血糖、血脂等。

二、老年急性心肌梗死

（一）概述

老年急性心肌梗死是在冠状动脉粥样硬化的基础上，冠状动脉急性闭塞引起血流中断，导致局部心肌缺血性坏死。老年急性心肌梗死发生率明显高于中青年，年龄是影响老年急性心肌梗死预后的重要因素。

（二）护理评估

1. 健康史　多数老年急性心肌梗死患者中患者存在多支血管严重病变，有严重的冠状动脉硬化性狭窄，粥样斑块破溃出血，继发血栓形成。老年人发病的主要危险因素是缺乏体育锻炼及社交活动，其诱因少于中青年，常在休息或睡眠过程中发生，也可由便秘、饱餐、情绪激动等引起。

2. 身体状况

（1）症状不典型　老年急性心肌梗死患者中出现典型急性心肌梗死症状者不到三分之一。胸痛轻微，合并糖尿病的高龄患者可无胸痛，部分老年患者表现为胸闷、恶心、呕吐、休克、意识障碍或表现为牙、肩、腹部疼痛。随着年龄增加，老年急性心肌梗死首发症状中胸痛减少，气促、意识障碍等不典型症状增加。

（2）全身症状　起病后 2~3 天后出现发热、心动过速、白细胞增多和血沉增快等，体温一般在38℃左右，很少超过 39℃，持续约一周。疼痛时常伴随恶心、呕吐、上腹胀痛、食欲减退等症状。

（3）并发症多　老年急性心肌梗死出现室壁瘤、栓塞、心脏破裂等并发症的发生率明显高于成年人，其中室壁瘤的发生率为成年人的 2 倍，心脏破裂的发生率为成年人的 3 倍。一些严重的并发症，如心律失常、全身性血栓等高发。

3. 心理 - 社会状况　老年人疾病发作时，病情较重、并发症多，老年患者常有焦虑、恐惧、抑郁等消极情绪，疾病经久不愈给家庭经济带来负担，因此减少社会活动。评估老年患者的心理变化，给予心理疏导。

4. 辅助检查

（1）心电图　心电图是心肌梗死的重要检查手段，对急性心肌梗死的诊断，判断急性心肌梗死的部位、范围、病情发展和预后有重要意义。

（2）血清心肌坏死标志物　肌钙蛋白 T 或者肌钙蛋白 I 的增高是诊断心肌坏死的敏感指标，在起病 2~4 小时后升高。肌酸激酶同工酶（CK-MB）在起病后 4 小时内升高，其增高程度可反映梗死的范围。肌红蛋白有助于早期检查，但特异性较差，起病后 2 小时内增高。

（3）超声心动图　可以了解左心室的功能，以及心室壁的运动情况，有助于心肌梗死及其并发症的诊断，如室壁瘤、室间隔穿孔等。

（4）冠状动脉造影　对判断病变部位、病变程度、侧支循环建立情况、治疗方案的选择有重要价值。

（5）其他　血常规、血沉检查反映组织坏死和炎症反应情况。

（三）常见护理问题

1. 急性疼痛　与心肌缺血有关。

2. 恐惧　与病情危重有关。

3. 活动耐力下降　与心排血量减少有关。

4. 潜在并发症　心律失常、心源性休克、心力衰竭。

（四）治疗措施

治疗原则是尽快恢复心肌的血液灌注，挽救濒死的心肌，防止梗死扩大或缩小心肌缺血范围，保护和维持心脏功能，及时处理各种并发症，防止猝死。根据不同病情可通过一般治疗（卧床休息、吸氧、生命体征监测、建立静脉通路）、药物治疗、溶栓、经皮冠状动脉介入治疗等措施进行治疗。

（五）护理措施

1. 生活护理

（1）休息与活动　急性发作期嘱患者绝对卧床休息，保持环境安静，减少探视，避免患者情绪激动。病情稳定时可鼓励老年患者在床上进行肢体活动或床边活动。老年体弱者，下床活动时需家属陪同。

（2）饮食护理　饮食从流质饮食逐渐过渡到低盐、低脂、低胆固醇清淡饮食，建议少食多餐。多食用富含粗纤维的食物，防止便秘。

（3）运动护理　根据患者的病情及有无并发症，合理地制订运动计划。适当的运动锻炼可促进血液循环，提高活动耐力，也可防止患者深静脉血栓、便秘、肺部感染等并发症。

2. 用药护理

（1）镇痛药物　老年患者对吗啡的耐受性差，注意观察有无呼吸抑制，伴有慢性阻塞性肺疾病者忌用。

（2）β 受体阻滞剂　宜从小剂量开始，逐渐增加，心率控制在 60 次/分。

（3）抗凝剂　老年患者在使用阿司匹林过程中注意观察有无出血及胃肠道反应。

3. 特殊治疗护理

（1）溶栓治疗　溶栓治疗是急性心肌梗死的有效治疗方法，具有快速、简便的优点。急性心肌梗死发病 3~6 小时内进行溶栓治疗效果最佳，对有适应证的老年急性心肌梗死患者应积极、谨慎开展溶栓治疗，老年患者溶栓疗法出血风险高于年轻患者，需密切观察血压、心率、有无头痛、意识改变等脑出血表现。

（2）介入治疗　经皮冠状动脉介入治疗在提高患者的生活质量、减少再住院率等方面有一定优势。老年急性心肌梗死介入治疗并发症多，应密切观察有无再发心前区疼痛及心电图变化。

4. 病情观察　持续监测患者的生命体征、意识状态、出入量等，并记录。保持静脉输液通畅，注意观察有无并发症的发生。急性期给予绝对卧床、吸氧，遵医嘱对症治疗。

5. 心理护理 老年急性心肌梗死患者除了要密切监测病情变化以外，还要关注患者的心理情况，及时给予心理安慰，缓解患者恐惧、紧张的情绪。嘱咐家属多给予患者关心，专人照顾，使患者时刻感到温暖，鼓励其保持乐观的心态积极接受治疗。及时向患者及家属讲解病情的相关知识，增加其配合治疗的积极度。

（六）健康指导

1. 健康教育 告知患者及家属急性心肌梗死疾病的相关知识及并发症的危险性，提高患者的疾病认知度。指导患者家属学习心肺复苏技术，以便在紧急情况下实施院外抢救。

2. 生活指导 急性期患者需绝对卧床休息，病情稳定后可在床上、床边做简单的活动。采取健康饮食，摄取足量的水果、蔬菜、豆类、纤维素、不饱和脂肪酸、坚果和鱼类，减少精细碳水、红肉、不饱和脂肪酸以及乳制品的占比，低盐、低脂、低胆固醇、清淡饮食，防止便秘。规律作息，戒烟戒酒，减少精神压力。

3. 药物指导 老年心肌梗死的患者需长期用药，告知患者及其家属药物的用法、用量和不良反应，告知患者严格遵医嘱用药，向其说明自行停药的严重后果，增加用药依从性。

第六节　老年糖尿病患者的护理

一、概述

糖尿病（diabetes mellitus，DM）是由于体内胰岛素分泌不足或胰岛素作用障碍，引起以慢性高血糖为特征的代谢性疾病。老年糖尿病可分为 1 型糖尿病、2 型糖尿病和特殊类型糖尿病。老年糖尿病患者以 2 型糖尿病为主，包含少数的 1 型糖尿病和特殊类型糖尿病。

糖尿病在国内外的患病率和发病率均呈急剧上升趋势，随着人口年龄结构的老龄化，老年糖尿病患者日益增加。2019 年，国际糖尿病联盟（IDF）数据显示，我国 ≥65 岁的老年糖尿病患者数约3550 万，居世界首位，占全球老年糖尿病患者的 1/4，且呈现逐年上升趋势。

老年糖尿病的诊断采用世界卫生组织 1999 年的糖尿病诊断标准（表 8 – 2）。

表 8 – 2　老年糖尿病诊断标准

诊断标准	静脉血浆葡萄糖或糖化血红蛋白水平
有典型糖尿病症状（烦渴多饮、多尿、多食、不明原因体重下降）	
加上随机血糖	≥11. 1 mmol/L
或加上空腹血糖	≥7. 0 mmol/L
或加上葡萄糖负荷后 2 小时血糖	≥11. 1 mmol/L
或加上糖化血红蛋白	≥6. 5 %
无糖尿病典型症状者，需改日复查确认	

注：随机血糖指不考虑上次用餐时间，一天中任意时间的血糖，不能用来诊断空腹血糖受损或糖耐量异常；空腹状态指至少 8 小时没有进食热量；糖化血红蛋白需在符合标准化测定要求的实验室进行检测。

二、护理评估

1. 健康史 老年糖尿病的病因以遗传因素和环境因素为主。环境因素包括肥胖、缺少运动、高龄、心理压力大等。

2. 身体状况

（1）起病隐匿、症状不典型 多数老年糖尿病患者的临床症状不典型，无明显的"三多一少"症状，即多饮、多尿、多食、体重下降。部分老年患者可出现视力障碍、疲乏无力等。

（2）并发症 ①急性并发症。非酮症高渗性高血糖状态、糖尿病酮症酸中毒、乳酸酸中毒是老年糖尿病患者严重的急性并发症。糖尿病酮症酸中毒与非酮症高渗性高血糖状态的主要区别在于血糖升高的程度、脱水程度、代谢性酸中毒程度及神经系统的症状。非酮症高渗性高血糖状态相比于糖尿病酮症酸中毒的预后更差，病死率较高。乳酸酸中毒常见于严重缺氧、心力衰竭、肝肾功能不全患者。②慢性并发症。主要表现为大血管病变和微血管病变，大血管并发症包括动脉粥样硬化性心血管疾病、脑血管疾病、外周动脉粥样硬化闭塞症、心力衰竭等。微血管并发症包括糖尿病视网膜病变、糖尿病肾病及糖尿病周围神经病变等。病变范围广泛且严重，治疗难度大，预后较差。③低血糖。老年人的服药依从性差、糖调节能力减弱，容易发生无意识低血糖、夜间低血糖和严重低血糖，从而导致不良后果。

（3）多种老年病并存 老年糖尿病易并存各种慢性非感染性疾病，如心脑血管疾病、肾病等。

3. 心理－社会状况
老年糖尿病需长期治疗且并发症较多导致预后较差、治疗费用较高，容易增加患者精神、心理及经济负担。老年人因自身年龄大、并存疾病多，对疾病认知不足，会增加其抑郁、焦虑的情绪，不利于疾病治疗和预后。

4. 辅助检查

（1）尿糖测定 尿糖阳性只是提示血糖值超过肾糖阈，因而尿糖阴性不能排除糖尿病可能。

（2）血糖测定 血糖升高是诊断糖尿病的主要依据。

（3）葡萄糖耐量试验 当血糖高于正常范围而又未达到诊断糖尿病标准时，需进行葡萄糖耐量试验。

（4）糖化血红蛋白 反映患者近 8～12 周的平均血糖水平。

（5）血浆胰岛素和 C 肽测定 用于胰岛 β 细胞功能的评价。

三、常见护理问题

1. 营养失调 低于或高于机体需要量。与胰岛素分泌或作用抵抗有关。

2. 有感染的危险 与血糖增高、脂代谢紊乱、营养不良、微循环障碍等因素有关。

3. 潜在并发症 酮症酸中毒、糖尿病足、视网膜病变、低血糖等。

四、治疗措施

老年糖尿病的治疗措施主要为生活方式治疗和药物治疗。

1. 生活方式治疗 生活方式治疗是老年糖尿病患者的基础治疗。其中包括营养治疗和运动疗法。①营养治疗。营养治疗是糖尿病治疗的基础，贯穿于糖尿病治疗的全过程。根据老年糖尿病患者的营养状况调整其原有的饮食习惯，合理膳食，营养均衡。②运动疗法。运动是治疗和预防老年糖尿病的有效方法之一。规律的运动可以改善胰岛素抵抗。老年患者需根据自身情况选择合适的运动方式。

2. 药物治疗 主要包括二甲双胍、磺脲类、格列奈类、α糖苷酶抑制剂、噻唑烷二酮类、二肽基肽酶Ⅳ抑制剂及胰岛素等药物。治疗过程中优先选择低血糖风险较低、依从性高的药物，减少多重用药和避免过度治疗，并关注是否有并发症的发生。

五、护理措施

1. 生活护理

（1）饮食护理　宜食用高能量密度且富含膳食纤维、低升糖指数、优质蛋白的食物，增加蔬菜和适当比例的低糖水果，严禁食用含糖量高的食物，合理控制总热量的摄入。合理调整进餐模式，少食多餐、缓慢进食、先汤菜后主食。

（2）运动护理　适当的运动有利于减轻体重，提高组织对胰岛素的敏感性，改善血糖和脂代谢紊乱，减轻患者的压力和紧张情绪，保持心情舒畅。老年患者应有规律地适当运动，根据年龄、性别、体力、病情等不同条件循序渐进并长期坚持。运动前做准备活动，运动中注意防跌倒、防骨折。避免空腹运动，防止发生低血糖。

2. 用药护理

（1）口服降糖药　护理人员充分了解药物的类别、用法、用量、不良反应和注意事项。双胍类药物主要不良反应为胃肠道反应，多在餐中、餐后服用，肝肾功能不全、心力衰竭、缺氧的老年患者禁用此类药物。磺脲类从小剂量开始，宜在早餐前半小时口服，主要的不良反应是低血糖，少数老年患者出现皮疹、多形性红斑、水肿等。噻唑烷二酮类主要不良反应为水肿、心力衰竭。葡萄糖苷酶抑制剂应与第一口饭同时服用，不良反应有腹胀、腹痛、腹泻。

（2）胰岛素　生活方式治疗和口服降压药治疗效果不佳者，合并急慢性并发症者宜选用胰岛素治疗。起始使用胰岛素时，首选基础胰岛素，使用方便、依从性高，适用于多数老年糖尿病患者。用药时需注意以下事项：①用法用量。遵医嘱选用正确的胰岛素。胰岛素的注射方法为静脉注射和皮下注射两种。胰岛素的用量需按照血糖水平遵医嘱进行调整。②注射部位。采用皮下注射时，宜选择皮肤疏松的位置，如上臂三角肌、臀大肌、大腿内侧、腹部等。注射部位要轮换，防止出现皮下脂肪增生、皮下脂肪萎缩。③用药顺序。使用胰岛素需注意，长、短效或中、短效胰岛素混合用药时，应先抽取短效胰岛素，后抽取长效胰岛素，然后混匀。④无菌操作。注射胰岛素时，严格按照无菌操作，防止发生感染。

3. 并发症的护理　严密观察患者的病情变化，注意是否有并发症的发生。

（1）低血糖　患者易出现低血糖的表现，即头晕、心悸、多汗等症状，严重时可出现昏迷、抽搐及神志改变。应嘱咐患者及家属，一旦发生低血糖立即进食糖类食物，如饼干、糖果类。并及时呼叫医护人员，遵医嘱注射适量葡萄糖。

（2）酮症酸中毒　观察患者的生命体征、意识状态、24 小时出入量、血糖值变化等，一旦出现酮症酸中毒征象，立即给予急救措施。

（3）糖尿病足　护理人员应每天检查患者足部一次，检查内容包括皮肤的颜色、温度变化及足背动脉的搏动情况，如发现异常情况要及时报告医生处理。冬天注意足部的保暖，避免受凉，选用宽松、透气性好的鞋袜。防止足癣，勤换鞋袜，保持足部清洁、皮肤干燥。如出现红、肿、热、痛，应及时治疗。

4. 病情观察　注意观察患者有无口渴、多饮、多食、多尿、出汗、食欲减退、恶心、呕吐、头晕、头痛、烦躁、嗜睡，有无呼吸深快、烂苹果味、昏迷等。发现病情变化及时通知医生处理并抢救。观察患者有无皮肤瘙痒、视力减退、感觉异常、感染及皮肤黏膜破损，特别注意下肢及足部情况。

5. 心理护理　深入了解患者的想法，采取合适的引导和疏导方法，给予患者足够的心理支持，增加其治疗疾病的信心。嘱家属多给予患者鼓励、支持、关心，使患者在家属的帮助下，调整心态，

缓解焦虑、恐惧等负面情绪。

六、健康指导

1. 健康教育 向患者及其家属讲解疾病的有关知识。提高患者对治疗的依从性及治疗疾病的信心。告知患者糖尿病加重的诱发因素，如急性感染或合并其他疾病，精神紧张、情绪不稳定等。告知老年患者及其家属测量血糖、血压的方法，观察疾病的发展变化，预防并发症的发生。

2. 生活指导 帮助患者制订合理的饮食计划，戒烟限酒。在身体情况允许下适当运动，控制体重，减少食用高糖类的食物，控制食物的总热量。

3. 药物指导 向患者介绍药物的使用方法、剂量、给药时间、不良反应等，使用胰岛素者掌握正确的注射方法和注射部位。

第七节 老年脑卒中患者的护理

脑卒中（stroke）又称脑血管意外，是指急性起病、迅速出现局限性或弥漫性脑功能缺失征象的脑血管病变。在我国，脑卒中已成为严重危害老年人健康与生命的主要问题，是老年人致死、致残的主要原因。由于老年人脑卒中以脑梗死和脑出血为主，本节主要介绍此两种疾病的护理。

一、老年脑梗死

（一）概述

脑梗死（cerebral infarction，CI）又称缺血性脑卒中，是局部脑组织因血液灌注障碍而发生缺血、缺氧性坏死，主要表现为急性起病的局灶性神经功能障碍。主要包括脑血栓形成和脑栓塞两大类，是导致老年人致死、致残的主要疾病之一。

2005～2019 年，我国缺血性脑卒中发病率、患病率呈整体上升趋势，年龄超过 65 岁缺血性脑卒中患者的发病率整体年增加 6.2%。

（二）护理评估

1. 健康史

（1）动脉粥样硬化 是老年脑梗死的主要原因，高血压、糖尿病、高脂血症、吸烟、冠心病及精神状态异常等是导致或加重动脉粥样硬化的主要因素，与脑梗死的发生密切相关。

（2）脑血栓形成 短暂性脑缺血发作（TIA）、脑动脉炎、血液黏稠度增加、血液高凝状态、血流缓慢等可诱发脑血栓形成。

（3）脑栓塞 风湿性心脏病、大动脉粥样硬化斑块和脱落的附着物、癌栓等可诱发脑栓塞发生。

2. 身体状况

（1）脑血栓形成 常在睡眠或安静状态下发病，发病较慢，部分老年人发病前有短暂性脑缺血发作史，发病时多数老年患者意识清楚，生命体征平稳，局灶性神经系统损伤的表现多在数小时或2～3 天内达高峰，且因不同动脉阻塞表现各异。

（2）脑栓塞 起病急骤，在数秒或很短的时间内症状达高峰。意识障碍和癫痫的发生率高，且神经系统的体征不典型。

（3）无症状性脑梗死多见 在 65 岁以上的人群中，无症状性的脑梗死发生率可达 28%。

（4）并发症多　老年人心、肺、肾功能较差，多种疾病并存，常易并发各种并发症，如肺部感染、肾脏衰竭、心力衰竭、应激性溃疡等，导致病情进一步加重。

3. 心理－社会状况　老年脑梗死患者由于疾病认识缺乏、自我护理能力下降、语言功能障碍、经济压力增加、社会活动减少等，使得患者在患病后易出现焦虑、烦躁、抑郁等不良的消极情绪，而焦虑的负面情绪又会加重病情。应评估老年人的心理状态，家属对患者的关心程度和疾病治疗的支持情况。

4. 辅助检查

（1）脑部 CT　发病 24 小时后可见低密度梗死灶，这是最常用的检查。

（2）磁共振成像（MRI）　可在数小时内确定梗死灶的具体位置，比 CT 更早地发现梗死灶，特别是脑干和小脑病灶。

（3）血管造影　数字减影血管造影（DSA）和磁共振血管造影（MRA）可显示血管狭窄、闭塞和其他血管病变。DSA 是脑血管病变检查的金标准，但此项检查因有创、技术难度大且有一定风险，目前不作为临床常规检查。

（4）经颅多普勒超声（TCD）　可评估颅内血管狭窄、闭塞、痉挛及侧支循环建立的程度。

（5）其他　脑脊液检查、血常规、尿常规、血糖、血脂、血液流变学、心电图等检查。

（三）常见护理问题

1. 躯体移动障碍　与偏瘫或平衡能力降低有关。

2. 语言沟通障碍　与意识障碍和语言中枢受损有关。

3. 生活自理能力缺陷　与偏瘫、认知障碍有关。

4. 有皮肤完整性受损的危险　与长期卧床、意识障碍、运动障碍有关。

5. 潜在并发症　感染、肺炎、深静脉血栓、压疮等。

（四）治疗措施

老年脑梗死患者需遵循超早期治疗、个体化治疗、整体化治疗的原则，主要治疗措施包括溶栓、抗凝、降低颅内压、改善脑循环、介入治疗、康复治疗等措施。

（五）护理措施

1. 生活护理

（1）休息与环境　为患者提供舒适安静的环境，温湿度适宜。卧床患者需保持床单元整洁、干燥，减少皮肤刺激。意识障碍的患者需保持平卧位，头偏向一侧，保持呼吸道通畅。瘫痪的患者给予翻身、叩背、按摩，防止肺炎及压疮的发生。

（2）饮食护理　给予高蛋白、低盐低脂饮食，多食用富含纤维素的食物，预防便秘的发生，忌辛辣刺激食物，戒烟戒酒。吞咽困难的患者，给予流质或半流质饮食，缓慢进食，进食时注意误吸、窒息等意外情况的发生，必要时给予鼻饲饮食并做好鼻饲管的护理。

（3）安全护理　对躁动或意识障碍的老年患者为防止其摔倒或坠床，需打开床旁护栏，下床时专人协助。

2. 用药护理　老年人脑梗死的治疗主要包括溶栓、抗凝、抗血小板聚集和降颅压药物治疗，密切观察药物的作用和副作用。

（1）溶栓剂　在起病 3～6 小时使用可使血管再通，恢复梗死区的血流灌注。该类药物最严重的副作用是颅内出血，需严格掌握药物剂量，在使用时应严格观察患者的生命体征、瞳孔、意识状态的变化，注意有无黑便、牙龈出血、皮肤瘀点瘀斑等出血表现。

（2）抗凝剂　可减少短暂脑缺血发作和防止血栓形成。用药期间严密监测凝血时间和凝血酶原时间。拔针时需延长按压时间，以免出血。

（3）**抗血小板聚集药** 在急性期可降低死亡率和复发率，注意不能在溶栓和抗凝治疗期间使用。常用药物为阿司匹林、氯吡格雷、双嘧达莫等。用药期间注意观察有无出血倾向，长期使用阿司匹林可引起消化道溃疡，消化道溃疡者慎用。

（4）**降颅压药** 大面积梗死可出现脑水肿和颅内压增高，需使用脱水剂降颅压，常用的药物有甘露醇、呋塞米、甘油果糖等。药物使用过程中应记录 24 小时出入量，严密监测心、肾功能。使用甘露醇时注意观察有无结晶，使用粗大静脉进行快速输注。

3. 病情观察 密切观察生命体征、意识、瞳孔、脉搏、肌张力的变化，加强血气分析、心电图、血压的监测，防止颅内高压、低氧血症、心律失常的发生。

4. 预防并发症 为预防坠积性肺炎、尿路感染、下肢深静脉血栓、失用综合征等并发症的发生，应指导患者在生命体征平稳后尽量早期下床活动，协助患者生活自理，做好个人卫生。

5. 康复训练 患者病情稳定后，依照患者的功能障碍程度尽早地进行康复功能训练，包括语言、运动及吞咽功能的训练。

（1）**语言功能训练** 指导患者进行肌群训练、发音训练、复述训练等语言功能康复训练。在康复师的指导下，选择合适的图片或读物，从发音开始，按照字、词、句、段的顺序训练其说话，应循序渐进，由简到难进行训练。为患者提供述说熟悉的人或事的机会，并鼓励家人多与老年患者交流。

（2）**运动功能训练** 训练时需循序渐进，对肢体瘫痪的患者在康复早期做关节的被动运动，病情允许可在床上坐起，以后应尽早协助患者下床活动，先借助平行木练习站立、转身，后逐渐借助拐杖或助行器练习行走。行走时先健肢后患肢向前移动，逐渐增加活动量和时间，注意安全。

（3）**吞咽功能的训练** 对吞咽障碍的患者，常见的康复训练方法为唇、舌、颜面肌和颈部屈肌的肌力训练和主动运动。训练时先用胶冻状食物或糊状食物进行，逐步过渡到普通食物，少食多餐。进食时取坐位，颈部稍前屈易引起咽反射；软腭冰刺激有助于咽反射的恢复；咽下食物练习呼气或咳嗽有助于预防误吸；构音器官的运动训练有助于改善吞咽功能。

6. 心理护理 给予患者支持、鼓励和关心，尤其是偏瘫、失语、生活自理能力差的患者，容易产生悲观、焦虑、抑郁的情绪。注重患者的情绪变化，对老年人心理压力和不良情绪进行疏导，增加其战胜疾病的信心。

（六）健康指导

1. 健康教育 告知患者及家属疾病的相关知识，积极治疗高血压、高血脂、糖尿病等，预防疾病发作。

2. 生活指导 指导患者进食易消化食物，限制盐、糖、脂肪摄入，多食蔬菜水果，保持大便通畅。生活作息要有规律，避免精神压力过大或过分紧张。指导患者穿宽松、棉质、柔软的衣服，偏瘫患者穿衣时先穿患侧再穿健侧，脱衣时顺序相反。教会家属对于生活无法自理的患者进行口腔、皮肤护理，定时翻身、叩背。

3. 康复指导 告知患者及家属康复功能训练的正确方法，鼓励患者坚持落实康复计划，家属可对其进行协助和监督，根据康复情况对康复训练方案进行调整。

二、老年脑出血

（一）概述

脑出血（intracerebral hemorrhage，ICH）是指原发于脑实质内的非外伤性血管破裂出血，其病死率、致残率高。

（二）护理评估

1. 健康史 导致脑出血主要病因为高血压，在高血压脑动脉硬化的基础上，当情绪激动或体力活动过度时，血压骤升，即引起脑血管破裂出血，其他病因还有颅内动脉瘤、血管畸形、动脉炎、血液病等。

2. 身体状况 老年人脑神经细胞代偿能力较差，发生脑出血时较成年人病情严重，预后差，死亡率高。

（1）神经功能严重缺失 老年人因脑动脉硬化和脑组织萎缩，发生脑出血时，可产生更为严重的神经功能缺失，多数老年患者有意识障碍，癫痫发作率高，约50%出现昏迷。

（2）颅内高压症状不典型 老年人因为脑组织萎缩，中小量脑出血不会出现颅内高压症状。

（3）并发症多 老年脑出血患者在急性期常并发心律失常、心肌梗死、应激性溃疡、血栓性静脉炎等并发症。

3. 心理–社会状况 评估老年脑出血患者患病后是否有紧张、焦虑、恐惧的心理状态，患者及家属对疾病相关知识的知晓度。鼓励家属给予患者精神支持和生活照顾，缓解患者消极的情绪，增加战胜疾病的信心。

4. 辅助检查

（1）头颅CT 为诊断脑出血首选检查，可准确显示出血部位、大小、形态等，出血区为边界清楚、均匀高密度阴影。

（2）磁共振（MRI） 对脑干出血诊断率高。

（3）数字减影血管造影（DSA） 可用于脑血管畸形、动脉瘤及动脉炎的诊断。

（4）脑脊液检查 脑出血一般不主张进行脑脊液检查，以防诱发脑疝。如需做此项检查，可谨慎进行腰穿，脑脊液呈均匀血性，压力升高。

（5）其他检查 血常规、尿常规、血糖、血脂、凝血功能、心电图等检查。

（三）常见护理问题

1. 急性意识障碍 与脑出血致大脑功能受损有关。

2. 生活自理能力缺陷 与偏瘫、认知障碍有关。

3. 语言沟通障碍 与意识障碍和语言中枢受损有关。

4. 有皮肤完整性受损的危险 与长期卧床、意识障碍、运动障碍有关。

5. 潜在并发症 脑疝、心肌梗死、消化道出血、压疮等。

（四）治疗措施

治疗的主要原则是防止继续出血，降低颅内压，防止脑水肿，促进神经功能恢复和防止并发症。主要的治疗措施有一般治疗（急性期卧床、吸氧、观察生命体征等）、脱水降颅压、调整血压、止血治疗、手术治疗、恢复期康复训练等。

（五）护理措施

1. 生活护理

（1）休息与环境 保持病室安静、舒适，限制探视，避免刺激。发病后24~48小时内避免搬动，床头抬高15°~30°，绝对卧床休息2~4周。烦躁、谵妄、意识障碍的老年患者应加床栏，必要时给予保护性约束。

（2）饮食护理 患者生命体征平稳、无颅内压增高、无消化道出血时，可进食低脂、低糖、低盐、易消化、富含纤维素的食物，饮食应清淡，戒烟戒酒。如老年患者有昏迷或吞咽障碍可鼻饲饮食，将易消化的流汁状饮食，如浓米汤、豆浆、牛奶、新鲜蔬菜汁、果汁等分次灌入，鼻饲前先充分吸痰。

2. 用药护理　老年脑出血的治疗主要包括降低颅内压、降血压、止血药物等，注意观察药物的作用、不良反应。

3. 病情观察　密切观察生命体征、意识、瞳孔、出入量等的变化，加强心电图、血压的监测，及时判断患者有无病情加重及并发症的发生，如出现剧烈头痛、频繁呕吐、烦躁不安、血压升高、脉搏加快、意识障碍加重、一侧瞳孔散大，常提示脑疝的发生，及时报告医生并协助抢救。

4. 预防并发症　严密观察有无脑疝的先兆表现，对颅内高压者给予脱水降颅内压。保持老年患者清洁，勤翻身，防止发生压疮。保持呼吸道通畅，勤吸痰，做好呼吸道管理，预防肺部感染。对中枢性高热的患者，给予物理降温及药物降温。

5. 康复训练　同老年脑梗死。

6. 心理护理　积极主动与患者及其家属进行沟通交流，消除患者陌生感和戒备心，拉近护患之间的距离。安慰和鼓励患者，给予患者心理疏导，消除其不良情绪。对患者及其家属讲解疾病的相关知识，增强患者战胜疾病的信心和勇气。

（六）健康指导

1. 健康教育　向患者及家属讲解脑出血的病因、临床表现等相关知识，积极治疗高血压、高血脂、糖尿病等原发病，预防再次脑出血。指导患者避免精神紧张、用力排便、情绪激动、疲劳过度等诱发因素。

2. 生活指导　同老年脑梗死。

3. 康复指导　同老年脑梗死。

第八节　老年帕金森病患者的护理 微课

一、概述

帕金森病（Parkinson disease，PD）又称震颤麻痹，是一种常见于中老年人的神经系统进行性疾病。临床以静止性震颤、肌强直、运动迟缓和步态异常为主要特征。主要病理改变是黑质多巴胺能神经元变性和路易小体形成。帕金森病的发病高峰约在 60 岁，且呈现出随年龄增长而发病率上升的趋势，男性略多于女性。该病呈慢性进行性发展，且不能自动缓解，患者主要死于疾病晚期出现的各种并发症。

二、护理评估

1. 健康史　导致黑质多巴胺能神经元变性的原因除遗传因素外，其他病因尚未明确。老年帕金森病的发生可能与以下因素有关。

（1）生理性老化　随着年龄增长，黑质多巴胺能神经元数目逐渐减少，纹状体内多巴胺递质水平逐渐下降。当黑质多巴胺能神经元数目减少 50% 以上，纹状体内多巴胺递质含量减少 80% 以上，临床就会出现帕金森病的运动障碍表现。

（2）环境因素　流行病学调查显示，长期接触杀虫剂、除草剂或长期饮用露天井水可能是帕金森病发病的危险因素；环境中与 1－甲基－4－苯基－1,2,3,6－四氢吡啶分子结构类似的工业和农业毒素可能是致病因素之一。

（3）遗传因素　约10%的患者有家族史，提示遗传因素参与发病。

2. 身体状况　帕金森病起病多缓慢，且呈进行性发展，临床表现以运动功能改变为主，同时可伴有其他不适，即非运动性症状，老年人出现非运动性症状的概率更大。

（1）静止性震颤　常为首发症状，表现为在静止状态下震颤明显，运动时减轻或暂时停止，情绪激动可加重，睡眠时可完全停止。上肢震颤较下肢严重，手指呈现规律性的拇指对掌和余指屈曲的震颤，形成"搓丸样动作"。疾病后期，震颤可累及下颌、口唇、舌和头部。部分70岁以上发病者可无震颤。

（2）肌强直　患者肢体僵硬、活动不灵活。表现为伸肌、屈肌张力增高，被动运动关节时出现均匀一致的阻力，称为"铅管样强直"。如合并有震颤，则呈现"齿轮样强直"。

（3）运动迟缓　随意动作减少、减慢。上肢无法完成精细动作，书写时字越写越小，称为"写字过小征"。面肌运动减少，导致面部表情呆板，双眼凝视和瞬目动作减少，笑容出现和消失缓慢，称为"面具脸"。日常活动受限，如坐下后不能起立，卧床时不能自行翻身；进食困难，手持勺子时手发抖，无法将食物准确送入口中；无法独立完成取水、沐浴、刷牙、修剪指甲；无法洗衣、穿脱衣、解系鞋带和纽扣、穿脱鞋袜、满意地修饰和剃须；无法独立如厕。严重患者可能因口、舌、腭及咽部肌肉运动障碍而出现流涎，进食时咀嚼无力，吞咽时发噎或反呛，甚至吞咽困难。此外，患者还可能出现顽固性便秘、排尿不畅、出汗、言语障碍等。未及时治疗的晚期患者可能伴有痴呆、抑郁、严重肌强直和继发性关节僵硬可导致患者长期卧床，并发肺炎和压疮。

（4）步态异常　早期行走时下肢拖拽，从一侧下肢开始，逐渐累及对侧下肢。病情进展后，步伐逐渐变小变慢，起步困难，无法迈步，双足似黏在地面上，一旦起步，碎步向前冲，越走越快，无法立刻停步，称为"慌张步态"。晚期患者可有坐位、卧位起立困难，有时行走中全身僵住，无法动弹，称为"冻结"现象。

（5）非运动性症状　包括反应迟钝、主动性减少、淡漠、痴呆、乏力、抑郁和焦虑、睡眠障碍、自主神经功能障碍如便秘、出汗异常、流涎、性功能减退、脂溢性皮炎等，及感觉异常如受累肢体的疼痛、麻木、刺痛和烧灼感等。

3. 心理 – 社会状况　帕金森病本身就会有焦虑、抑郁、痴呆等心理精神症状。对没有相关症状的老年人也会因为早期动作迟缓、流涎、言语断续等引起自卑心理，从而回避与人交往。随着病程延长和病情进行性加重，老年人丧失劳动能力，生活自理能力也会逐渐下降，会产生无助、恐惧甚至绝望的心理。同时帕金森病的病程长达数十年，家庭成员身心疲惫，负担加重，容易产生无助感。

4. 辅助检查　目前尚无实验室检查可用于帕金森病的诊断。用计算机断层扫描可发现纹状体内多巴胺合成和储蓄能力有损伤。测量显示，纹状体对左旋多巴的摄取每年下降约3%。CT 和 MRI 能显示脑室扩大等脑萎缩表现。

三、常见护理问题

1. 躯体活动障碍　与多巴胺能神经元变性所致的震颤、肌强直、运动迟缓和步态异常有关。

2. 营养失调　低于机体需要量。与舌、腭及咽部肌肉运动障碍致进食减少和震颤、肌强直致机体消耗量增加有关。

3. 自尊紊乱　与自我形象改变和生活依赖他人有关。

4. 语言沟通障碍　与咽喉部、面部肌肉强直，运动减少有关。

5. 家庭应对无效　与疾病进行性加重，患者长期需要照顾、家庭负担加重有关。

6. 潜在并发症 跌倒、压疮、感染。

四、治疗措施

帕金森病应以及早药物治疗为主，辅以物理治疗，必要时手术治疗，从而达到减轻症状，减少并发症，增强自理能力，延长患者生命的目的。需要强调的是手术方法只能改善症状，不能根治，术后还需服用药物。物理治疗方法主要是改善患者生活质量，减少并发症。常用的康复行为手段有肢体运动训练、语言功能训练和进食训练等。

五、护理措施

迄今尚无药物或手术方法能明确延缓帕金森病的进展，因此，保护神经、保持老年人的运动功能、个体化干预是针对老年帕金森病患者治疗的基本原则。治疗护理的目标是减轻各种临床症状，减少各种并发症的发生，延长老年人的生命；同时减轻老年人的焦虑、抑郁情绪，增强自尊，提高生活质量。

1. 生活护理

（1）环境 鉴于帕金森病进展期患者可能出现下肢行动受限、起坐困难及慌张步态等症状，这些症状均可能严重影响老年人的日常生活能力，并增加其受伤风险。因此，对于房间的布局设计、生活用品的摆放方式以及座椅、床铺、走道、坐便器等设施的选择，均应根据每位老年人的具体身体状况和病情进行个性化的定制和安排。例如，家具和物品的摆放位置应确保老年人能够轻松取用，同时避免设置过多的障碍物；座椅和床铺的选择应确保稳固可靠，并便于老年人上下；走道和卫生间的宽度应足够宽敞，以满足老年人行走和转身的需求；坐便器的高度应适中，并在旁边设置扶手，以确保老年人的安全，同时手纸应放置在患者易于取用的位置。

（2）安全 对于上肢震颤明显的老年人，避免让老年人拿热水、热汤，尽量不让老年人自己从开水瓶中倒水，为端碗持筷有困难者准备带有大把手的餐具，选用材质不易打碎的器皿。对有幻觉、抑郁、精神错乱或智能障碍的老年人应有专人陪护，药物代为保管，每次药物定时定量送服到口；禁止老年人自行使用锐利器械和危险品；严密监控，避免自伤、坠床、走失、伤人等意外发生。

（3）卫生 因为疾病所致出汗较多、皮脂腺分泌亢进的老年人，注意指导或帮助老年人经常清洁皮肤、勤换衣服和被褥、穿柔软宽松的棉布衣服。

（4）饮食 在考虑到疾病所致营养不良和便秘的情况下，宜给予老年患者高热量、高维生素、高纤维素、低盐、低脂、适量优质蛋白的易消化饮食，主食多选粗粮、多食新鲜蔬菜和水果、多饮水。由于高蛋白饮食会降低治疗常用药物左旋多巴类药物的疗效，故不宜盲目增加蛋白质的摄入；槟榔为拟胆碱食物，可降低抗胆碱能药物的疗效，也应该避免食用。进食前需仔细了解患者的吞咽反应是否灵敏，有无控制口腔活动的能力，是否存在咳嗽和呕吐反射，能否吞咽唾液；准备好有效的吸引装置。安置患者正确的体位，餐前、餐后让患者取坐姿坐在椅子上或床沿上保持 10～15 分钟。从小量食物开始，让患者逐渐掌握进食的每一步，进食时不要催促，并注意保持合适的食物温度，以防进食时烫伤。在实施指导合理饮食和正确进食过程中，注意观察患者营养状况改善和体重变化的情况。

（5）交流 对于言语不清、构音障碍的老年人，应态度和蔼、诚恳耐心地倾听他们，不要随意打断他们说话。可指导老年人采用手势、画板、纸笔等方式增进沟通效果。

2. 运动护理 运动对老年帕金森病患者非常重要，不但可以防止和推迟关节的强直与肢体的挛缩，还有助于减轻非运动症状。

（1）疾病早期　应鼓励老年人从事力所能及的家务或工作，参与各种形式的活动，坚持适当的运动锻炼。注意通过各种形式保持身体和各关节的活动强度和最大的活动量。

（2）疾病中期　老年人已出现一些部位的运动障碍，应结合患者的具体情况有计划、有目的地锻炼。如起步困难者可训练起步和练习走路。当老年人感到脚粘在地上时，可指导其先后退一步，再往前走，这样比直接向前容易。步态异常者，可鼓励行走时两腿尽量保持一定距离，双臂摆动，以增加平衡；尽可能不要在原地转弯，转身时以弧线形式前移；行走时要集中注意力，不要边走路边讲话。

（3）疾病晚期　老年人因为显著的运动障碍而卧床不起，应帮助患者采取舒适体位，保持关节功能位，定时被动活动关节、按摩四肢肌肉。

3. 用药护理　帕金森病患者需长期或终身用药，应严格遵医嘱服药，不得擅自停药。复方左旋多巴是治疗帕金森病最基本、最有效的药物，常用药物为多巴丝肼。应告知老年人及其家属此类药物需要服用数天或数周后才会见效。服药时需要吞服，避免嚼碎药片；避免与高蛋白食物一起服用，因为蛋白质会影响此药的吸收，最好在摄入高蛋白之前 30 ~ 60 分钟服用。要避免突然停药，否则会导致发热、出汗、肌强直、精神错乱以及意识模糊等表现。

4. 心理护理　抑郁作为疾病本身的表现，如果不能有效缓解，会影响抗帕金森病药物的疗效，应告知老年人及其家属心理精神因素在疾病进展和治疗中的作用，鼓励他们通过各种方式保持良好的心态，如保持和发展更多的兴趣和爱好、多参加各种交往活动、增加亲情互动的机会、营造良好的家庭氛围等。同时教会老年人及其家人利用适当的修饰技巧以尽量维护患者的个人形象。

六、健康指导

1. 健康教育　结合老年人的年龄、认知、病情等，以恰当的方式向患者及其家属详细介绍帕金森病在并发症、治疗方式、护理方面的知识。

2. 生活指导　根据本节生活护理和运动护理中的方法指导老年人及其家属做好患者个人卫生、活动与休息、营养与排便、活动与安全方面的工作。

3. 照顾者指导　帕金森病为一种无法根治的疾病，病程长达数年或数十年，家庭成员容易产生无助感，应给予照顾者充分的关心和理解，并提供疾病护理相关的指导，包括协助患者进食、服药，并做好其他各种日常生活的照顾；细心观察，及时识别病情变化，积极预防各种并发症，定时复查；当患者出现发热、外伤、骨折、运动障碍或精神智能障碍加重时，应及时就诊；为患者提供心理支持，并保持乐观的心态。

第九节　老年期抑郁症患者的护理

一、概述

老年期抑郁症（geriatric depression）是指首次发病于老年期（≥60 岁），以持久（至少 2 周）的抑郁心境为主要临床表现的一种精神障碍。其临床表现多样且常不典型，主要包括情绪低落、焦虑、思维迟缓及躯体不适等。多数患者因躯体不适就医，而这些症状难以归因于躯体疾病或脑器质性病变。此疾病具有缓解与复发的特性，缓解期精神状态良好，通常不会遗留人格缺陷或精神衰退的迹象。然而，部分病例预后不良，可能演变为难治性抑郁症。

抑郁症是老年人最常见的精神疾患之一，尤其在患有高血压、冠心病、糖尿病、癌症等疾病的老年人群中发病率更高。由于抑郁症的反复发作，患者可能丧失劳动能力和日常生活功能，进而发展为精神残疾。研究显示，50% ~70%的老年人自杀及自杀企图与抑郁症有关。因此，世界卫生组织已将预防老年期抑郁症列为21世纪重要的心理卫生任务和防治目标之一。

二、护理评估

1. 健康史 多数患者具有较长时间的躯体症状，如头痛、头昏、乏力，全身部位不确定性不适感，失眠、便秘等。此外，老年期抑郁症的发病与下列因素有关。

（1）遗传因素 研究证明，抑郁症与遗传因素有密切关系。发病年龄越早，遗传倾向性越大。

（2）神经生化异常 增龄引起中枢神经递质改变，如去甲肾上腺素（NE）缺乏，5-羟色胺（5-HT）功能活动降低，单胺氧化酶（MAO）活性升高，影响情绪的调节。下丘脑-垂体-肾上腺皮质轴功能削弱、雌激素水平及其受体功能异常等，也与老年期抑郁症密切相关。

2. 身体状况 抑郁症包括"三低"症状，即情感低落、思维迟缓、意志消沉；"三自"表现，即自责、自罪、自杀。老年期抑郁症的临床症状多样化，趋于不典型。

（1）疑病性 老年抑郁症患者往往过度关注自身健康，常以躯体不适为主诉，主动要求治疗，但患者往往否认或忽视情绪症状，认为只是躯体不适引起的心情低落。患者对躯体疾病的关注或感受远远超过了实际病情的严重程度，表现出了明显的紧张不安以及过分的担心。常辗转于各大医院，寻遍名医，当各项检查结果为阴性或者问题不严重时，常会质疑检查结果的准确性，要求再到其他大医院、科室进行检查，如要求得不到满足，则抑郁的症状更加突出。疑病性抑郁症患者疑病内容常涉及消化系统症状，便秘、胃肠不适是此类患者最常见也是较早出现的症状之一。

（2）激越性 激越性抑郁症最常见于老年人，其主要特点为在情绪抑郁的同时带有明显的焦虑烦躁、激惹性增高、易激动，表现为紧张恐惧、坐立不安、无法自控、无端担心自身和家人的安危。常伴有某些猜疑和自责，懊恼自己的过去，追悔莫及，捶胸顿足、撕衣撞墙、自伤自残。

（3）隐匿性 抑郁症的核心症状是心境低落，但隐匿性抑郁症并非以明显的抑郁症状为主要表现和主诉，而是被突出的躯体症状所掩盖，患者往往首先在内科就诊，直到出现自杀行为才去精神科。躯体症状一般在抑郁症常有的内感性不适和疑病倾向的影响下出现并强化。常见的是便秘、腹胀等消化系统症状，疼痛综合征，各种心血管症状，自主神经症状，失眠、乏力等，并伴有相应的焦虑情绪。凡是老年患者主诉多种躯体症状，检查又无相应的阳性发现，应进行详细的精神检查，情绪的晨重夕轻的节律改变等均有利于明确诊断。

（4）迟滞性 表现为行为阻滞，通常以随意运动缺乏和缓慢为特点。患者可见肢体活动减少，面部表情减少，思维迟缓、内容贫乏、言语阻滞，严重时思维、情感、行为都处于僵滞状态，不语、不食、不动。

（5）妄想性 抑郁症发病年龄越晚，出现妄想的概率越高，故多见于老年期抑郁症。患者可出现妄想或幻觉，看见或听见不存在的东西；认为自己犯下了不可饶恕的罪恶，听见有声音控诉自己的不良行为或谴责自己。由于缺乏安全感和无价值感，患者认为自己被监视和迫害。

（6）自杀倾向 自杀是抑郁症最危险的症状。抑郁症患者由于情绪低落、悲观厌世，严重时很容易产生自杀念头，且由于患者思维逻辑基本正常，实施自杀的成功率也较高。由于自杀是在疾病发展到一定的严重程度时才发生的，故及早发现疾病，及早治疗，非常重要。

（7）假性痴呆 为可逆性认知功能障碍，经过抗抑郁治疗可以改善。

3. 心理-社会状况 抑郁症是由多种因素相互作用所致，除生物学因素外，心理社会因素起着重要作用，尤其是老年期抑郁症患者，一生中的生活遭遇可在心理上留下不可磨灭的痕迹，到了老年又会不断遇到新的问题和生活事件，如退休、角色改变、家庭关系的改变、丧偶、经济问题、衰老与疾病等各种问题，在不同程度上构成老年期抑郁症的发病因素。

4. 辅助检查 评定量表可作为辅助诊断工具，常用的有老年抑郁量表（表8-3），汉密尔顿抑郁量表、汉密尔顿焦虑量表、抑郁自评量表、焦虑自评量表等。

表8-3 老年抑郁量表

序号	选择过去一周内最切合你的感受的答案	答案与分值	
1	你对你的生活基本满意吗	是0	否1
2	你是否丧失了很多你的兴趣和爱好	是1	否0
3	你感到生活空虚吗	是1	否0
4	你经常感到无聊吗	是1	否0
5	你对未来充满希望吗	是0	否1
6	你是否感到烦恼，无法摆脱头脑中的想法	是1	否0
7	大部分的时间你都精神抖擞吗	是0	否1
8	你是否觉得有什么不好的事情要发生因而感到很害怕	是1	否0
9	大部分时间你都觉得快乐吗	是0	否1
10	你经常感到无助吗	是1	否0
11	你是否经常感到不安宁或坐立不安	是1	否0
12	你是否宁愿待在家里而不愿意干新鲜事	是1	否0
13	你是否经常担心未来	是1	否0
14	你是否觉得你的记忆力有问题	是1	否0
15	你觉得现在活得很精彩吗	是0	否1
16	你是否经常感到垂头丧气、无精打采	是1	否0
17	你是否感到现在很没用	是1	否0
18	你是否为过去的事担心很多	是1	否0
19	你觉得生活很兴奋吗	是0	否1
20	你是否觉得学习新鲜事物很困难	是1	否0
21	你觉得精力充沛吗	是0	否1
22	你觉得你的现状是毫无希望的吗	是1	否0
23	你是否觉得大部分人都比你活得好	是1	否0
24	你是否经常把小事情弄得很糟糕	是1	否0
25	你是否经常有想哭的感觉	是1	否0
26	你集中注意力有困难吗	是1	否0
27	你喜欢每天早晨起床的感觉吗	是0	否1
28	你是否不愿意参加社交活动	是1	否0
29	你做决定很容易吗	是0	否1
30	你的头脑还和以前一样清楚吗	是0	否1

注：每个提示抑郁的回答得1分。在最高分30分中，0~10分可视为正常范围，即无抑郁；11~20分显示轻度抑郁；21~30分为中重度抑郁。

三、常见护理问题

1. 应对无效 与不能满足角色期望、无能力解决问题、认为自己丧失工作能力、社会参与改变、对未来丧失信心、使用心理防卫机制不恰当有关。

2. 无望感 与消极的认知态度有关。

3. 睡眠型态紊乱 与精神压力有关。

4. 有自杀的危险 与严重悲观情绪、自责自罪观念、消极观念有关。

四、治疗措施

老年期抑郁症的治疗主要包括药物治疗、心理治疗、电痉挛治疗等。老年期抑郁症有反复发病的特点，故康复的首要目标是预防复发，同时恢复对社会环境的适应功能和生活自理能力。

五、护理措施

治疗护理的总体目标：老年期抑郁症患者能减轻抑郁症状，减少复发，提高生活质量，促进身心健康状况，减少医疗费用和死亡率。具体护理措施如下。

1. 生活护理

（1）饮食 消化系统的不适感是老年抑郁症患者常出现的问题，在饮食上应注意营养均衡，并尽量满足患者的口味偏好。以老年人喜好为主，建议选择富含粗纤维的食物，少量多餐，多饮水，忌烟酒，避免辛辣刺激性食物。护理人员应密切观察食物和水分的摄取量，观察记录老年人的排便情况。若老年人拒绝进食，可采取喂食等措施，必要时送至医院进行输液等治疗。若出现便秘问题，根据老年人身体状况恰当给予缓泻剂或开塞露，减轻患者排便痛苦。

（2）睡眠 鼓励患者建立规律的生活习惯，白天积极参与各类娱乐活动及适度的体育锻炼，以助益夜间睡眠。对于存在睡眠障碍的患者，推荐通过按摩安眠、神门、内关、三阴交等穴位来改善睡眠质量。在晚间临睡前，建议使用热水泡脚或进行热水浴，以舒缓身心，避免观看刺激性强的电视节目或会客。同时，为患者创造一个舒适且安静的睡眠环境，以确保其获得充足的休息。

2. 用药护理

（1）密切观察 观察药物疗效和可能出现的不良反应，及时向医生反映。目前临床上应用的抗抑郁药主要有：①三环或四环类抗抑郁药，以阿米替林、氯丙嗪、丙米嗪、马普替林等最为常见，其优点是疗效确定，价格低廉，但副作用较明显，可出现口干、便秘、心动过速、直立性低血压等，不作为老年患者首选用药。②选择性 5－羟色胺再摄取抑制剂，如氟西汀、帕罗西汀、舍曲林等。其优点是疗效显著，安全性高，不良反应少，用药方便（大多每天服用一次），用药早期可出现轻度的恶心、呕吐等消化道症状。③单胺氧化酶抑制剂和其他新药，可做选择，不作为一线药物。

（2）坚持服药 抑郁症的治疗过程漫长，且部分药物存在不良反应，这使得部分患者可能对治疗缺乏信心或产生抵触情绪，进而表现出拒绝服药、藏匿药物或擅自调整药物剂量的行为。因此护理人员需耐心向患者解释，严格按照医生的建议服药至关重要，绝不可因药物副作用或个人意愿擅自改变剂量或中断治疗。鉴于老年期抑郁症的高复发率，强调长期规律性服药尤为重要。对于大多数患者，建议至少持续服药 2 年，而对于多次复发的患者，更应适当延长服药时间以确保疗效和康复的稳定性。

3. 心理护理

（1）阻断患者负向的思考 抑郁症患者常常不自觉地对自己和周围事物持有消极观念，护理人员应协助患者识别这些负面想法，并逐步替换和减少它们。此外，护理人员可以帮助患者回顾自己的优点、特长和成就，以增强其积极自我认知。同时还需引导患者审视其思维过程、逻辑推理和结论的正确性，调整不切实际的目标，并鼓励患者参与建设性的工作和社交活动，激发心理满足感，提高自我价值感。

（2）鼓励患者抒发自己的想法　严重抑郁症患者的思维过程表现出明显的迟缓和减少，甚至可能伴随虚无和罪恶的妄想。在与这类患者交流时，护理人员应保持耐心和沉稳的态度，采用缓慢、和蔼的态度，善用非语言的沟通方式，来表达对患者的深切关心与支持。通过鼓励、劝说，引导患者说出内心的忧虑和需求，明确发病原因，同时逐步引导患者将注意力转向外面的世界。

（3）学习新的应对技巧　为患者创造人际接触的机会，以协助患者改善处理问题、人际互动的方式，增强社交的技巧。

（4）建立有效支持　充分发挥家庭及朋友、同事、社会团体等力量的支持作用，鼓励他们给予老年人更多的关心和爱护。主动与老年人交谈、陪伴和鼓励他们，使其以积极乐观的态度面对自己的疾病与未来。

4. 严防自杀　自杀观念与行为是抑郁症患者最严重而危险的症状。患者往往事先计划周密，行动隐蔽，甚至伪装病情好转以逃避医护人员与家属的注意，并不惜采取各种手段与途径，以达到自杀目的。

（1）识别自杀动向　护理人员与患者之间应建立积极有效的治疗性互动关系。若发现患者近期存在自我伤害行为、自杀未遂的企图，或是展现出焦虑不安、失眠、沉默寡言、拒食、卧床不起等消极行为，以及抑郁情绪突然"好转"却在危险区域徘徊等异常表现，应立即给予患者必要的心理支持。通过专业的心理干预，帮助患者调整心态，鼓励他们积极面对生活，从而有效预防潜在的安全风险。

（2）环境布置　患者的居住环境应当保持明亮的光线，确保空气流通，并维持整洁与舒适的氛围。墙壁色彩应以明快的色调为主，同时装饰以壁画，并摆放适量的鲜花，以激发患者积极健康的情绪及对生活的热爱与向往。

（3）专人守护　对于有强烈自杀倾向的患者，必须安排专人进行24小时不间断的监护，确保患者始终处于视线范围内。在必要时，经过充分的解释和沟通后，可对患者进行适当的约束，以防止意外事件发生。特别是在夜间、凌晨、午间以及节假日等人员较少的时间段，要格外加强防范和监护措施。

（4）工具及药物管理　自杀行为常常发生在瞬间，因此，对于患者可能用来自我伤害的工具都必须严格管理，并采取适当的措施加以控制。妥善保管药物，防止患者一次性大量摄入，以免发生急性药物中毒的危险情况。

六、健康指导

1. 引导老年人培养兴趣参与社会活动　老年群体应当理性面对现实生活，科学规划个人生活布局，积极维系与社会各界的紧密联系，持续活跃脑力，不间断地进行学习与进修。在力所能及的范围内参与适当的劳作活动；依据个人的兴趣和喜好，培养诸如园艺、垂钓、舞蹈、书法摄影、棋艺、集邮等多元化爱好，鼓励积极参加老年大学活动。

2. 鼓励子女与老年人同住或就近居住　子女对于老年父母，需承担起全方位的赡养责任。这不仅包括为老年人提供生活上的基本照料，还要关注其精神需求，实现精神赡养。一个和谐融洽的家庭环境以及稳定的社交圈，对老年人而言至关重要，能有效预防和应对老年人可能出现的抑郁情绪。此外，子女应避免或减少老年父母的居住环境变动，因为频繁搬迁可能导致他们难以适应新环境，进而产生孤独感。

3. 提高社会重视　社区和老年护理机构等应积极为老年人创造交往和集体活动的机会。组织专题讲座，普及心理健康知识，提升老年人对抑郁症的认识和自我防范能力。在条件允许的地区，还应设立网络和电话热线，为老年人提供心理健康教育和心理指导服务，帮助他们建立积极、健康的生活态度。需要特别提醒的是，老年人在使用网络和电话热线等联系方式时，应提高警惕，谨慎识别，以免遭受网络诈骗和不良电话的侵害。

第十节　老年期阿尔茨海默病患者的护理

一、概述

阿尔茨海默病（Alzheimer disease，AD）又称为老年性痴呆，是老年人最常见的神经退行性疾病之一，指老年人在无意识障碍的情况下，出现持续时间较长（6 个月以上）的智能损害，主要表现为记忆、计算、思维、语言、定向力及情感障碍、人格的改变、行为异常，甚至意识模糊，并出现社会活动能力和生活能力的减退。阿尔茨海默病是最常见的痴呆类型，多见于 60 岁以上老年人，其致死率仅次于心脏病、脑血管病和癌症，位列第四。根据调查表明，我国 65 岁以上老年人中阿尔茨海默病的患病率为 5.8%，而 85 岁以上老年人的患病率则高达 30%。

二、护理评估

1. 健康史

（1）既往史　评估老年人有无阿尔茨海默病发病的可能因素。①遗传因素：早发家族性 AD 与第 1、14、21 号染色体存在基因异常有关，65%~75% 散发 AD 及晚发家族性 AD 与第 19 号染色体载脂蛋白 $\varepsilon 4$ 基因有关。②神经递质乙酰胆碱减少，影响记忆和认知功能。③免疫系统功能障碍：老年斑中淀粉样蛋白原纤维中发现有免疫球蛋白存在。④慢性病毒感染。⑤高龄。⑥文化程度低等。

（2）认知能力　评估老年人的记忆力、理解能力、注意力、思维能力、应答力、书写和阅读能力、综合分析能力等。

（3）情绪与性格特征　评估老年人情绪的紧张度。有无情绪低落或波动、抑郁、焦虑、神志淡漠或烦躁不安、气愤发怒等现象。了解老年人有无喜静不喜动、孤僻离群、懒散等现象。

2. 身体状况

阿尔茨海默病起病多在 55 岁以后，女性多于男性。起病隐匿而缓慢，患者与家属均难以确定病期，待痴呆明显而就诊时，常在发病后 1 年至 2 年半以上。阿尔茨海默病根据病情严重程度，一般分为三期。

（1）第一期　早期，轻度失智，遗忘期。①近期记忆障碍为首发和最明显症状。常忘了东西放在哪里；时常在找东西，忘记别人跟他讲的事情，不能记住最近发生的事情，会时常投诉东西被偷；②轻度语言功能受损，语言表达出现困难，讲话不如从前流畅，想不起来要讲什么或想不起来某件物品的名称；思考及接收新资讯有困难；③对时间及方向感混乱，会迷失方向，出现熟悉的地方搭乘公交下错站、迷路等；④犹豫、忧郁、缺乏主动、丧失兴趣或难以适应，日常起居生活及自我照顾能力减退，仍可勉强独立生活。病程可持续 1~3 年，常因早期症状轻微被忽略而延误就诊。

（2）第二期　中期，中度失智，混乱期。①记忆障碍日趋严重，完全不能学习和回忆新信息，经常忘记吃过饭、洗过澡；对于辨认人物、认识环境、区分时间等更加困难；会在熟悉的地方走失，不认识镜中的自己；远事记忆力受损但未完全丧失；②生活能力继续下降，对日常生活事物的处理上变得更为困难，出现失语、失用、失认、失写、失计算；明显的生活障碍，难以独立生活，很难独自完成煮饭、清洁、购物等，失去使用日常用具的能力，例如洗衣机、遥控器等；依赖他人协助如厕、洗漱、穿衣服、进食等。③人格进一步改变，如兴趣更加狭窄，对人冷漠，甚至对亲人漠不关心，言语粗俗，无故打骂家人，缺乏羞耻感和伦理感，行为不顾社会规范，不修边幅，不知整洁，将他人之物据为己有，出现本能活动亢进，甚至发生违法行为；④行为紊乱，如精神恍惚，无目的性翻箱倒柜，爱藏废物，视作珍宝，怕被盗窃，无目的徘徊、出现攻击行为等，也有动作日渐减少、端坐一隅、呆若木鸡者。本期是本病护理照管中最困难的时期，老年人极需照顾者的看护和照护，确保生活安全。该期多在起病后的 2 ~ 10 年。

（3）第三期　晚期，重度失智。①记忆力、思维及认知功能严重障碍，在家找不到卫生间，不认识熟悉的人、事、物、地；不记得生命中重要的事情，甚至不知道自己是谁。②现实感消失，把电视里播放的戏剧误以为真，甚至会去攻击电视机；看到镜子、反光物、窗户中自己的倒影，会误以为是别人并与之对话。③明显表达障碍，几乎不说话或只重复某句固定的话；说话无法理解，无法与他人应对。可能会因无法表达或听不懂意思而生气；情绪表达困难；依赖性强；④行走困难，需要轮椅助行，甚至卧床不起，无法坐立、站立；无法自己进食，拒绝饮食，可能会有吞咽困难；可能大小便失禁；完全无法独立生活，失去自我照顾能力。此期常因各种并发症，如吸入性肺炎、压疮、泌尿系统感染等导致患者死亡。常因吸入性肺炎、压疮、泌尿系统感染等并发症而死亡。该期多在发病后的 8 ~ 12 年。

3. 心理 – 社会状况

（1）心理方面　阿尔茨海默病患者大多数时间限制在家里，应评估患病老年人有无孤独、寂寞、羞愧、抑郁、焦虑，甚至自杀行为。

（2）社会方面　阿尔茨海默病病程漫长且复杂，患者伴有自理能力受损和人格障碍。在长期的护理过程中，家属需要投入大量的时间和精力，且由于照顾工作的复杂性和艰巨性，家属们可能会面临情感上的困扰，如感到疲惫、无助和沮丧。当付出与效果不成正比时，一些家属可能会感到失望，甚至对老年患者产生冷落或嫌弃的情绪。这种情况不仅对患者造成进一步的伤害，也可能导致家庭关系紧张和社会负担加重。

4. 辅助检查

（1）影像学检查　脑 CT 或 MRI 扫描可见不同程度的脑萎缩，脑室扩大、脑沟变深，且进行性加重。

（2）心理测验　简易智力状态检查（MMSE）、长谷川痴呆量表可用于筛查阿尔茨海默病；韦氏记忆量表和临床记忆量表可测查记忆；韦氏成人智力量表可进行智力测查。

三、常见护理问题

1. 记忆功能障碍　与记忆进行性减退有关。

2. 自理缺陷　与认知行为障碍有关。

3. 语言沟通障碍　与思维障碍有关。

4. 有受伤的危险　与记忆减退、认知行为障碍有关。

5. 照顾者角色紧张　与老年人病情严重和病程的不可预测有关；与照顾者的照护知识欠缺、身心疲惫有关。

四、治疗措施

目前尚无肯定的特效治疗，但部分药物对缓解症状通常有效，如根据阿尔茨海默病有脑血流量减少和脑糖代谢率减低的情况，可使用改善脑代谢药物；作用于胆碱能的药物，可改善认知功能；此外，对症治疗、康复治疗、中医中药、传统针灸疗法等被认为对改善阿尔茨海默病症状有一定功效。精心护理照看患者也很重要。

五、护理措施

治疗护理的总体目标：阿尔茨海默病患者能最大限度地保持记忆力和沟通能力，提高或保持日常生活自理能力，并有效减少问题行为的发生。能较好地发挥残存功能，提高生活质量。同时家庭应对照顾能力得到有效提高。

1. 生活护理

（1）日常生活护理及家庭照顾指导

1）穿着方面　①衣服按穿着的先后顺序叠放，方便老年人自行穿戴；②选用简单、宽松、舒适的衣物，以拉链、魔术贴取代纽扣，以弹性裤腰取代皮带，选择不用系带的鞋子，女性选择自带胸垫的内衣；③说服患者接受合适的衣着，但不要与之争执，应耐心给予鼓励、解释和引导。

2）进食方面　①定时进食，最好是与其他人一起进食，感受集体氛围；②食物营养要均衡，简单、软滑、温度适宜，保证无骨无刺无核，最好切成小块；③进食时，将固体和液体食物分开，以免患者不加咀嚼就把食物吞下而可能引起窒息；④如果患者愿意，允许其用手拿取食物，但应在进餐前协助清洁双手，围好围兜；⑤为患者逐一解释进食的步骤，并作示范，提醒其细嚼慢咽，必要时予以喂食；⑥如果患者不停地想吃东西，可以把用过的餐具放在餐盘中，或贴上"XX饭已经吃过"的标签，以提醒患者在不久前才进餐完毕；⑦每天安排数次喝水时间，保证水分的供给。

3）如厕方面　①卫生间位置、门上要有明显标识，并经常强化患者记忆，认识标识；②在固定的时间按时引导患者上厕所，平时应留意观察患者是否有局促不安、拽衣服等表现，及时提醒其上厕所；③发生大小便失禁不要责备，及时更换衣裤并协助分析原因，尽量避免再次发生；④衣裤选择简便易脱款式，如外出应随身携带备用衣物替换。

4）卫生方面　①为老人洗脸时应避免面对面进行，因这样会使患者感到被强迫而拒绝，最好从后面或侧面进行帮助；②保持口腔清洁，不肯或不会刷牙的，可用棉签进行盐水擦洗，义齿必须每天取下清洗浸泡，使用时正确安装；③定时修剪指甲，防止伤人伤己。

5）睡眠方面　①根据患者的兴趣爱好，白天可安排患者参加各种活动，尽量避免白天睡眠时间太长而影响夜间睡眠；②睡前提醒或协助患者如厕，可避免半夜醒来；③如果患者半夜醒来，以为是日间要起床活动，切勿与之争执，可陪伴患者一段时间，再劝说患者入睡。

（2）自我照顾能力的训练　针对轻度、中度阿尔茨海默病患者，应积极提供机会让他们进行自我照顾，并加强生活技能的训练。这包括但不限于鼓励患者独立完成洗漱、穿脱衣物、用餐和如厕等日常活动，以提升老年人的自尊水平。同时，护理人员也应充分理解老年人在动手方面可能遇到的困难，并给予他们充分的鼓励与赞扬，以激发他们尽量自理的积极性和能力。

（3）完全不能自理时应安排专人护理　注意定时翻身和营养的补充，防止感染等并发症的发生。

2. 用药护理

（1）全程陪同，正确给药　鉴于阿尔茨海默病患者经常出现忘记服药、误服药物，或是重复服药的情况，患者在服药过程中必须有专人陪同，确保其能够完整、准确地完成服药流程，从而避免遗忘或误服药物的风险。阿尔茨海默病患者由于认知障碍，可能不承认自己的病情，或由于幻觉、多疑等心理状态，错误地认为所给药物为毒药，因此常表现出拒绝服药的行为。护理人员需要以极大的耐心进行劝导，向患者详细解释药物的必要性，并可考虑将药物研碎后与食物混合，以便患者更易接受。对于坚决拒绝服药的患者，我们必须亲自监督其服药过程，服药后要求患者张开嘴巴，确认药物已咽下，以防止患者在无人看管时将药物吐出，确保服药的有效性。吞咽困难的患者不宜吞服药片，可研碎后溶于水中服用；昏迷的患者由胃管注入药物。

（2）严密监测不良反应　阿尔茨海默病患者在服药后往往无法准确表达自身的不适感受，因此必须高度关注并细心观察患者可能出现的任何不良反应，一旦发现异常情况，需立即向上级报告，以便采取及时有效的应对措施。

（3）药品管理　对于伴有抑郁症、幻觉和自杀倾向的阿尔茨海默病患者，必须严格管理药品，确保其放置在患者无法自行取用或难以找到的地方。同时，应根据患者的具体情况，由医生调整给药方案，以确保患者的安全和治疗效果。

3. 智能康复训练

（1）记忆训练　记忆训练方案旨在协助老年人回顾和巩固他们的生活经历，并促进他们对当前生活中的人和事有更清晰的认识。鼓励老年人参与适量的社交活动，通过多种感官刺激，如动作、语言、声音和图像，来增强他们的记忆力。对于有严重记忆障碍的患者，可提供日常生活活动安排表和作息计划，采用挂历等辅助工具，以帮助他们更好地记忆。为老年人设置提醒标志，以帮助他们记住容易忘记的事项或经常出错的程序。

（2）智力训练　包括参与拼图游戏，对各类图片、实物和单词进行归纳与分类，以及逐步提升的数字概念理解和计算技能培养等活动。

（3）理解和表达能力训练　在讲述一件简单事情后，通过提问引导老年人进行回答，并要求其对某些词汇的含义进行解释。

（4）关于社会适应能力的训练　结合老年人在日常生活中的实际需求，教授他们如何独立应对和解决生活中的各种问题，旨在提高他们的生活自理能力和社会适应能力。

4. 安全护理

（1）预防走失　强烈建议减少不必要的搬家行为。当患者需要前往新环境时，为确保其安全，最好有他人陪同，直至患者对新环境和路线有充分了解。患者外出时，应佩戴写有紧急联系人姓名和电话号码的卡片或手环，以便在迷路时得到及时的帮助和送回。此外，鼓励患者使用配备电子安全围栏功能的智能手环，这样家属可以实时追踪患者的位置，进一步保障其安全。

（2）预防意外事件　对于老年阿尔茨海默病患者，常有可能发生跌倒、烫伤、烧伤、误服药物、自我伤害或伤害他人等意外事件。应将老年人的日常生活用品放置在显眼且易于取用的地方，并尽量减少室内物品位置的变动，以确保老年人能够安全地找到所需的物品。地面应防滑，并提醒老年人在行走时保持警觉以防止跌倒和骨折。当老年人沐浴或饮水时，要注意水温不能过高，以防止烫伤。热水瓶应放置在不易碰撞的地方，以确保安全。避免让患者单独承担家务，以预防煤气中毒或因缺乏应急能力而导致的烧伤、火灾等意外。有毒、有害物品应放入加锁的柜子中，防止误服中毒。尽量减少患者的单独行动，特别注意将锐器、利器等危险物品放置在隐蔽处，以防止老年人在抑郁、幻觉或妄想的驱使下发生自我伤害或伤害他人。

（3）正确处理患者的激越情绪　医护人员应当保持专业、冷静的态度。若患者表现出不配合治疗护理的情绪，应避免采取强迫措施，而是给予患者一定的时间和空间，待其情绪稳定后再进行相关工作。当患者出现暴力行为时，医护人员不得采取以暴制暴的方式，而应保持冷静，尝试转移患者的注意力，并深入分析暴力行为背后的原因。针对这些原因，采取相应措施，以预防类似事件的再次发生。若患者的暴力行为频繁发生，应及时与医生沟通，考虑采用药物进行情绪控制。

5. 心理护理

（1）关心陪伴老年人　鼓励家人多陪伴老年人，如陪伴老年人外出散步或参加一些力所能及的社会、家庭活动，帮助老年人消除孤独和寂寞感，让他们感受到家庭的温暖和生活的美好。

（2）维护老年人的自尊　与老年人交流时，应保持和颜悦色的态度，耐心倾听他们的需求和问题。在回应时，语速应适中，使用简洁明了、易于理解的语言。积极肯定老年人在日常生活自理和适应环境方面所做的所有努力。避免使用任何可能产生刺激或伤害自尊的言辞，如"呆傻""愚笨"等。

6. 照顾者的协助与引导　教会照顾者和家属掌握自我调适的技巧，合理安排休息时间，积极寻求社会各界的支持，合理利用家政服务、社区医疗、医院以及专业机构等资源，组织有老年阿尔茨海默病患者的家庭进行互动交流，共同构建互助支持的网络。

六、健康指导

1. 及早发现　为有效应对阿尔茨海默病的挑战，护理人员应积极推广科普知识，广泛普及阿尔茨海默病的预防策略及其前驱期症状，即轻度认知障碍的相关知识。这需要全社会共同努力，形成防治阿尔茨海默病的合力，使公众能够准确识别阿尔茨海默病的早期症状。高度重视对阿尔茨海默病前驱期的及时发现，鼓励那些主诉有记忆减退的老年人尽早寻求医疗帮助，以利于及时发现那些介于正常老化和早期阿尔茨海默病之间的轻度认知损害，实现对阿尔茨海默病的早期诊断和早期干预，从而有效延缓疾病的进展。

2. 早期预防

（1）预防阿尔茨海默病应从中年时期开始。

（2）为保持大脑健康，需积极且合理地运用脑力，确保劳逸结合，保障充足睡眠，并注重脑力活动的多样性。

（3）提倡培养广泛的兴趣爱好和开朗的性格，以维护大脑功能。

（4）建立良好的卫生饮食习惯至关重要，包括摄入富含锌、锰、硒、锗等有益于大脑健康的食物，如海产品、贝壳类、鱼类、乳类、豆类及坚果类等。同时，适当补充维生素 E，中医的补肾食疗也有助于提高记忆力。

（5）强烈建议戒烟并限制酒精摄入，以维护整体健康。

（6）积极预防和治疗高血压、脑血管病、糖尿病等慢性疾病，以降低阿尔茨海默病的风险。

第十一节　老年胃食管反流病患者的护理

一、概述

胃食管反流病（gastroesophageal reflux disease，GERD）是一种慢性消化系统疾病，是指胃、十二指肠内容物反流到食管引起的一系列症状和体征，以及侵蚀咽、喉、气管等食管以外组织损害的并发症。包括反流性食管炎和内镜检查阴性的非糜烂性胃食管反流病。

胃食管反流病是全球范围内一种常见的疾病，但其在不同地区的患病率存在差异。近年来，胃食管反流病的发病率呈现出逐年上升的趋势。在我国，胃食管反流病的发病率在不断增加，这可能与人口老龄化、超重和肥胖患者的增多，以及诊断率的提高等因素有关。胃食管反流病已成为我国一种常见且多发的疾病，它严重地影响了人民的身心健康和生活质量。

二、护理评估

1. 健康史

（1）消化系统疾病　造成胃内容物反流至食管并造成黏膜损伤的因素主要有：①食管裂孔疝、十二指肠溃疡、幽门梗阻等消化道疾病，导致压力性反流增多，胃酸分泌增加，食管下段括约肌松弛度提升，进而引起该病。②食管下端括约肌压力降低，引起此类压力降低的激素包括胆囊收缩素、促胰液素、胰高血糖素、血管活性肠肽等。③胃食管交界处结构异常。

（2）全身性疾病　糖尿病并发神经病变和进行性系统硬化症，影响食管、胃肠运动功能，导致运动减弱而引起该病。老年人和肥胖人群更易发生胃食管反流，硬皮病、糖尿病、腹腔积液、高胃酸分泌状态患者也常有胃食管反流。

（3）其他　吸烟、饮用浓茶等不良生活习惯，高脂肪食物、巧克力等特定食物，钙离子拮抗剂、地西泮、茶碱等特定药物的使用，体力劳动、饱餐、家族史、心身疾病、社会因素等均与此病的发生有关。

2. 身体状况

（1）反流症状　是胃食管反流病的典型症状，表现为反酸、反食、反胃、嗳气等，但不伴有恶心。若反流物为未经消化的食物时，称为反食；若反流物为酸味液体，则称为反酸。反酸常伴胃烧灼感，多在胸骨后灼烧感或烧灼样疼痛之前出现。餐后症状明显或加重。

（2）胸骨后疼痛与胃灼热　亦是胃食管反流病的典型症状，多由反流物刺激食管引起。多出现在进食后 1 小时，尤其是饱餐后，常伴有反酸、反食。弯腰、咳嗽、用力排便、头低仰卧位或侧卧、酗酒等可诱发和加重。疼痛位置位于胸骨后或剑突下，并可能放射至颈、肩背、耳部和上肢。由于该症状与心绞痛相似，因此应予以充分重视。

（3）食管以外的症状　表现为咳嗽、哮喘、声嘶，咳嗽多在夜间阵发，伴有气喘。

（4）并发症　①食管狭窄：因胃酸的慢性刺激和炎症的反复发作，可能导致食管纤维结缔组织增生，进而引发食管狭窄，表现为吞咽困难、哽噎、呕吐及胸痛等症状。②Barrett 食管：反流性食管炎有可能导致食管远端黏膜的鳞状上皮化生为胃或小肠的柱状上皮，形成 Barrett 食管，可并发溃疡、出血、穿孔等，食管腺癌的发病风险增加，老年人 Barrett 食管发生率显著高于一般人群。③上消化道出血：因食管黏膜糜烂或溃疡，可能会引发少量出血，表现为黑便，粪便潜血阳性。④其他：因反复胃食管反流，易发生慢性咽喉炎、肺炎、肺纤维化等。

3. 心理 – 社会状况

对于罹患胃食管反流病的老年人，由于进食和餐后不适，可能会产生对餐食的恐惧心理。同时，考虑到潜在的癌变风险，他们也可能出现焦虑情绪。在评估老年人的心理反应时，应关注他们是否对进食存在恐惧，这种恐惧可能表现为食物选择上的局限性和社交活动的减少，从而影响了他们与家人、朋友的共餐机会。此外，还需评估家属对老年人疾病治疗的态度、心理支持和照顾程度，以及老年人的经济承受力，以便全面了解他们的治疗状况。

4. 辅助检查

（1）内镜检查及活组织病理检查　内镜检查是诊断反流性食管炎最准确的方法，内镜下可见黏膜发红、片状出血、糜烂、溃疡、狭窄、息肉样增生等。按 Kahrilas 分型，内镜下反流性食管炎分为 4 级。1 级：一个至数个充血渗出的非融合性病变。2 级：充血、糜烂、渗出、融合，但未环周一圈。3 级：环周一圈。4 级：食管病变可为溃疡、狭窄、Barrett 食管，局部组织增生，息肉形成。老年人食管炎常较年轻人更重，有研究表明，老年患者重度食管炎和 Barrett 食管发生率显著高于年轻患者。

（2）24 小时食管 pH 监测　是诊断胃食管反流病的重要方法。可以明确症状是否与反流有关，以及体位、进食、昼夜对反流的影响等。

（3）食管测压检查　可确定食管下括约肌的基础压力及动态变化，是诊断食管动力异常的重要手段。胃食管反流病患者常在食管体部动力障碍、食管下括约肌压力不能相应升高时发生反流。

（4）食管吞钡 X 线检查　可了解有无器质性损害，如食管狭窄、溃疡和伴随的胃肠疾病，还可确定有无食管裂孔疝以及排除食管贲门失弛缓症、癌肿、憩室等引起的继发性食管炎。

三、常见护理问题

1. 疼痛　与反酸引起的烧灼及反流物刺激食管痉挛有关。

2. 营养失调　低于机体需要量。与厌食和吞咽困难导致进食减少有关。

3. 潜在并发症　食管狭窄、消化道出血、癌变。

四、治疗措施

治疗的首要目标是缓解患者症状、遏制胃液反流、减轻或防止食管黏膜受损、积极预防和治疗并发症、降低复发风险，并致力于提升胃食管反流病患者的生活质量。主要治疗措施有药物治疗，包括使用质子泵抑制剂以抑制胃酸分泌（如奥美拉唑、雷贝拉唑等）、促胃动力药以防止反流（如多潘立酮、莫沙比利等），以及黏膜保护剂以减少食管黏膜损伤（如铝、镁、铋等碱性盐类及其复合制剂）。食管严重狭窄者可行食管扩张术，必要时可行手术治疗。

五、护理措施

1. 生活护理

（1）饮食　为确保老年人在进餐过程中的舒适度及营养摄入的均衡性，需采取以下护理措施。①进餐方式：协助老年人采用高坐卧位，提供充足的进餐时间，并指导他们保持较慢的进食速度，集中注意力，每次摄取少量食物，确保一口食物完全咽下后再继续进食。推荐采用少食多餐的方式，以替代传统的三餐制。②饮食要求：常规为老年人提供低脂饮食。如出现吞咽困难，应调整为半流质或流质饮食，必要时需实施禁食措施。为预防呛咳，食物应加工得软烂，可将其制成糊状或加工成肉泥、菜泥、果泥等形式。注重食物的色、香、味、形等感官性状，以激发食欲。食物的搭配应个性化、多样化，主副食合理搭配，粗细粮兼顾。③饮食禁忌：胃容量的增加可能诱发胃反流，因此应避免老年人进食过饱，饮食以稠厚为主，餐后忌反复弯腰及抬举动作。睡前 2 小时不宜进食，保持胃处于非充盈状态。避免食用降低食管下括约肌张力和增加胃酸分泌的食物，如酸性饮料、高脂饮食、巧克力和辛辣食品；忌烟，禁酒，少喝咖啡、奶茶等饮料。

（2）睡眠　避免餐后即平卧，至少保持进餐体位 30 分钟，卧时床头抬高 20cm，避免右侧卧位。改变不良睡姿，如避免将两上臂上举或枕于头下，因为这样可引起膈肌抬高，胃内压力增加，从而使胃液反流而上。

（3）衣着　指导患者穿着宽松舒适衣物，衣着裤带不宜束得过紧，避免各种引起腹压过高的状态，加剧反流症状。

（4）卫生　加强口腔护理，反流后及时漱口，防止口腔溃疡发生。

2. 用药护理

（1）胃酸抑制剂　奥美拉唑、兰索拉唑、雷尼替丁、西咪替丁，观察有无腹痛、恶心等不良反应。如需要服用其他药物，应在服用抗酸药 1~2 小时再服用。

（2）促胃动力药　如西沙比利、甲氧氯普胺、多潘立酮。如服用西沙比利时注意观察有无腹泻及严重心律失常的发生；甲氧氯普胺如剂量过大或长期服用，可导致动作迟缓、肌肉震颤、流涎等椎体外系神经症状，因此老年患者应该按照医嘱时间、剂量用药；多潘立酮有可能会引起心电图上 Q – T 间期延长的风险。

（3）黏膜保护剂　使用硫糖铝应警惕老年人便秘的危险。

（4）其他注意事项　对合并心血管疾病的老年人，建议谨慎使用硝酸甘油制剂及钙通道阻滞药，以避免潜在风险；合并支气管哮喘，则应尽量避免应用茶碱及多巴胺受体激动药，以免加剧反流症状。在用药过程中应谨慎选择可能损伤黏膜的药物，如阿司匹林、非甾体抗炎药等。为确保老年患者用药安全，建议在服药时保持直立位，并适量饮水，以预防因服药引起的食管炎及其相关并发症。

3. 心理护理　为老年人详细解释胃部不适的成因，并以专业且细致的态度教授他们及其照护者缓解不适的具体方法和技巧，可以有效减轻他们的心理恐慌。同时，通过与家属的沟通协作，为老年人创造参与各类社交活动的机会，如家庭聚会娱乐、朋友间的聚首等，能够显著提升他们的社会归属感。这些措施的实施，旨在全方位提升老年人的生活质量，确保他们在健康与心理层面得到充分的关照与支持。

六、健康指导

1. 健康教育　对于老年人患有胃食管反流病的情况，应耐心详细解释其病因、主要临床表现及可能引发的并发症，同时解读实验室检查结果及其意义，确保老年人能够充分了解自己的病情。

2. 生活指导　生活方式的调整和饮食习惯的改变对于治疗胃食管反流病至关重要。指导老年人合理安排休息、运动和饮食，避免一切可能增加腹压的因素，如避免腰带束得过紧、预防便秘，以及肥胖者应采取合适的方法减轻体重等。

3. 用药指导　详细解释促胃肠动力药、抑酸药等药物的种类、剂量、用法及用药过程中的注意事项。强调老年人在服药时应保持直立位，并至少饮用 150ml 的水。提醒老年患者在服用任何药物前，务必仔细阅读说明书或咨询医生，特别是可能损伤食管黏膜的药物，如非甾体类抗炎药、氯化钾、四环素、奎尼丁等。

第十二节　老年骨质疏松症患者的护理

一、概述

骨质疏松症（osteoporosis，OP）是一种全身性骨骼疾病，以骨量减少和（或）骨组织微结构破坏为特征，导致骨强度下降、骨脆性增加，易发生骨折。骨质疏松症按照病因可分为三大类型：原发性、继发性、特发性。其中，老年骨质疏松症属于原发性骨质疏松症。60 岁以上老年人和妇女是骨质疏松症的高危人群，女性发病率约为男性的 3 倍。据统计，我国 60～69 岁老年女性的骨质疏松症发生率高达 50%～70%，老年男性为 30%。

根据预测，至 2050 年，中国患有骨质疏松症或骨密度低下的人数将达到 2.12 亿。罹患骨质疏松症的老年人群极易发生骨折，这是机体骨骼衰老的一种显著表现。受影响的主要部位包括脊柱和髋骨。特别是髋部骨折，其一年内可能导致 15% 的患者死亡，50% 的患者残疾。因此，骨质疏松症已成为导致老年人卧床率和伤残率上升的关键因素。

二、护理评估

1. 健康史　正常成熟骨的代谢主要以骨的吸收和骨的重建形式进行。老年人随着年龄的增长，骨代谢中骨重建处于负平衡状态，骨质的丢失过快。同时，破骨细胞和成骨细胞失衡是导致骨质疏松症发生的重要因素。此外，老年骨质疏松症的发生还与遗传因素、营养因素、运动量减少、生活方式等因素有关。

2. 身体状况

（1）骨痛和肌无力　疼痛是骨质疏松症出现较早的症状，也是最常见的症状，表现为腰背疼痛或全身骨痛，疼痛为弥漫性，无固定部位，劳累或活动后加重，导致患者负重能力下降或不能负重。

（2）身长缩短　骨质疏松非常严重时，可因椎体骨密度减少导致脊椎椎体压缩变形，每个椎体缩短2mm，身长平均缩短3~6cm，严重者伴驼背。

（3）骨折　是导致老年骨质疏松症患者活动受限、寿命缩短的最常见和最严重的并发症。患者常因轻微活动或创伤诱发骨折，如打喷嚏、弯腰、负重、挤压或摔倒等。老年前期以桡骨远端骨折最为多见，老年期以后以腰椎和股骨上端骨折多见。脊柱压缩性骨折可导致胸廓畸形，使肺活量、肺最大通气量下降，心血管功能障碍，出现胸闷、气短、呼吸困难，甚至发绀等症状，严重影响老年人生活质量。

3. 心理 - 社会状况

老年人因机体疼痛不适和身体外形改变，心理负担加重，可能因担心骨折或身体活动不便而拒绝进行锻炼，这不利于机体功能的改善。护理人员需要全面评估患者的性格特征、心理反应，同时了解患者和家属对疾病的认知程度、家庭人员结构、知识水平、经济状况以及对患者的关心程度。特别要关注骨折的老年患者在术后是否出现抑郁症状，以便及时采取相应的干预措施。

4. 辅助检查

（1）生化检查　老年人发生改变的主要指标有3项：①骨钙素（BGP），是骨更新的敏感指标，可有轻度升高；②尿羟赖氨酸糖苷（HOLG），是骨吸收的敏感指标，可升高；③血清镁、尿镁，均有所下降。

（2）X线检查　当骨量丢失超过30%时才能在X线片上显示出骨质疏松，表现为皮质变薄、骨小梁减少变细，骨密度减低、透明度加大，晚期出现骨变形及骨折。其中锁骨皮质厚度下降至3.5~4.0mm时易伴有椎体压缩性骨折。

（3）骨密度检查　可采用单光子骨密度吸收仪（SPA）、双能X线吸收仪（DEXA）、定量CT检查等测定骨密度。

三、常见护理问题

1. 慢性疼痛　与骨折及肌肉疲劳、痉挛有关。

2. 躯体活动障碍　与疼痛、骨折引起的活动受限有关。

3. 潜在并发症　骨折。

四、治疗措施

强调采用综合治疗、早期治疗和个体化治疗，可有效缓解症状，优化疾病预后，并降低骨折风险。补充钙和维生素D是骨质疏松症的重要治疗措施。对于疼痛明显的患者，可适时使用降钙素，以迅速镇痛并抑制骨吸收。雌激素替代疗法在绝经后骨质疏松的治疗和预防中具有显著疗效，但需严格掌握适应证。对于严重骨质疏松或不宜采用激素替代治疗的患者，可考虑使用双磷酸盐。骨质疏松性骨折的治疗应遵循复位、固定、功能锻炼及抗骨质疏松治疗的原则。

五、护理措施

1. 生活护理

（1）饮食护理　为有效预防骨质疏松症，合理营养摄取至关重要，其中包括充足的钙、维生素 D、维生素 C 及蛋白质。推荐钙的摄入量：成人 800～1000mg/d，绝经后妇女 1200～1500mg/d，65 岁以后男性以及其他具有骨质疏松症危险因素的患者推荐钙的摄入量为 1500mg/d。维生素 D 的摄入量为 400～800IU/d。因此，要特别鼓励老年人增加摄入富含钙的食物，如奶制品、鱼类、虾类、海产品、深绿色蔬菜及豆制品；同时，也应增加富含维生素 D 的食物，如鱼类、禽类、蛋类等。此外，提倡采用低钠、高钾、高钙及非饱和脂肪酸的饮食方式，适量摄取蛋白质，并避免过度饮酒、吸烟以及过量摄入浓茶、咖啡和碳酸饮料。

（2）休息与活动　老年人在选择运动项目时，需充分考虑其年龄、性别、健康状态、体能等个体特征，并结合其运动史进行有针对性的选择。对于能够参与运动的老年人，建议其每天进行适量的体育活动，以促进骨量的增加和保持；对于因疼痛导致活动受限的老年人，应指导其保持关节的功能位，每天进行关节活动训练，并同时进行肌肉的等长等张收缩训练，以维持肌肉的张力；对于因骨折而需固定或牵引的老年人，应要求其每小时尽量活动身体数分钟，如上下甩动臂膀、扭动足趾，以及进行足背屈和跖屈等动作。

2. 病情观察

密切监测患者疼痛程度及接受治疗后疼痛缓解的情况。对于长期卧床或营养不良的患者，特别关注其皮肤状况，进行压疮风险评估，并采取相应的预防措施。对于脊柱损伤的患者，推荐采用轴式翻身法，同时严密观察患者的生命体征及肢体活动情况。若患者肢体存在包扎或固定，需仔细观察患侧肢体的血液循环状况、包扎的松紧度，以及牵引治疗对疼痛的缓解效果，并建议老年患者每小时进行数次身体活动，以促进血液循环，预防并发症的发生。

3. 疼痛护理

骨质疏松症引起疼痛的原因主要与腰背部肌肉紧张及椎体压缩性骨折有关，因此，通过实施卧床休息，能够有效松弛腰部软组织和脊柱肌群，从而显著缓解疼痛感。在休息过程中，患者应躺卧于铺有薄垫的木板床或硬棕床垫上，仰卧时头部不宜过高，同时在腰部下方垫置一薄枕。若有必要，可借助背架、紧身衣等工具来限制脊柱的活动范围。此外，洗热水浴、按摩及擦背等方法亦能促进肌肉松弛，缓解疼痛感。同时，利用音乐疗法、暗示疏导等心理干预手段，对疼痛缓解也有一定效果。对于疼痛剧烈的患者，可在医生的建议下使用镇痛药、肌肉松弛剂等药物治疗。对于骨折患者，则可能需要通过牵引、介入手术或外科手术等方法来缓解疼痛。

4. 用药护理

（1）钙制剂　如碳酸钙、葡萄糖酸钙等，注意不可与草酸含量较高的绿叶蔬菜（如菠菜）一起服用，防止因钙螯合物形成而降低钙的有效吸收。在使用钙制剂的过程中，建议增加水分摄入，通过增加尿量减少泌尿系统结石形成的机会，并预防便秘的发生。需特别强调的是，补钙应适度，不应在肾结石或原因不明的高尿钙情况下使用钙剂。

（2）钙调节剂　包括降钙素、维生素 D、雌激素。降钙素使用过程中要监测老年人有无面部潮红、恶心、腹泻和尿频等副作用，若出现耳鸣、眩晕、哮喘等表现应停用，长期用药者还需观察有无低钙血症和继发性甲状腺功能减退。维生素 D 可通过增加阳光照射皮肤或服用维生素 D 制剂来摄取，在服用维生素 D 的过程中要监测血清钙和肌酐的水平变化。

（3）二磷酸盐　如依替磷酸二钠、阿仑磷酸钠等。此类药物的消化道反应较多见，口服可能引起食管病变，故应晨起空腹、取站立位或坐位服用，同时饮清水 200 ~ 300ml，在服药后的至少半小时内，患者应避免进食或饮用任何饮料，亦不可平卧，以减少对食管的刺激。若选择静脉注射，则需特别注意发生血栓性疾病的风险，并应实时监测患者的血钙、磷水平以及骨吸收生化标志物。

5. 心理护理 与老年患者进行深入、真诚的沟通，鼓励他们坦诚地表达内心的感受，以便准确识别并理解他们所面临的忧虑。针对老年患者形体的变化，建议他们穿着宽松的上衣，以减轻自我形象的压力。同时，加强对患者的健康教育，使他们全面了解疾病的状况，从而缓解焦虑、紧张的情绪。可通过分享康复案例，增强患者对治疗的信心，并鼓励他们在治疗过程中保持积极的心态。此外，建议老年患者积极参与社交活动，增加与家人之间的情感交流，共同营造和谐、温暖的家庭环境。

六、健康指导

1. 健康宣教 向患者及家属普及关于疾病的专业知识，详细阐述骨质疏松的成因、临床体征、治疗要点及预后情况，着重强调老年人预防此疾病的重要性，提倡早期预防、持续防护的理念。同时，告诉老年人及其家属应如何观察各类药物可能产生的不良反应，使他们清晰掌握各种药物的正确使用方法和治疗周期。

2. 生活指导 建议老年人保持每日适度的身体活动，并适当进行户外阳光照射，以促进健康。同时，对老年人及其家属进行预防跌倒的教育，并提供相应的保护措施，如指导居家安全环境的创设、使用防跌倒装备等。建议老年人在改变体位时，动作应保持缓慢，以维持良好的身体姿势，尽量避免弯腰、负重等行为。在必要时还可为老年人提供手杖和助行器等辅助工具，以增强其活动时的稳定性，确保安全。

3. 康复训练 为确保患者的恢复效果，康复训练应尽早启动。在急性期，患者应注重保持正确的卧、坐、立姿势，卧位时应选择平卧、使用低枕，并尽量保持背部伸直，同时推荐使用硬板床以确保睡眠姿势的正确性。在坐位或立位时，患者应保持腰背挺直，主动收缩腰肌和臀肌，增加腹压，以减轻脊柱负担。进入慢性期后，应根据骨质疏松症好发部位的特点，有针对性地进行相关肌群的运动训练。例如，通过仰卧位抬腿动作进行腹肌训练，采用膝胸卧位进行背肌训练等。此外，结合有氧运动，增强体质，提升整体健康水平。为维持和增加老年人的功能水平，还可以进行翻身、起坐、单腿跪位等动作训练。

知识链接

骨质疏松症的三级预防

一级预防：儿童与青少年时期就强调合理膳食，特别是增加钙、磷等营养成分的摄入，同时倡导科学健康的生活方式。对于存在遗传高危因素的人群，应密切跟踪，并尽早采取防治措施。

二级预防：鉴于人到中年，特别是女性绝经后骨丢失加速的情况，建议每年进行骨密度检查。对骨量迅速减少的人群，应及早制订并实施防治措施。近年来，有学者主张女性在绝经后 3 年内开始长期雌激素替代治疗，并持续进行预防性补钙。

三级预防：对于退行性骨质疏松症患者，应采取抑制骨吸收（如雌激素等药物）和促进骨形成（如维生素 D 等药物）的治疗策略。同时加强防跌倒等措施以减少骨折风险。对于中老年骨折患者，应积极进行手术治疗，实行内固定，并早期开展活动。在康复过程中，需结合体疗、理疗、营养补充和补钙等措施，以遏制骨丢失、提高免疫功能和整体健康水平。

护理人员应关心爱护老年人，指导老年人科学合理搭配饮食，适当增加钙、磷的摄入，预防骨质疏松，减少跌倒骨折的风险。

第十三节　老年退行性骨关节病患者的护理

一、概述

退行性骨关节病（degenerative osteoarthritis）又称骨关节炎，是由于关节软骨发生退行性变性，引起关节软骨完整性破坏以及关节边缘软骨下骨板病变，继而出现关节症状和体征的一组慢性退行性关节疾病。此病好发于髋、膝、脊椎等负重关节，以及肩、指间关节等部位，高龄男性髋关节受累情况多于女性，而手骨关节病则更常见于女性。其发病率随年龄的增长而升高，65 岁以上的老年人患病率达 68%。此外，该病的致残率高达 53%，是老年人致残的主要原因之一。

二、护理评估

1. 健康史　老年人退行性骨关节病绝大部分为原发性，其发病与一般易感因素和机械因素有关。

（1）一般易感因素　包括遗传因素、生理性老化、肥胖、性激素、吸烟等。

（2）机械因素　包括长期不良姿势导致的关节形态异常，长期从事反复使用关节的职业或剧烈的文体活动对关节的磨损等。

2. 身体状况　评估患者疼痛部位、类型、程度、有无晨僵及诱发因素；评估关节有无肿胀和畸形。

（1）关节疼痛　疼痛是骨关节病患者最为常见的初始症状，初期疼痛性质多为酸痛，程度相对较轻，主要出现在活动或劳累后，休息后可有所减轻或缓解。随着病情不断进展，疼痛程度逐渐加剧，后期甚至在关节轻微活动或行走时，即会出现剧烈疼痛，甚至在休息时也会有疼痛感。这可能与邻近关节的骨端静脉充血、骨内压升高或骨损已达软骨下面的骨质有关。疼痛可影响睡眠，严重影响生活质量。如为膝骨关节病，在上下楼梯时疼痛较为明显，久坐或下蹲后突然起身可引发关节剧痛。髋骨关节病疼痛常自腹股沟部传导至膝关节前内侧、臀部及股骨大转子处，疼痛也可向大腿后外侧放射。

（2）关节僵硬　患者感觉关节活动不灵活，特别在久坐或清晨起床后关节有僵硬感，不能立即活动，要经过一定时间的活动后才能感到舒适，故称为"晨僵"。这种僵硬和类风湿关节炎不同，时间较短暂，一般不超过 30 分钟。但到疾病晚期，关节不能活动将是永久性的。

（3）关节内卡压现象　当关节内有小的游离骨片时，可引起关节内卡压现象。表现为关节疼痛、活动时有响声和不能屈伸。膝关节卡压易使老年人摔倒。

（4）关节肿胀与畸形　关节肿胀现象在膝关节中尤为常见。当患者病情进展至较严重程度时，可伴随渗出性滑膜炎的出现，导致滑膜渗出量增加，进而引发关节肿胀。有时可从受累膝关节中可抽取多达 100ml 的液体。一般经过 1~2 个月的休息，此症状会自然消退，并可能在长时间内不再出现。然而，轻微的外伤可能诱发其反复发作。由于髋关节位置相对较深，肿胀现象通常不明显或难以察觉。此外，在病变晚期，患者可能出现髋关节屈曲、外旋和内收等受限；同时膝关节也可能展现出内翻、外翻或屈曲等受限。

（5）功能受限　随着病情的发展，骨赘的形成、软骨的退行性变性、关节周围肌肉的痉挛以及关节的破坏等因素，可导致各关节的活动受限。此外，当颈椎骨关节病导致脊髓受压时，患者可能会出现肢体无力和麻痹的症状；当椎动脉受压时，可能引发眩晕、耳鸣、复视、构音障碍或吞咽障碍，严重情况下可能导致定位能力丧失或突然跌倒。对于腰椎骨关节病伴腰椎管狭窄，则可能导致下肢间歇性跛行，甚至大小便失禁等严重症状。

3. 心理 – 社会状况　退行性骨关节病以反复或持续的关节疼痛、功能障碍和关节变形为主要临床表现，这些症状往往对老年人的日常生活和心理健康造成了严重的影响。功能障碍可能加剧老年人的无助感，进而引发自卑情绪；持续的疼痛和关节变形可能导致老年人减少活动，产生消极悲观的情绪；疾病的长期不愈可能会使老年人对治疗失去信心。因此，应对老年人的性格特征、心理反应进行细致评估，了解患者和家属对疾病的认知程度，同时考察家庭人员结构、知识文化水平、经济状况以及对患者的社会支持程度，以便为老年人提供更为全面、精准的医疗护理服务。

4. 辅助检查　如血常规、血生化检查、C 反应蛋白、血细胞沉降率等；关节 X 线、关节 MRI 检查、关节镜、关节 CT 等。

三、常见护理问题

1. 慢性疼痛　与骨关节病变有关。

2. 躯体移动障碍　与关节疼痛、肿胀、畸形有关。

3. 有跌倒的危险　与关节破坏所致的功能受限有关。

4. 无能为力感　与躯体活动受限及自我贬低的心理压力有关。

四、治疗措施

本病的治疗要点包括缓解或消除现有症状，延缓关节结构的进一步改变，维持关节的正常功能，提高患者的生活质量。治疗方法可大致划分为保守治疗与手术治疗两大类。保守治疗包括减轻体重以减轻关节负担，采用药物治疗以缓解疼痛和炎症，利用理疗手段促进关节功能的恢复，以及通过适当的功能锻炼来增强关节周围肌肉的力量和灵活性。这些非侵入性的治疗手段，旨在通过多方面的综合干预，达到改善病情的目的。手术治疗则包括截骨术、软骨移植、关节镜手术以及人工关节置换手术等多种方法。手术治疗通常在保守治疗无效或病情较重的情况下进行，目的是通过直接干预关节结构，恢复或重建关节功能。值得一提的是，心理治疗在本病的治疗过程中也占有重要地位。通过心理咨询、认知行为疗法等手段，可以帮助患者调整心态，减轻焦虑和抑郁情绪，从而更好地配合治疗，提高治疗效果和生活质量。

五、护理措施

1. 生活护理

（1）急性发作期　应注意休息，一般不需卧床休息，但应限制关节活动，主要进行不负重活动，并允许患者自理日常生活。症状严重时可适当卧床休息，并使用支架或石膏托固定患肢，预防畸形发生。

（2）症状缓解期　可进行适当的运动，为预防肌萎缩、提升关节周围肌肉力量及改善关节稳定性，建议选择运动量适中、能增进关节活动的项目，如游泳、体操及太极拳等。同时，应避免如爬山、骑车等高强度活动，以免引发机械性损伤。体重超标的老年患者除了坚持锻炼外，还应注重饮食调整，控制体重，以减轻关节负担。在运动过程中，提醒患者务必加强自我保护意识，确保安全。

2. 病情观察　观察患者的关节运动情况，给予必要的辅助用具并落实安全保护措施；观察关节肿胀、疼痛、活动受限的程度；对于接受关节置换术的患者，应密切关注其皮肤状况和牵引效果，确保老年患者在牵引状态下的舒适和功能；对于石膏固定治疗的患者，应仔细检查患侧肢体的血液循环状况以及石膏包裹的松紧度，妥善进行石膏固定及患者护理工作。

3. 用药护理 对于接受药物治疗的患者，必须重视药物宣教工作，详细解释药物的作用机制及可能产生的副作用。护理人员应密切观察药物的不良反应，并教会患者自行监测身体的不适症状。一旦发现任何异常，应及时汇报医师并协助处理。

（1）非甾体抗炎药 主要起镇痛作用。此类药物常见的不良反应如下。①胃肠道：消化不良、溃疡出血、黏膜溃烂等，应指导患者将药物与食物同服，勿食刺激性食物或饮料，联合使用抗酸药、保护胃黏膜药物。②肝脏：药物性肝炎、黄疸、肝脏损害等，应定期监测肝功能，观察患者皮肤黏膜、巩膜颜色变化；中度肝功能损害者剂量减为50%，严重肝功能损害者不建议使用此类药物。③神经系统：头痛、头晕、耳鸣、失眠等，应重视患者主诉，对症处理，加强观察，避免发生跌倒等意外。一般主张在关节病的炎症发作期使用非甾体抗炎药，症状缓解后立即停止；如果应用推拿、按摩、针灸及理疗等方法可有效缓解疼痛者，最好不服用镇痛药。

（2）氨基葡萄糖 此类药物不但能修复损伤的软骨，还可以减轻疼痛，恢复患者功能。常用药物有硫酸氨基葡萄糖、氨糖美辛片、氨基葡萄糖硫酸盐单体等。硫酸氨基葡萄糖建议随餐服用，氨糖美辛片建议饭后即服或临睡前服用。

（3）关节腔内注射药物 本法在膝骨关节病的治疗中尤为常用。①激素类药物：其作用是抗炎性反应，但无法逆转退行性变性。不能改变其退行性变性。为避免类固醇诱导的骨关节病风险，注射次数不宜过多。②透明质酸钠：透明质酸是广泛分布于动物结缔组织的一种代表性黏多糖，在关节内作为关节液的主要成分之一，发挥润滑关节、保护软骨表面等重要作用。关节腔内注射高分子量透明质酸钠治疗骨关节病有效率达90%以上，被视为安全有效的关节内注射药物。但注射后应密切观察关节外观，注意是否出现肿胀、青紫、出血、疼痛或感染等症状。穿刺点6小时内避免接触水，48小时内不得使用外用药物。同时，应抬高患者的患肢，放松关节肌肉，强化临床观察，密切监测X线片及关节积液情况。

4. 疼痛护理 对于有髋骨关节病的老年患者，减少关节负重及合理休息是缓解疼痛的重要措施。对于疼痛严重的患者，可采取卧床休息并牵引以限制关节活动。对于膝骨关节病的老年患者，除了适当休息，日常出行建议尽量使用电梯，或上下楼梯时利用扶手支撑，以及在坐位站起时用手支撑扶手，以有效减轻关节软骨承受的压力。若膝关节积液情况严重，患者应卧床休息。此外，局部理疗与按摩综合使用，对于任何部位的骨关节病均具有一定的镇痛效果。

5. 心理护理 退行性骨关节病患者常常因长期疼痛导致活动受限，进而可能产生抑郁情绪。然而，抑郁情绪本身会进一步加剧疼痛感受，并阻碍疾病的康复进程。对于此类患者，应使其明白保持积极、乐观的心态对于疾病的治疗具有至关重要的作用，有时甚至可视为一种特殊的"药物"。因此，护理人员可向患者提出以下建议。

（1）应避免过度沉溺于对自身病情的抱怨，而应转移注意力，专注于治疗方案，积极面对，并保持对生活的信心。

（2）鼓励老年患者与亲朋好友保持紧密联系，积极参与各类社会活动。孤独感是众多疾病最为危险的因素之一，在老年群体中尤为凸显。孤独和社交隔离的患者，其对于药物治疗的反应往往与那些社交活跃的患者截然不同。因此，患者应尽可能维持社会交往，若因身体状况无法外出，邀请朋友来访或养宠物等方式也是有效的替代方案。

六、健康指导

1. 健康教育　结合老年人的自身特点，用通俗易懂的语言介绍本病的病因、治疗及预防措施、药物治疗的注意事项与不良反应的监测、手术治疗的注意事项等。

2. 生活指导

（1）控制体重或减肥　肥胖是本病发生的重要原因，故应控制体重。

（2）积极治疗原发病　及时和妥善治疗关节外伤、感染、骨质疏松症等原发病。

（3）保护关节　注意防潮保暖，防止关节受凉受寒，多做关节部位的热敷、热水泡洗、桑拿。学会正确的关节活动姿势，尽量利用大关节，减少小关节的使用，例如：采用屈膝屈髋下蹲的方式代替弯腰和弓背；使用双脚移动带动身体转动来避免突然扭转腰部；选用有靠背和扶手的椅子就座，高度适宜，使膝髋关节呈直角；鼓励老年人使用手杖、助行器以减轻受累关节的负重，防止外伤。避免从事可诱发疼痛的工作或活动，如长期站立等，减少爬山、骑车等高强度活动，并尽量减少下蹲动作。

3. 康复训练　在医生的指导下进行各关节的功能锻炼。通过主动和被动的锻炼方式，维持病变关节的活动功能，预防关节粘连和功能活动障碍。

第十四节　老年良性前列腺增生患者的护理

一、概述

良性前列腺增生（benign prostatic hyperplasia，BPH）简称前列腺增生，是引起中老年男性排尿障碍最为常见的一种良性疾病。其病理特点为前列腺细胞增生，导致前列腺体积增大，进而压迫尿道及膀胱出口。临床表现为尿频、尿急、夜尿增多及排尿困难，并可引发泌尿系统感染、膀胱结石及血尿等并发症，严重影响老年患者的生活质量。前列腺增生的发病率随老年男性年龄增长而上升，60岁以上人群发病率超过50%，80岁以上人群发病率则高达90%以上。

二、护理评估

1. 健康史　前列腺增生的确切病因和发病机制至今仍未完全明确。研究者提出了多种假说，目前普遍认为，良性前列腺增生的发生需要满足"年龄增长"和"有功能的睾丸"这两个关键条件。随着年龄的增长，雄激素和雌激素水平的改变与前列腺增生的发生有密切关联。此外，吸烟、肝硬化、高血压、泌尿系统感染、遗传因素、糖尿病等也可能与良性前列腺增生的发病有关。

2. 身体状况　前列腺增生患者一般在50岁以后出现症状。症状的严重程度与前列腺的体积无明显相关性，而是和梗阻的程度、病变发展速度以及是否合并感染、结石、肾功能损害等有关。前列腺增生的发展过程通常较为缓慢，因此，在增生尚未引发梗阻或仅导致轻度梗阻的情况下，患者可能不会出现明显的症状。

（1）尿频、尿急、夜尿增多　尿频是良性前列腺增生最常见的早期临床表现，尤其在夜间表现更为显著。这些症状初期是由增生的前列腺充血刺激所致。随着梗阻程度的加重，残余尿量逐渐增加，膀胱的有效容量相应减少，尿频现象愈发明显，并可能伴随出现急迫性尿失禁等症状。当夜尿次数超过 3 次时，通常意味着膀胱出口梗阻已达到一定程度。

（2）排尿困难　进行性排尿困难是前列腺增生最主要的症状，进展缓慢，常被患者误认为是老年阶段的自然生理变化而忽略。轻度梗阻时排尿迟缓、断续、尿后滴沥。随着梗阻的加剧，排尿将变得更加费力，尿流射程缩短，尿线变得细弱无力，最终形成滴沥状。在严重情况下，患者可能需要借助腹部压力来辅助排尿，并常常感到尿液未能完全排出。

（3）慢性尿潴留　当尿路梗阻加重到一定程度时，膀胱逼尿肌受损，收缩力减弱，残余尿量逐渐增加，继而发生慢性尿潴留。随着膀胱的过度充盈，少量尿液会从尿道口溢出，称为充盈性尿失禁。在前列腺增生的任何阶段，可因气候变化、劳累、饮酒、便秘、久坐等因素，引起前列腺突然充血、水肿，从而导致急性尿潴留的发生。

（4）其他症状　前列腺增生合并感染时可出现尿频、尿急、尿痛等膀胱刺激症状；前列腺表面血管破裂可造成无痛性血尿；长期梗阻可引起严重肾积水、肾功能损害；长期排尿困难导致腹压增高，还可引起腹股沟疝、内痔或直肠脱垂等。

3. 心理－社会状况　全面评估老年人的心理状态，特别是要关注他们是否因疾病而产生恐惧、抑郁等情绪，以及是否由于对病情和预后的不了解而产生焦虑反应。此外，家庭成员的支持和配合也是医护方案顺利实施的关键因素。鉴于前列腺增生是一种进行性加重的疾病，护理人员应对患者给予特殊的关注。对于准备接受手术的老年人，术前和术后的心理评估尤为重要，以便及时发现并处理可能出现的心理问题。

4. 辅助检查　对于年龄超过 50 岁的男性，若存在进行性排尿困难的症状，应高度怀疑前列腺增生的可能性。即便老年患者未表现出明显的排尿困难，但如若罹患膀胱炎、膀胱结石或双侧上尿路积水，亦应对前列腺增生的可能性保持警惕。

（1）直肠指检　此项检查在诊断前列腺增生中具有重要地位。通过直肠指诊可触及增大的前列腺、表面光滑质韧、有弹性，中央沟变浅或消失、隆起等，从而为前列腺增生的诊断提供重要依据。

（2）B 超检查　可以直接测定前列腺的形态、大小、内部结构、膀胱残余尿量等，经直肠 B 超检查对于前列腺内部结构的判断更为准确。B 超检查还可以了解膀胱有无结石以及上尿路有无积水等病变。

（3）尿流率检查　此项检查是评估前列腺增生患者排尿功能的重要手段。前列腺增生早期，即可观察到排尿受影响，表现为最大尿流率和平均尿流率降低，排尿时间延长，这项检查可以帮助判断前列腺增生患者排尿的梗阻程度。若怀疑排尿困难源于逼尿肌功能异常，应进一步进行尿流动力学检查以明确病因。

（4）前列腺特异性抗原检查　此项检查是检测前列腺癌最具有临床价值的肿瘤标志物。此外，有血尿的患者可行静脉尿路造影和膀胱镜检查以排除泌尿系统肿瘤的可能。

三、常见护理问题

1. 排尿障碍　与前列腺增生引起尿路梗阻有关。

2. 睡眠型态紊乱　与尿频、夜尿增加、排尿困难有关。

3. 焦虑　与患病时间长、尿潴留或尿失禁影响日常生活有关。

四、治疗措施

针对良性前列腺增生患者，治疗主要目的是减轻症状，阻止前列腺增生的发展，改善生活质量。

主要措施有药物治疗和手术治疗。药物治疗可起到松弛前列腺平滑肌、减少膀胱排尿阻力、控制前列腺增生、改善症状、减少患者急性尿潴留或需要手术治疗的风险。外科手术治疗主要有经尿道前列腺切除术、经尿道前列腺切开术等。

五、护理措施

1. 生活护理

（1）环境 老年人的居住环境设计应秉持合理性原则，确保老年人的舒适与安全。为前列腺增生老年患者提供宽敞、明亮、安全且隐蔽的排尿环境，尤其在夜间应有夜灯照明。卧室应邻近卫生间，以便于老年人行动。地面材料需选择防滑材质，确保行走安全。在关键位置设置扶手，以提供必要的支撑。对于夜间尿频的老年人，建议在床旁放置便器，以便在需要时能够迅速使用。

（2）饮食 饮食宜清淡，避免辛辣刺激；鼓励患者合理饮水，采用少量多次的饮水方法，保证足够的摄入量。不宜在短时间内大量饮水，避免因膀胱急剧扩张而引起紧张度丧失。避免饮酒及刺激性饮料。

（3）休息与活动 指导患者维持规律的生活习惯，适当加强体育锻炼。同时，针对老年患者，应特别提醒避免长时间憋尿，并进行排尿能力的训练，以预防相关健康风险。

2. 用药护理 治疗前列腺增生的药物主要有三类：α受体拮抗药、5α-还原酶抑制剂、植物类药。

（1）α受体拮抗药 如多沙唑嗪、特拉唑嗪等，能够有效松弛前列腺平滑肌，降低膀胱排尿阻力，作用迅速，显著改善患者下尿路症状。常见不良反应包括头痛、头晕、直立性低血压等。因此，应指导患者服药后休息 10～20 分钟，并缓慢变换体位，以防止直立性低血压的发生。

（2）5α-还原酶抑制剂 如非那雄胺、度他雄胺等，虽然起效较慢，但长期治疗可显著改善患者症状，具有显著优势。一般情况下，患者服药 3～6 个月后，前列腺体积可缩小，排尿功能得以改善，急性尿潴留、肾积水等远期并发症的发生率降低，手术率减少，对前列腺增生疾病的发展进程具有抑制作用。应告知患者要坚持遵医嘱服药。

3. 手术护理 药物治疗效果不佳或有手术适应证的良性前列腺增生患者，应及时进行手术治疗。护理人员应做好术前准备工作，嘱患者术前日晚餐后开始禁食，术前晚灌肠 1 次。术后应密切监测患者的生命体征，注意伤口情况以及是否出现膀胱痉挛等症状。为减少手术并发症及失血，术后使用生理盐水进行闭式持续冲洗膀胱。注意保持膀胱引流管通畅，密切观察膀胱冲洗液的颜色、血尿程度及持续时间等。引流管应妥善固定，防止移位、脱落、扭曲或打折，并每日更换引流袋。当术后 24 小时冲洗液变清、出血减少时，可适当减慢或停止膀胱冲洗。保持尿道口清洁，每日应使用 0.5% 聚维酮棉球擦洗两次。术后 6 小时无恶心、呕吐者，可进流食，1～2 天后无腹胀即可恢复正常饮食。保持大便通畅，可应用缓泻剂，但术后 5 天内不宜灌肠，嘱老年人不要用力排便，以防止创面出血。

4. 心理护理 以耐心和同理心向患者及其家属解释，老年人所出现的尿频、尿急、尿失禁等症状是前列腺增生这一疾病常见的临床表现。这些症状可以通过科学合理的药物治疗或手术治疗，结合细致的护理措施，得到有效缓解，帮助患者及家属建立对疾病治疗的信心，积极面对挑战。为患者创造一个温馨、舒适的生活环境，尊重并维护老年人的自尊心。鼓励他们参与正常的社交活动，以减轻不良情绪，提升生活质量。

六、健康指导

1. 规避不利因素 为维护患者前列腺健康，建议其尽量避免或降低可能诱发或加剧前列腺增生的因素，如受凉、过度劳累、饮酒、长时间憋尿和便秘等。

2. 预防术后出血 对于已接受手术治疗的患者，为防止术后出血，建议在术后3个月内避免剧烈活动，如骑自行车、性生活等。此外，建议患者避免长时间行走、搬运重物、用力排便以及长时间坐在硬椅子上等可能增加腹压的行为。同时，鼓励患者多饮水，保持尿路通畅，并定期在术后3个月至半年内复查尿常规，监测尿流率和残余尿量等指标。

3. 康复运动指导 对于手术治疗后的患者，为促进康复和提高生活质量，建议进行会阴部锻炼，如提肛运动，以帮助恢复尿道括约肌功能。此外，患者还可以选择散步、打太极拳等轻度运动，以增强身体功能和免疫力。

目标检测

答案解析

一、最佳选项题

1. 老年慢性阻塞性肺疾病早期体征不明显，随着疾病进行性加重，胸部体检可见体征为（ ）

    A. 视诊：桶状胸

    B. 触诊：语颤减弱或消失

    C. 叩诊：可呈过清音，心浊音界缩小

    D. 听诊：双肺呼吸音减低，呼气延长，可闻及干性啰音或哮鸣音和（或）湿啰音

    E. 以上全是

2. 老年肺炎以（ ）感染最常见

    A. 细菌   B. 病毒   C. 真菌

    D. 衣原体   E. 支原体

3. 睡眠呼吸暂停低通气综合征日间临床表现中常见的症状为（ ）

    A. 注意力不集中   B. 嗜睡   C. 头晕

    D. 头痛   E. 性功能减退

4. 老年高血压病是指老年人在未使用降压药物的情况下，血压持续或非同日3次以上收缩压（SBP）≥（ ）mmHg和（或）舒张压（DBP）≥（ ）mmHg的疾病

    A. 140、90   B. 135、90   C. 135、80

    D. 145、90   E. 130、85

5. （ ）药物是老年心绞痛患者常备药物

    A. β体阻滞剂   B. 钙离子拮抗剂   C. 血小板类

    D. 硝酸酯类   E. 抗凝剂

6. 下列帕金森病患者的体征中，不正确的是（ ）

    A. 面部表情刻板   B. 肢体肌张力降低   C. 静止性震颤

    D. 随意运动减少   E. 行走时慌张步态

7. 关于阿尔茨海默病，以下说法错误的是（ ）

    A. 病程进展缓慢，整个病程经历5年以上，甚至达7～12年之久

    B. 通过干预可以缓解或中止发展

C. 是认知疾病中的一种最常见的类型

D. 多起病于老年期，潜隐起病

E. 目前该病病因尚不明确

8. 反流物刺激食管引起的症状主要是（　　）

A. 胃灼热　　　　　　　B. 腹痛　　　　　　　C. 腹泻

D. 呕吐　　　　　　　　E. 咳嗽

9. 关于老年退行性骨关节病描述，以下说法错误的是（　　）

A. 好发于承重关节，如膝关节、髋关节、脊椎

B. 多为原发性

C. 主要临床表现有关节疼痛、僵硬、肿胀、畸形

D. 可出现各种功能受限

E. 老年女性髋关节受累情况大于男性

10. 关于老年骨质疏松症患者的疼痛描述，以下说法错误的是（　　）

A. 是原发性骨质疏松症最常见的症状

B. 日间较轻，夜间和清晨醒来时加重

C. 劳累或活动后常导致肌劳损和肌痉挛，疼痛加重

D. 以膝关节疼痛为多见

E. 表现为全身弥漫性骨痛

二、填空题

1. （　　）是诊断糖尿病的主要依据。

2. 脑出血的辅助检查中诊断脑出血首选检查为（　　），对脑干出血诊断率高的检查为（　　）。

3. 治疗老年肺炎患者的基本药物是（　　），该药物治疗应遵循（　　）、（　　）、（　　）、（　　）、（　　）的原则。

4. 导致脑出血主要病因为（　　）。

5. 骨质疏松症以（　　）和（或）骨组织微结构破坏为特征，导致（　　）、（　　），易发生骨折。

6. 阿尔茨海默病患者的治疗护理总体目标：患者能最大限度地保持（　　）能力和（　　）能力，提高或保持（　　）能力，并有效减少（　　）的发生。

7. 老年期抑郁症是指首次发病于老年期，以持久的（　　）为主要临床表现的一种精神障碍。

8. 前列腺增生最主要的症状是（　　）。

三、实例分析题

1. 患者，男，68岁。有高血压病史10年，长期吸烟史。因晨起情绪激动后出现昏迷，呼之不醒，来急诊就诊。查体：患者意识不清，瞳孔缩小，右侧肢体偏瘫，血压170/90mmHg，心率92次/分，呼吸25次/分，初步诊断为脑出血。

请思考：

（1）导致患者出现脑出血的主要病因是什么？

（2）根据患者的病情，请列举主要的3个护理问题。

（3）患者意识清醒后出现言语不清、吞咽困难、右侧肢体偏瘫的症状，请简要说明应指导李某做哪些康复功能训练，如何进行训练？

2. 患者，男，75岁。1年前无明显诱因下出现行走困难，步伐变小变慢，转身及翻身困难，左手静止性震颤，穿衣、夹菜动作迟缓，呈进行性加重，伴有头昏，卧床坐立或站立后头昏明显。诊

断：帕金森病。服用左旋多巴，每日 3 次。平素精神一般，因肢体震颤而有自卑、焦虑情绪。夜间睡眠可，近期体重无明显改变。

请思考：

（1）患者目前主要护理问题有哪些？

（2）应该如何指导患者安全用药？

（刘冬玲　黄臻颖）

书网融合……

| 重点小结 | 微课 | 习题 |

第九章 老年人的临终护理 📱微课

PPT

学习目标

知识目标： 通过本章的学习，应能掌握老年人临终常见的护理问题及护理措施；熟悉老年人对待死亡的心理类型；了解老年人及其家属在老年人临终阶段的心理变化。

能力目标： 具备良好的沟通能力，能运用护理程序对老年人常见临终问题进行整体护理，对丧偶老年人进行哀伤辅导。

素质目标： 通过本章的学习，树立关心、爱护老年人的职业素养，以老年人为中心，服务临终老年人的职业精神。

情境导入

情境： 患者，86岁，四年前确诊结肠癌，手术后经多次化疗效果不佳，近来肺转移、肝转移、淋巴结转移。最近一周胸闷气喘越来越严重，进食量少，整夜不眠，情绪低落。

思考： 1. 对待死亡患者属于的哪种类型？

2. 如何适时为患者进行死亡教育？

3. 为患者制订整体护理计划。

第一节 概 述

临终是指患有终末期器官衰竭或失智等慢性不可治愈疾病的患者及晚期癌症患者的生命最后阶段。临终护理注重的是生命的质量而不是生命的长度，它为处于不治之症晚期的患者提供人道和富有同情心的护理，使他们尽可能地生活得充实和舒适。老年人的临终护理在当今老龄化社会不断加剧的背景下具有重大意义，不仅对临终阶段的老年人给予生活上的全面照料，还对临终老年人家属心理上提供疏导与安慰。因此，应重视老年人的临终护理工作，提高老年人的生存质量，帮助其舒适、安详、有尊严地度过生命最后阶段。

一、老年人临终关怀的现状

临终关怀最早是由英国西塞莉·桑德斯夫人发起，重点关注的是减轻临终患者的痛苦。1967年，桑德斯博士在伦敦南部开设了第一家临终关怀医院——圣·克里斯多弗临终关怀医院，并制订了临终关怀规范，这些规范已成为全球安宁疗护计划政策反映的核心价值体系。20世纪70年代起，60多个国家相继开展临终关怀服务。

我国临终关怀事业在不断地学习、探索，与此同时，临终关怀服务也越来越受到患者和家属的关注。1988年，我国心理卫生协会临终关怀专业委员会和临终关怀基地相继成立。不同类型的临终关怀机构也先后建立。目前，全国各地建立临终关怀机构已超过120家，主要分布于大城市，正向部分中等城市延伸。2004年，医院评审标准中新增了临终关怀的内容，从政策导向上予以重视。2005年，中国老龄事业发展基金会启动了以关注高龄老年人养老问题、建立和完善老年人临终关怀服务机制、促进和谐社会构建为主题的创建"爱心护理院"试点工作。2006 年 4 月，中国生命关怀协会成立。标志着我国的临终关怀事业进入了一个新的发展时期，临终关怀有了一个全国性行业管理的社会团体。2006 年至今，在我国 300 多个大中城市建立"爱心护理院"，专门为老年重病患者及其家属提供临终关怀服务。资料显示，我国城市临终关怀机构呈多元化办医格局。绝大多数的临终关怀属于卫生系统、高校附属医院所举办的临终关怀机构，其集教学、研究于一体的优势作用较为明显，少数为社区卫生服务中心举办的临终关怀机构。

2020 年，中国新发癌症 457 万人，占全球的 23.7%，近年来，我国肿瘤发病率同样呈迅速递增状态，每年因肿瘤死亡的人数超过 140 万人。庞大的患癌人群及日益增长的老年人口使我国老年人临终关怀需求不断增长，因此老年人临终关怀事业的发展对于时代发展和社会进步具有深远意义。

二、影响我国老年人临终关怀的因素

（一）疼痛症状及病理因素

临终老年人通常伴随着疼痛症状，这是导致临终痛苦的直接因素。对于接受长期护理的临终老年人多面临着长期的消耗性的临终状态，长期伴随疼痛及病理性的身体不适。病理因素对老年人临终状态的影响主要通过三个指标来体现，分别为"临终前罹患重大疾病次数""临终前虚弱度"与"临终前是否罹患癌症"。

（二）社会支持及心理因素

临终老年人无论在身体上还是心理上都需依赖他人，专业的护理能有效地减轻其临终时的痛苦，使其在心理层面得到疏导。良好的社会关系以及来自家庭和社会的支持可以缓解临终患者的痛苦，来自他人的社会支持以及个人的心理状态都会对其临终阶段的生命质量产生重要影响。

（三）社会属性及文化因素

社会文化因素通常决定了个体临终时的精神、心理状态、临终时的社会关系状况以及所得到的社会支持。不同社会属性的个体所属文化、对疼痛的容忍度、对疼痛的定义、对疼痛的理解不同，因而存在个体差异。经济状况也会影响其获得临终照料的资源，进而影响临终阶段的痛苦程度。在与临终照料相关的公共服务中的投入也对居民的死亡质量造成影响。

（四）临终照料

临终照料的可及性、可承担性和专业性被认为是反映一个国家或地区死亡质量的重要指标。临终老年人的主要病理症状特征为虚弱，其次是慢性病，最后是癌症等恶性疾病，这意味着大多数临终老年人的需求以日常照料为主，这种照料主要针对临终者自理能力受限，而并非与疾病的对抗性治疗。大多数老年人临终前能够获得较为及时的治疗，但还是受到服务的可承受的支付能力、医疗服务质量的影响，我国老年人对临终照料的可承受的支付能力是有限的，绝大多数老年人仍旧依赖子女的照料。另外，照料费用越高，老年人临终时痛苦程度越高，医疗服务的可承担性对临终痛苦程度具有显著影响。

病理症状、临终照料、社会支持以及社会环境等因素都会显著影响老年人的临终感受与痛苦程度。这意味着，尽管人们在临终时往往伴随着不同程度的生理上的疼痛与精神上的痛苦，但我们可以通过提供照料与社会支持、改善社会环境等方式来提高人们的死亡质量，将临终的痛苦降到最低。在当前中国人口老龄化程度不断加深的背景下，老年人的临终照料将成为全社会所面临的一大新的挑战。提高老年人的死亡质量，同时还需要重视临终关怀与临终照料资源城乡分布的公平性，更深入地研究了解不同老年人的临终需求，进而发展多样化的临终关怀服务。

三、老年人临终关怀的意义

（一）临终关怀是社会文明进步的标志

随着人们对生存质量和死亡质量不断提高的客观要求，临终关怀服务应运而生，它是让患者在死亡时获得安宁、平静、温暖，让家属在患者死亡后没有留下任何遗憾和阴影，是为让患者尊严、温暖地离开的一种方式，是一项社会公共事业，也是社会文明的标志。

（二）临终关怀能够促进医疗资源的合理利用

临终关怀应有效地整合医疗资源，避免过度治疗导致的医疗资源的浪费，能够有效减轻家庭的经济负担。临终关怀既能使患者获得必要的医疗资源又避免了不必要的资源浪费，保证了医疗资源的合理分配。

（三）临终关怀是社会人文关怀的具体体现

临终关怀给患者及其家属提供全面性的关怀服务，使患者感受到人间的温暖，家属得到精神上的安慰，体现了医护职业道德的核心内容，通过对患者实施整体护理，科学的方法、先进的护理手段，能够缓解患者生理上的痛苦，精神上的恐惧，提高生存质量，让患者安详平和地走到生命的终结，临终关怀服务受到患者及家属的好评，需求不断提高，也有很多志愿者积极参与到此项事业当中。临终关怀有利于推动社会的和谐稳定，也体现了和谐社会的人文关怀。

在社会发展与进步过程中老年人临终关怀的实施与开展对于老年人和家庭来说具有深远意义，它使临终老年人在人生最后阶段安详、舒适、有尊严、不留遗憾。

四、安宁疗护

安宁疗护（hospice care）被译为"慈怀疗护""善终服务""安宁疗护""临终关怀"，2017年，在《安宁疗护实践指南（试行）》中确定用词"安宁疗护"，同时将临终关怀、舒缓医疗、姑息治疗等统称为安宁疗护，是指以终末期患者和家属为中心，以多学科协作模式进行实践，为患者提供身体、心理、精神等方面的照料和人文关怀等服务，控制患者的痛苦和不适症状，提高生命质量，帮助患者舒适、安详、有尊严地离世，最终达到逝者安详，生者安宁，观者安顺的目的，是一种新兴的医疗行为与保健服务模式，旨在为终末期患者提供生理、心理、社会支持和护理，以减轻痛苦、控制身体不适症状，提高患者生存质量，使患者有尊严、舒适、安详地走完生命最后阶段，体现整体护理和人文关怀的理念。

患者在临终阶段的症状和体征多且复杂，主要存在身体疼痛、生命体征不稳定及心理、社会支持方面的问题。安宁疗护可显著提升老年临终患者的总体健康状况，改善患者的舒适度、心理幸福感和社会支持，从而提升生存质量，临床实施需要医护人员、患者及其家属的协同。老年临终患者通过安宁疗护在心理层面上能够获得积极情绪、提升对于死亡的认知和具备一定的社会参与度，能够很好地减轻焦虑、抑郁和孤独感，提升心理幸福感和生活质量。安宁疗护以患者及其家属为主导，在充分了解患者的情绪及心理状态基础上，了解患者家属的心理认知；医护人员帮助患者建立对疾病及预后的客观正确认知并适时准备，引导患者平和面对疾病，帮助老年临终患者安静、有尊严地离去。

（一）中国安宁疗护的起源与现状概述

中国安宁疗护理念可以追溯到唐代的"悲田院"、北宋时期所设立的"福田院"、元朝时期的"济众院"、明朝时期的"养济院"及清朝在北京设立的"普济堂"等。这些机构专门照护没有依靠的孤寡老人、残障人和穷人。这些人大多在死亡后也能得到各种仪式的殡葬服务。这些机构的设置为现代安宁疗护的兴起和发展奠定了一定的前期基础。

1. 起源　1988年7月天津医学院（现天津医科大学）临终关怀研究中心是中国第一家安宁疗护专门研究机构，该中心还建立了中国第一家临终关怀病房，成为中国安宁疗护发展史上重要的里程碑。

2. 现状　1988年10月上海市南汇老年护理医院建立，开展临终关怀服务。1992年5月首届东方临终关怀国际研讨会在天津举办，充分肯定了临终关怀事业，并决定将其纳入全国医疗卫生事业发展规划，促进其健康发展。2006年4月中国第一个关注人的生命晚期生存状态的临终关怀社会团体——中国生命关怀协会成立，标志着中国安宁疗护事业的发展迈出了历史性的一步。2010年成立生前预嘱协会，通过公益网站"选择与尊严（choice and dignity）"推广生前预嘱文本《我的五个愿望》，使民众通过生前预嘱实现"尊严死"，从而推动了安宁疗护的发展。2023年10月14日，在北京举行的2023世界安宁缓和医疗日主题活动上获悉，近年来我国积极推动安宁疗护服务发展，实施安宁疗护人才服务能力提升项目，已培训4000名安宁疗护骨干医护人员，全国设有安宁疗护科的医疗卫生机构超4000家，不断用心呵护患者"最后一程"。

（二）安宁疗护的目标

1. 减轻患者痛苦　安宁疗护的目的不再通过积极方式治愈疾病，而是通过控制各种症状，缓解症状给患者带来的不适，减轻患者痛苦，提高其生活质量。

2. 维护患者尊严　通过尊重患者对生命末期治疗的自主权利，尊重患者的文化和习俗需求，采取患者自愿接受的治疗方法，在照护过程中，将患者当成完整的个人，而不是疾病的代号，以提升患者的尊严感。

3. 帮助患者平静离世　通过与患者及家属沟通交流，了解患者未被满足需要、人际关系网络及在生命末期想要实现的愿望，并帮助其实现，达到内心平和、精神健康的状态，患者能平静离开人世。

4. 减轻丧亲者的负担　通过安宁疗护多学科队伍的照护，减轻家属的照护负担，并给丧亲者提供居丧期的帮助和支持，帮助丧亲者度过哀伤阶段。

安宁疗护事业是社会文明进步的表现，彰显了生命的价值和尊严，既节约了医疗费用支出、减轻家庭经济负担，又能让生命终末期患者有尊严地度过人生最后阶段。因此，推动安宁疗护事业的发展，对改善老年临终患者的生活质量，维护其生命尊严具有重要意义。

第二节　老年人的死亡教育

一、老年人对待死亡的心理类型

老年人对待死亡的心理类型主要有以下几种表现。

（一）从容型

能够从容地面对死亡，并在临终前安排好自己的工作、家庭事务及后事，这种类型的老年人一般文化程度比较高，比较理性成熟，认识到死亡对自己、家庭以及社会等的影响，因而能在自己意识清楚时交代好后事，并能在自己能力范围内给予家属心理安慰和生活上的帮助，尽量减少因自己的离世带给亲友的伤痛。

（二）积极抗争型

能够认识到死亡取决于生物学因素以及意志力对抗疾病的作用，因而具有积极强烈的生存意念，能够运用较强的意志力抵御病痛的折磨与治疗的痛苦，积极努力尝试各种治疗方法以赢得生机。这类型多为低龄老年人，且具有较强的意志力和毅力。

（三）主动、被动接受型

能够接受即将离世的事实，一种是主动接受型，主动提及后事准备，认识到生老病死的自然规律。如一些老年人到了一定年龄和阶段常和身边人提及并参与准备寿衣、棺材和选择殉葬方式等。二是被动接受型，老年人在疾病或身体状况面前已无力抵抗，接受了即将走到尽头的事实，开始珍惜家人的陪伴与关心，也会亲自过问后事准备。

（四）恐惧、焦虑型

对死亡充满恐惧、焦虑，思虑过多。一般这类型的老年人都有较好的经济基础和较高的社会地位，会想方设法通过各种途径寻求延长寿命的机会，在情绪上会有较大波动而产生非理性的想法和行为。很大程度上影响老年人临终时的生存质量。

（五）解脱型

由于经受过重大的心理创伤或社会事件，或者长时间受生活事件、病痛的折磨对生活失去希望和兴趣，觉得死亡可以摆脱身心的痛苦与折磨，因而希望尽早结束生命，这类型的老年人大多有着极大的生理或心理问题。

（六）无所谓型

有的老年人不理会死亡，对死亡持无所谓的态度。这类老年人经常持有"过一天，算一天"的心态，很少思考死亡相关事宜。

二、老年人的死亡教育

（一）死亡教育的意义

死亡教育，又称优逝教育，是指向社会大众传达适当的死亡相关知识，并因此造成人们在态度和行为上有所转变的一种持续的过程。对生命晚期老年人及其家属的死亡教育，不仅可以帮助老年人树立正确的生死观，缓解其心理压力和心理上的痛苦，减轻、消除其失落感或自我丧失的恐惧，同时能够减轻生命晚期老年人亲属的精神痛苦，打破谈论死亡的禁忌，促进社会的文明进步。

（二）死亡教育的内容

死亡教育包含死亡基本知识教育、死亡心理教育、死亡权利教育等方面。死亡基本知识教育包括对死亡的定义、判断标准、原因与过程、机制、死亡的社会价值与意义等。死亡心理教育包括对死亡态度的教育、临终死亡心理的分析与教育、对"死后世界"的教育等。死亡权利教育包括对死亡权利的概念、死亡权利的行使、死亡决策等内容的教育。

对老年人进行死亡教育的内容主要包括以下内容。

1. 正确地对待疾病　老年人应对疾病有一个客观的认知，正确地对待年老带来的生理变化，坦然面对疾病。医护人员应让老年人知道积极的心理活动有利于提高人的免疫功能，良好的情绪、乐观的态度和充足的信心是战胜疾病的良药。

2. 树立正确的死亡观　生和死是生命的自然现象，医护人员应引导老年人不要把死亡看得太重，通过安宁疗护减缓临终老年患者的孤独感，增加舒适感，帮助其树立正确的"死亡观"，注重老年人的尊严与价值，提高其生命质量。

3. 做好充分的心理准备　充分的心理准备对于临终的老年人剩余生命的价值非常重要，也是死亡教育的内在体现。虽然人人都知道死亡是生命必然的结果，但真正面对死亡，从心理上接受死亡，并不是容易的事。对老年人进行死亡教育重点在于了解他们对死亡的看法，最恐惧、担心、忧虑的内容，根据具体情况，运用生死学的知识，帮助老年人坦然面对可能的死亡，同时使老年人家属有准备地接受丧亲之痛。

（三）死亡教育的途径

1. 课程教育　死亡课程教育是开展死亡教育最主要的形式。考虑将死亡课程融入老年大学教育中，在老年大学开设死亡学、死亡哲学和死亡社会学等课程，让老年人系统地接受死亡教育，树立热爱、珍惜生命的生命观和客观性、必然性的死亡观。

2. 机构教育　机构教育是死亡教育社会化的主要形式。机构教育又可分为两种：一种是官方性质的死亡教育组织，由国家行政部门建立的死亡教育的管理和宣传机构，并由国家提供资金、人员、物资等开展规范性的死亡教育活动；另一种是非官方性质的死亡教育组织，一般由社会团体和社会成员组成，资金主要来源于个人和社会的捐赠。

3. 舆论教育　死亡教育可以充分利用舆论的力量，借助舆论在社会上广泛宣传死亡教育的重要性、必要性，形成死亡教育的舆论阵地。例如，在老年人喜爱的报刊上增设死亡教育版面，在广播或电视上播放有关死亡教育的节目。

4. 体验教育　鼓励老年人不要逃避死亡，适当参与与死亡有关的各种活动，例如参与哀悼活动等，在凝重的死亡场合，让人感受死亡的庄严和肃穆，感觉到人生命的宝贵。

知识链接

安宁疗护实践指南——死亡教育

1. 评估和观察

（1）评估患者对死亡的态度。

（2）评估患者的性别、年龄、受教育程度、疾病状况、应对能力、家庭关系等影响死亡态度的个体和社会因素。

2. 操作要点

（1）尊重患者的知情权利，引导患者面对和接受当前疾病状况。

（2）帮助患者获得有关死亡、濒死相关知识，引导患者正确认识死亡。

（3）评估患者对死亡的顾虑和担忧，给予针对性的解答和辅导。

（4）引导患者回顾人生，肯定生命的意义。

（5）鼓励患者制订现实可及的目标，并协助其完成心愿。

（6）鼓励家属陪伴和坦诚沟通，适时表达关怀和爱。

（7）允许家属陪伴，与亲人告别。

3. 注意事项

（1）建立相互信任的治疗性关系是进行死亡教育的前提。

（2）坦诚沟通关于死亡的话题，不敷衍不回避。

（3）患者对死亡的态度受到多种因素影响，应尊重。

护理人员应关心爱护老年人，做好对生命晚期老年人及其家属的死亡教育，帮助老年人树立正确的生死观，安宁离世。

第三节　老年人的临终护理

一、临终护理的概念

临终护理是指为生命晚期患者提供身体、心理、社会等全面性护理，尽可能减轻患者的痛苦，缓和患者对死亡的恐惧与焦虑，维护其尊严，使其精神处于平和的状态，安详地告别人世。

临终护理是临终关怀不可缺少的一项服务内容，临终护理不仅对患者而且对其家属具有重要作用，临终护理以姑息治疗护理为主要内容。还包括对临终患者家属的心理支持与辅导，提供全面、积极的综合护理。

二、临终老年人的心理问题及护理

（一）临终老年人心理问题

临终老年人大多经历五个心理变化过程，包括否认、愤怒、协议、忧郁及接受。虽然老年人在临终前会有一些共性的心理体验，但也存在个体差异，例如，受性别、年龄、教育程度、人格特征等因素影响，老年人应对死亡压力的心理特点会有所不同，临终老年人常见的心理问题如下。

1. 恐惧　临终老年人可能表现出各种恐惧，如对未知的恐惧，失去生理自我的恐惧、对失去社会性自我的恐惧、对失去自我控制的恐惧等。死亡对临终老年人而言可以称为不可预知的未知，因此会让他们产生恐惧。老年人临终前，自我形象的完整性常遭到破坏，而产生羞愧、耻辱和不健全的感情并对此产生恐惧。对失去社会性自我的恐惧以及面对逐渐失去家人和朋友的孤独感的恐惧和在老年人身患重病时，对失去自我控制的恐惧。

2. 焦虑　临终老年人得知生命即将走到尽头，会担心死亡的到来，甚至会寝食难安，担心不能交代好后事、担心儿孙琐事。

3. 躁狂、抑郁情感障碍　临终老年人容易出现暴躁、遇到一些不顺心的小事就大发脾气，事后又后悔莫及，自我调节和控制能力差等表现。当进入临终期时，身心日益衰竭，精神和肉体上忍受着双重折磨，感到求生不能、求死不能，这时老年人心理特点以抑郁、绝望为主要特征，甚至出现自杀的念头。

4. 强迫观念　老年人常反复思虑家庭安排和财产分配；担心配偶的生活，子女、儿孙的生活等问题。

（二）临终老年人的心理护理

1. 密切观察病情　及时辨认出心理问题的类型，以及老年人可能出现的心理状况，对老年人的言语、行为、情绪、情感状态做到心中有数，尽可能与老年人多接触，鼓励老年人表达内心感受。

2. 建立有效的护患沟通　温和而有爱地对待老年人，耐心倾听他们的感受，以稳定的态度适时给予关心与抚慰。

3. 人生回顾　人生回顾是一种通过回顾、评价及重整一生的经历，发现生命新的意义的心理干预措施。共包含六个单元：第一单元回顾童年，主要围绕家人、玩伴、困境等主题；第二单元回顾青少年期经历，围绕校园生活、成长感受以及困境等主题；第三单元回顾成年早期经历，围绕婚姻、家庭、工作以及对自我进行剖析；第四单元回顾成年后期生活，在第三单元的基础上进一步回顾家庭、人际关系、兴趣爱好等主题；第五单元对人生各阶段回顾总结与评价，重温人生回顾过程中提及的重要事件及评价，重视人生；第六单元对人生中正面、负面经历进行整合，借助问题引导老年人将人生各个片段串成一个完整的链条，从系统角度去看待人生、理解人生，最终实现接受自己独特的人生的目的。干预频率是每周一单元，持续6周。由接受过培训的心理学家、医护人员、社工、志愿者等进行实施，通过干预可以提高临终老年人的心理健康水平，减轻焦虑、抑郁症状，改善自尊水平和生活质量。

4. 尊严疗法　尊严疗法是一种针对临终患者的个体化、简短的新型心理干预方法，旨在提高临终患者的人生目的、意义、价值感，降低精神和心理负担，从而提高生活质量。尊严疗法需由经过专业尊严疗法培训的医护人员、心理治疗师或精神学家对临终患者开展。一般采用个体一对一的形式，以尊严疗法问题提纲，半结构访谈录音的形式为临终患者提供一个讲述重要人生经历，分享其内心感受和情感的机会，并把访谈录音转换为叙事文本供临终患者及家属保存和传承，让临终患者分享给所爱之人，从而使得临终患者的个人价值能够超越自身的死亡持续存在，达到帮助临终患者缓解心理和精神上的痛苦，让他们重拾生命的价值意义，使其有尊严地度过人生的最后时光。尊严疗法对临终患者的尊严感、焦虑、抑郁情绪、使命感、生存欲望、生命意义感、整体生命质量均起到积极作用。尊严疗法还能够增加临终患者家庭亲密感，缓解家属的丧亲之痛，并能够在临终患者去世后持续给予家属慰藉。

三、老年人临终前常见的症状与护理

老年人临终前可能出现贫血、食欲减退、便秘或腹泻、呼吸困难、营养不良、睡眠紊乱、运动障碍、意识改变等临床表现。由于临终老年人常常疾病和衰老并存，症状不典型，并发症较多；反应迟钝，主诉不明确等，护理人员应该细心评估，及时给予相应处理，以减轻其痛苦。

1. 做好基础护理　对饮食、排泄、睡眠、皮肤等进行全面的护理照料。为临终老年人做好基础护理有利于其舒适地度过人生最后的阶段。在进行基础护理中，要注意以下原则。

（1）保持老年人的仪表整洁、舒适，不要让老年人因穿着而感到难堪。

（2）营造舒适的居住环境，适当的温湿度，保持居住环境整洁、安静、阳光充足、灯具色调和谐，室内以暖色调为主，还可以养一些盆栽绿植、金鱼等使环境充满生机，也可摆放家庭照片等，营造温馨的气氛。

2. 营养不良　按时督促和协助患者进食易消化的食物及充足的水分，少量多餐，对于吞咽功能障碍的患者，可以鼻饲或肠外营养的方式提供营养支持。

3. 疼痛　疼痛不仅局限于生理范畴，还涉及心理及精神等领域。控制疼痛应及时、有效，正确使用"三阶梯法"。药物镇痛要注意，对持续存在的疼痛，预防性地定时给予镇痛药；要取得老年人的合作，要为老年人和家属写出服药方法、服药时间、药物名称、使用的理由和剂量，询问老年人有无不良反应；对因无法口服镇痛药而不安与痛苦者，可使用皮肤贴片、舌下含化、静脉或肌内注射等各种方式给予镇痛药。除了药物镇痛，还可采用其他方法缓解疼痛，如松弛术、催眠术、针灸疗法、神经外科手术疗法等。

4. 呼吸困难　当老年人呼吸表浅、急促、困难或有潮式呼吸时，立即给予吸氧，病情允许时可适当取半坐卧位或抬高头与肩。有的老年人由于快速呼吸加上焦虑而引起喘息，可根据医嘱应用抗焦虑药，必要时使用吗啡降低呼吸速率。同时，开窗或使用风扇通风，以帮助缓解呼吸困难。对张口呼吸者，用湿巾或棉签湿润口腔，或用护唇膏湿润嘴唇，老年人睡着时用薄湿纱布遮盖口部，能避免口腔黏膜干燥、痰痂形成。床旁应备好吸引器，以帮助他们及时吸出痰液和口腔分泌物。

5. 谵妄　感染、环境的变化、过度刺激（太热、太冷）、全身衰竭、疲劳、焦虑、抑郁、疼痛、粪便嵌塞、尿潴留、颅脑肿瘤、电解质紊乱（高钙血症、低钠血症）、药物等都是引起谵妄的危险因素。因此，重在找出可治疗原因并给予对症处理，最常见的原因是药物的不良反应（通常的阿片类和抗组胺类药物）和代谢失衡（脱水）等。谵妄在生命末期较为常见，特别是去世前的几天和即将去世前的几小时。患者躁动不安时需要24小时专人守护，密切观察，保证老年人安全。

6. 大出血 一次出血量在800ml，会出现休克现象，是造成临终老年人死亡的直接原因，需要迅速予以控制。因此，应准备好急救药品，遵医嘱给予老年人镇静、止血及镇痛，并配合医师进行其他止血处理。胃肠道出血者一般应禁食24~48小时，胃部冷敷；协助呕血者采取平卧位头偏向一侧，防止误吸或窒息，略抬高下肢以保证脑部供血。便血频繁者，保持臀部清洁。做好情绪安抚，减轻或消除临终老年人的精神紧张和情绪波动。密切观察病情变化，加强巡视，做好抢救准备。

四、对丧偶老年人的哀伤辅导

（一）哀伤辅导的概念及发展

哀伤是每个丧亲者在合理时间内发生的正常而悲伤的情感体验。它一般需要一个很长的时间过程，在这个过程中其程度和影响会随着时间的推移而渐渐减退，但也有部分丧亲者会表现出强烈而无法退去的哀伤反应，并将发展成以分离痛苦为主要情感体验的延长哀伤障碍或复杂性哀伤，这就需要专业辅导者帮助与协助丧亲者走出哀伤。哀伤辅导是协助丧亲者，让他们正常地经历悲伤并从悲伤中尽快恢复，进而恢复或重建正常的生活。

1917年弗洛伊德发表文章《哀悼与忧郁》，提到丧亲者可能存在延迟或夸大的悲伤，开启国外学者着手探索哀伤心理。20世纪六七十年代，学者关注终末期患者哀伤反应及治疗方法，哀伤辅导逐渐萌芽。20世纪80年代，哀伤平复协会成立。此后，哀伤辅导进入快速发展时期。

我国哀伤辅导起步于1986年的慈善团体善宁会，其最早开始为丧亲者提供哀伤辅导服务，并通过不同的生死教育活动，倡议并教育公众直面死亡，宣扬珍惜生命、积极生活的理念。1997年，善宁会下属机构谭雅士杜佩珍安家舍服务中心成立，成为香港首个社区哀伤辅导教育及资源中心。1988年，天津成立了第一所临终关怀研究机构，在提供临终关怀服务的同时也涵盖了哀伤辅导的内容。随后，哀伤辅导在社区舒缓照护机构、综合医院的舒缓照护病房、专业从事舒缓照护的独立医院等机构开展。

（二）哀伤辅导的目标

哀伤辅导目标一般包括：鼓励生者能够坦然地接受现实，使丧亲者适应丧亲后的生活并建立新的目标及人际关系。有学者提出丧亲家属要完成四项任务。

（1）能够接受丧失亲人的事实，能做到不逃避。

（2）感受并忍耐心中的悲痛（此过程个体差异明显，长短不一）。

（3）能够进行角色转变，逐渐适应失去亲人的生活。

（4）转移情感，将其宣泄到其他地方。

（三）哀伤过程

哀伤过程可概括为以下三个阶段。

1. 麻木震惊阶段 在亲人离世的短时间内通常是在亲人逝世数小时及数周内。丧亲者像遭受了重击可表现为目瞪口呆，短时间内失去感知觉体验。丧亲者会有不真实感且无法接受，同时也会伴有躯体症状，如进食不能，头脑不清等。

2. 情感爆发阶段 丧亲者意识到丧亲的事实而产生强烈而痛苦的情感反应，爆发式涌出，由于丧亲给他们留下的"缺口",想全力寻找逝者的一切。但是,丧亲者发现无力改变现状,出现无能为力的感觉。面对丧亲后生活的改变,丧亲者表现出不知所措,伴有无助、绝望、愤怒和质疑。

3. 复原阶段 丧亲者经过自我调节逐渐适应丧亲后的生活,建立了新的目标及人际关系。

(四)哀伤辅导内容

哀伤辅导的内容并没有统一的标准,根据丧亲家属的需求进行设计。

1. 提供信息支持 为丧亲者提供有关丧亲网站,提供有关丧亲经历的信息和教育,提供专业咨询的机构和电话等方式。

2. 提供支持服务 成立丧亲者辅导小组,为丧亲者提供团体支持、丧亲家属工作坊,让有相同丧亲经验的组员互相支持和学习,例如,经过培训成立丧亲者互助组织,组织有服务意愿的丧亲家属进行义工服务,包括情绪支持、经验分享等。

3. 开展生命教育 通过为丧亲者举办专题讲座、举办社区活动、丧亲者互助活动等,进行生命教育,旨在帮助丧亲者正确认识生命与死亡,从而树立正确的生活观、死亡观,积极面对人生。

(五)哀伤辅导步骤

1. 建立辅导性互信关系 辅导者首先要遵循保密的原则,同时要注意在丧亲者辅导中避免二次创伤的发生,注意给予丧亲者足够的安全感。从生活上到精神上尽可能地给予关心和关爱。若丧亲者表现出强烈的抵触情绪,要尊重他们的选择,同时可提供相关其他帮助渠道和方式。

2. 评估 可借助情绪、情感的评估量表采用量化的方式评估,也可采用半结构式访谈法,获取丧亲者丧亲后在生活、情感、心理、社交方面的状态和存在的问题。

3. 发掘内容 通过询问倾听丧亲者的丧亲经历,可依次序询问逝者死亡一刻,最后陪伴逝者的时刻,葬礼及自葬礼以后的感受及在生活方面带给丧亲者的改变和影响,尤其是情感程度较深的记忆点和影响生活的重点。

(1)死亡一刻 死亡的时间;因何死亡;逝者离世时,家属是否在场;如不在场,家属如何知道有关消息;当时的反应等。

(2)最后的陪伴 家属于死亡发生后,陪伴逝者的经验。

(3)葬礼 了解家属与筹办及葬礼进行的情况、参与程度及对葬礼的反应。

(4)丧亲后的生活 葬礼后至目前的一段时间内,家属是如何生活的;让丧亲者描述这段时间的心情、情绪状态及身体反应等来评估其哀伤状态。

4. 确定辅导内容和方式 通过交谈和分析挖掘确定辅导内容,并通过协商确定采用何种方式进行辅导。

5. 引导接受丧亲事实 在丧亲的短时间内,丧亲者可能无法接受丧亲的事实,需要一定的时间进行疏导,切忌强硬植入事实而产生负性效果,辅导者需要引导丧亲者,通过改变人文和物理环境以及暗示、隐喻等方式渗透给丧亲者已经丧亲的事实。

6. 帮助建立社会支持系统 社会支持是丧亲者能尽快走出哀伤的有利途径。辅导者可根据丧亲者的亲友情况,梳理出能够从生活和精神上帮助丧亲者走出哀伤的社会支持系统。此外,还可从丧亲者兴趣、爱好或有相同经历的人群出发,借助社区、社会志愿者等群体给予情感支持。

7. 帮助寻找积极的应对方式 主要从生活上帮助丧亲者建立新的规律、健康的生活方式,如正常的作息时间、科学的饮食与营养、规律的身体锻炼,拓展兴趣、爱好,并可通过写日记等方式舒缓身心进行疗愈。

8. 重拾希望 辅导者可帮助丧亲者寻找生活目标、制订计划,帮助丧亲者树立重新开始新生活的希望。

（六）哀伤辅导要点

1. 抚慰　部分丧亲的家属在丧亲之后的短时间内很难自发地从痛苦中走出来，如果不能给予有效的诱导和辅助很有可能会影响身心健康，甚至产生自杀的意念和行为，辅导者可以引导家属表达、宣泄内心的痛苦与悲伤情绪、协助其建立起新的社会支持系统，很多需要辅导的丧亲者丧失的正是他们以往生活中最重要的支持者，这就给丧亲者的心理、日常生活带来了重大的改变，因此，也需要根据具体问题在促进适应新生活等方面进行照护。如：给予丧亲者言语上的安慰和疏导，陪伴在丧亲者身旁，通过肢体的安抚、拥抱、轻轻握手来传递支持与慰藉的力量。对于丧亲者需要倾注更多的耐心、关心和爱心，由于承受了巨大的伤痛可能对于辅导者的抚慰不会产生回应，甚至会有抵抗情绪，切忌轻易放弃，应该让他们明白时间是治愈心灵的良药，哀伤会随着时间的推移慢慢消化，而哀伤正常淡化并不意味着对死者的背叛，而是在郑重地与逝者的告别。坚持抚慰，可以使丧亲者体会到关怀和温暖，同时从情感上感受到自己并不是独自面对，进而增强战胜孤独的信心。

2. 诱导宣泄　对丧亲家属进行哀伤辅导并不是以消除悲伤为目的，而是帮助其在承受死亡离别的痛苦同时更加坚强地生活下去，所以应给予丧亲者更多的情感支持，允许并鼓励丧亲者通过痛哭、诉说、回忆、写日记等方式表达自己的哀伤和对逝者的思念。告诉丧亲者哭泣是人在表达情感、情绪时的一种自然情感反应，是很好的舒缓身心、疗愈情绪的方式，诱导他们把悲伤宣泄出来，强忍悲伤不释放只会更加压抑或消沉。

3. 转移注意力　鼓励丧亲者改变以往生活的环境，可让丧亲者将亲人的遗物暂时收藏起来，减轻精神上的痛苦。多交流走动，或到外面走一走，或沉浸于工作。鼓励丧亲者多接触人、多尝试新鲜的事物，不断刺激感官，培养兴趣爱好，或做一些公益活动，帮助他人在传递爱中感受爱，由小爱到大爱，以转移注意力，减轻悲伤情绪。

4. 建立新的生活方式和支持系统　鼓励丧亲者多参与社会交往活动，丧亲后，丧亲者需要在家庭生活中寻找一种新的依恋关系，补偿丧亲后的心理失落感。尤其是配偶过世后，原有的生活方式被完全打破，重点应该帮助丧亲者重新建立情感和生活支持系统，使丧亲者能够填补心灵空缺，以家庭成员间的温暖与关怀促使他们尽快走出丧亲的阴影，投入新的生活。

（七）哀伤辅导常用的技术

1. 音乐疗法　音乐可以疗愈心灵，也可以转移注意力，还可以引导情感，选择一些积极、治愈、向上的曲调使丧亲者在倾听的过程中情感能被正向引导，同时也可选择一些能带给丧亲者共情内容的歌曲，使其悲伤情感能够得到宣泄，以消除心理障碍，恢复或增进身心健康。

2. 认知疗法　当丧亲者对丧亲持有非理性看法，则需要帮助他们重构认知，纠正非理性的看法，但是切忌直面否定，应该以温和渗透的方式，让丧亲者感受到温暖与被爱，以平常心面对失去与离别，同时可通过适时的自我暴露，运用辅导者的知识和经验给予丧亲者直面丧亲的勇气和技巧。

3. 正念疗法　正念训练可帮助丧亲者接受和直面哀伤，重新建立自己与日常生活的联结，达到一个身心和谐状态。在进行正念训练时，从自我焦点转移到他人的焦点，一是与哀伤同在，二是不与哀伤抗争，三是带着哀伤行动。

4. 意义疗法　辅导者可通过帮助丧亲者挖掘生活的意义，在生活的点滴、丧亲者的兴趣爱好、工作事业等方面帮助他们寻找生活乐趣及建立生活的目标，不仅聚焦在与亲人的关系上面，还有更多可以挖掘的意义。

···· **目标检测**

答案解析

一、最佳选项题

1. 临终老年人对待死亡的心理类型不包括（　　）

　　A. 从容型　　　　　　　B. 积极抗争型　　　　　C. 主动接受型

　　D. 无所谓型　　　　　　E. 不接受型

2. 不属于哀伤辅导的常用技术（　　）

　　A. 音乐疗法　　　　　　B. 认知疗法　　　　　　C. 正念疗法

　　D. 意义疗法　　　　　　E. 关爱疗法

3. 对临终老年人实施心理干预可采用的方法（　　）

　　A. 人生回顾　　　　　　B. 尊重法　　　　　　　C. 辅导疗法

　　D. 运动疗法　　　　　　E. 睡眠疗法

4. 老年人临终常见的护理问题（　　）

　　A. 知识缺乏　　　　　　B. 角色冲突　　　　　　C. 大出血

　　D. 便秘　　　　　　　　E. 有受伤的危险

5. 王奶奶，69岁，老伴儿于一周前脑卒中去世，老伴儿的离世令其精神恍惚，经常独自待在房间里发呆，不思茶饭。王奶奶处于哀伤过程的哪一阶段（　　）

　　A. 麻木震惊阶段　　　　B. 情感爆发阶段　　　　C. 复原阶段

　　D. 恢复阶段　　　　　　E. 接受阶段

二、填空题

1. 哀伤辅导的内容包括（　　）、（　　）和（　　）。

2. 死亡教育的途径（　　）、（　　）、（　　）、（　　）。

3. 临终老年人常见的心理问题包括（　　）、（　　）、（　　）、（　　）。

4. 安宁疗护是一种新兴的医疗行为与保健服务模式，旨在为终末期患者提供（　　）、（　　）、（　　）和（　　）。

三、实例分析题

患者，74岁，独居，肝癌伴全身多脏器转移，进食过程中突然大量呕血，暗红色，伴头晕乏力，紧张恐惧，患者近来食欲差、睡眠浅伴早醒，经常反复和家人提及死亡及担心后事问题。

请思考：

（1）患者存在哪些临终心理问题，应如何实施护理？

（2）临终老年人大出血的护理包括哪些内容？

（聂　荔）

书网融合……

重点小结　　　　　　　微课　　　　　　　习题

第十章 老年人权益保障

PPT

学习目标

知识目标： 通过本章的学习，应能掌握老年人权益保障法的主要内容及主要特点；熟悉其他相关法律规定；了解世界其他国家老年人权益保障的状况。

能力目标： 具备在发现老年人权益受损现象时，及时采取应变和干预措施，指导老年人或其家属维护自身权益的能力。

素质目标： 通过本章的学习，树立关爱老年人的职业素养，发扬爱老、敬老的职业精神。

情境导入

情境： 王爷爷，89岁，因腿部受伤住院治疗。在其住院期间，责任护士李某协助王爷爷进行康复训练，李某积极了解老年人权益保障法的相关知识，确保王爷爷在康复过程中得到充分的权益保障。她耐心地向王爷爷解释我国对老年人的社会保障，如各项医疗福利政策，帮助其申请相关的补贴与法律援助，不仅让王爷爷感受到了关爱和温暖，也使其对老年人权益保障法更加了解。

思考： 1. 我国老年人权益保障法主要涉及哪些方面的内容？
   2. 我国对老年人的社会保障政策包括哪些内容？

随着全球老年人口数量增加，对其权益的保护引起广泛关注，法治建设已成为应对人口老龄化的积极举措。作为护理人员，应熟悉我国老年人权益保障相关内容，帮助老年人维护自身权益，为其提供规避权益受损的干预策略，保障其生活质量。

第一节 我国老年人权益保障 微课

保障老年人权益对解决社会矛盾，完善我国法治建设和进一步保障人权等有着重要意义。我国对老年人权益保障研究起步于80年代末90年代初，通过多年的探索与研究，形成了以《中华人民共和国老年人权益保障法》为主的老年人权益保障体系。

一、《中华人民共和国老年人权益保障法》的主要内容

《中华人民共和国老年人权益保障法》于1996年8月29日第八届全国人民代表大会常务委员会第二十一次会议通过。根据2018年12月29日第十三届全国人民代表大会常务委员会第七次会议《关于修改〈中华人民共和国劳动法〉等七部法律的决定》进行了最新修正，成为了当下的现行版本。为保障老年人合法权益、发展老龄事业、弘扬中华民族敬老、养老、助老的美德，根据宪法，制定了此法，共九章八十五条，包括：总则、家庭赡养与扶养、社会保障、社会服务、社会优待、宜居环境、参与社会发展、法律责任、附则。从该法的篇章设置与具体条文可以看出，老年人可享有的合法权益主要包括受家庭赡养与扶养的权利、国家和社会层面获得物质帮助的权利、享受社会服务和社会优待的权利、参与社会发展和共享社会发展成果的权利，以及法律责任等，主要内容如下。

（一）受家庭赡养与扶养的权利

家庭养老是子女和老年人生活在一起，子女向老年人提供经济供养、生活照料、精神慰藉并照顾老年人特殊需要的一种养老方式，在我国老年人的幸福晚年生活保障上具有举足轻重的地位，因此本法在第二章对家庭赡养与扶养做出了规定，老年人养老以居家为基础，家庭成员应当尊重、关心和照料老年人。本章将老年人受家庭赡养与扶养的权利细分为受赡养权、居住权、财产收益权、财产处分权、婚姻自由权、继承权、受扶养权等。本章关于老年人受赡养权明确规定：赡养人应当履行对老年人经济上供养、生活上照料和精神上慰藉的义务，照顾老年人的特殊需要；赡养人不得以放弃继承权或者其他理由，拒绝履行赡养义务；赡养人不履行赡养义务，老年人有要求赡养人付给赡养费等权利。对于居住权，其规定如下：赡养人应当妥善安排老年人的住房，不得强迫老年人居住或者迁居条件低劣的房屋；老年人自有的或者承租的住房，子女或者其他亲属不得侵占，不得擅自改变产权关系或者租赁关系等。老年人对个人财产，依法享有占有、使用、收益和处分的权利，子女或者其他亲属不得干涉，不得以窃取、骗取、强行索取等方式侵犯老年人的财产权益。老年人的婚姻自由受法律保护。子女或者其他亲属不得干涉老年人离婚、再婚及婚后的生活。赡养人的赡养义务不因老年人的婚姻关系变化而消除。关于继承法，本章也做出了如下说明：老年人有依法继承父母、配偶、子女或者其他亲属遗产的权利，有接受赠与的权利。子女或者其他亲属不得侵占、抢夺、转移、隐匿或者损毁应当由老年人继承或者接受赠与的财产。老年人以遗嘱处分财产，应当依法为老年配偶保留必要的份额。此外，老年人与配偶有相互扶养的义务。由兄、姐扶养的弟、妹成年后，有负担能力的，对年老无赡养人的兄、姐有扶养的义务等。

（二）国家和社会层面获得物质帮助的权利

随着身体功能衰退、经济地位下降，老年人很容易被当作社会的累赘，其权利受到侵害的现象层出不穷，而解决好老年人各方面的物质保障问题，具有维护社会安定、促进经济建设的重要意义。因此本法第三章对老年人社会保障方面进行了规定，体现了老年人从国家和社会层面获得物质帮助的权利。如"国家通过基本养老保险制度，保障老年人的基本生活；国家通过基本医疗保险制度，保障老年人的基本医疗需要。享受最低生活保障的老年人和符合条件的低收入家庭中的老年人参加新型农村合作医疗和城镇居民基本医疗保险所需个人缴费部分，由政府给予补贴；国家逐步开展长期护理保障工作，保障老年人的护理需求；国家建立和完善老年人福利制度，根据经济社会发展水平和老年人的实际需要，增加老年人的社会福利；国家鼓励地方建立八十周岁以上低收入老年人高龄津贴制度；国家鼓励慈善组织以及其他组织和个人为老年人提供物质帮助"等内容。

（三）享受社会服务和社会优待的权利

老年人依法享有社会服务和社会优待的权利，除国家层面采取的措施外，地方各级人民政府和有关部门应当采取措施，如发展城乡社区养老服务，逐步增加对养老服务的投入，利用总体规划统筹安排养老服务设施建设，建立健全养老机构综合监管制度，开展老年人健康服务和疾病防治工作等，为老年人提供丰富多样的社会服务。县级以上人民政府及其有关部门根据经济社会发展情况和老年人的特殊需要，制定优待老年人的办法，逐步提高优待水平。医疗机构应当为老年人就医提供方便，对老年人就医予以优先。有条件的地方，可以为老年人设立家庭病床，开展巡回医疗、护理、康复、免费体检等服务，提倡为老年人义诊。此外，国家应采取措施，推进宜居环境建设，为老年人提供安全、便利和舒适的环境。

（四）参与社会发展和共享社会发展成果的权利

推动老年人参与社会发展可实现其自身价值，提高生活质量，还可大大降低老龄化进程给社会带来的巨大经济成本，国家和社会应当重视、珍惜老年人的知识、技能、经验和优良品德，发挥老年人的专长和作用，保障老年人参与经济、政治、文化和社会生活，开展适合老年人的群众性文化、体育、娱乐活动，丰富老年人的精神文化生活。老年人和老年人组织也有权向国家机关提出老年人权益保障、老龄事业发展等方面的意见和建议。

（五）法律责任方面

老年人作为社会的弱势群体，由于体力、智力所限以及维权意识的缺乏，法律赋予老年人的特殊权利也容易被侵害，为了维护自身的合法权益，被侵害人或者其代理人有权要求有关部门处理，或者依法向人民法院提起诉讼。若有干涉老年人婚姻自由，对老年人负有赡养义务、扶养义务而拒绝赡养、扶养，虐待老年人或者对老年人实施家庭暴力的，由有关单位给予批评教育；构成违反治安管理行为的，依法给予治安管理处罚；构成犯罪的，依法追究刑事责任。如第七十五条规定："老年人与家庭成员因赡养、扶养或者住房、财产等发生纠纷，可以申请人民调解委员会或者其他有关组织进行调解，也可以直接向人民法院提起诉讼。人民调解委员会或者其他有关组织调解前款纠纷时，应当通过说服、疏导等方式化解矛盾和纠纷；对有过错的家庭成员，应当给予批评教育。人民法院对老年人追索赡养费或者扶养费的申请，可以依法裁定先予执行"。人民法院和有关部门，对侵犯老年人合法权益的申诉、控告和检举，应当依法及时受理，不得推诿、拖延。不履行保护老年人合法权益职责的部门或者组织，其上级主管部门应当给予批评教育，责令改正等一系列内容。

二、《中华人民共和国老年人权益保障法》的主要特点

《中华人民共和国老年人权益保障法》（简称《老年人权益保障法》）的出台与执行，标志着我国针对特定群体权益保护的法律体系初步构建完成，意味着我国老年人权益保障工作正式迈入法治化阶段。此法适时地回应了我国人口老龄化趋势及老年人权益保障的迫切需求，且其条文内容与中国实际情况紧密相连，彰显了中国特色，反映了老年人的需求，是一部切实维护中国老年人合法权益、具有鲜明中国特色的法律。经过多次完善，《中华人民共和国老年人权益保障法》体现了以下特点。

（一）积极老龄化理念贯穿始终

《老年人权益保障法》明确将积极应对人口老龄化作为国家的一项长期战略任务，国家进行人口老龄化国情教育，增强全社会积极应对人口老龄化意识，从战略高度谋划和推进老龄工作，这体现了国家对老年人参与社会、享受生活的重视，并鼓励老年人在身体、心理和社会参与等方面保持活跃和健康。

（二）构建中国特色社会养老服务体系

《老年人权益保障法》规定国家应构建并完善以居家为基础、社区为依托、机构为支撑的社会养老服务体系。将老年人养老以"居家为基础"取代了原法的"家庭养老"，几字之差强调了在家庭养老基础上，更需发挥社区的养老依托功能，也为国家建立健全家庭养老支持政策提供了法律依据，如鼓励子女与父母就近居住或同住，对家有高龄老年人、生病老年人的在职职工给予带薪假期制度等。同时，新法还鼓励社会力量参与养老服务，以推动养老服务事业的快速发展。为了切实保障这一体系的构建与完善，最新修订的老年人权益保障法律还具体而明确地阐述了多方面内容，包括明确家庭对老年人的赡养责任，要求将养老服务设施纳入城乡社区建设的整体规划之中，以及规定了养老机构应具备的条件、享有的扶持政策与接受的监管标准等。这些条款不仅是对中国养老服务业长期发展实践的提炼与归纳，也是对相关既有政策措施的认可与延续，并将它们提升至法律高度，这将极大地加速中国老龄服务体系的发展步伐。

（三）规定国家逐步开展长期护理保障工作

该法第三十条指出，国家逐步开展长期护理保障工作，以确保老年人的护理需求。针对那些因长期丧失自理能力且经济状况困难的老年人，地方各级政府需依据其失能程度等具体情况，提供相应的护理补贴。我国对长期护理保障的重要性已有了深刻认识，并在法律上做出了原则性规定。这一举措为探索建立长期护理保障制度乃至未来的长期护理保险制度奠定了法律基础。同时，护理补贴制度的提出，有助于促使地方政府在长期护理领域积极行动，可在一定程度上缓解老年人的经济负担。

（四）明确了社会优待内容

《老年人权益保障法》特别设立了第五章来阐述社会优待，丰富了老年人享受的社会优待内容，并拓宽了优待范围。优待措施涵盖了为老年人提供办事便捷服务、法律咨询服务援助、交通出行优待、参观游览景点门票减免等方面，同时明确了农村老年人不承担兴办公益事业的筹劳义务。

（五）设专章规定老年宜居环境建设

该法设专章规定了老年宜居环境建设，要求环境规划和建设应当符合老龄化发展要求，适应老年人口对城乡规划、公共基础设施、社区环境以及家居住宅等的通用性和特殊性需要。这为老年人日常生活和参与社会创造了安全、便利、舒适的环境。

（六）突出了对老年人的精神慰藉

老年人权益保障法要求家庭成员应关注老年人的精神需求，不可忽视、冷落老年人；对于不与老年人共同居住的，应当经常回家探望或对老年人致以问候。此外，该法还明确指出，用人单位需遵循国家相关条例保障赡养人探亲休假的权利。

（七）创设老年人监护制度

该法为保障失能失智老年人的人身财产权益，创设了老年监护制度。这一制度旨在保护老年人的合法权益，防止其受到侵害。同时，还规定了对老年人实施家庭暴力等行为的法律制裁，以维护老年人的尊严和安全。

（八）弘扬中华民族敬老、养老、助老的美德

老年人权益保障法通篇体现了中华民族敬老、养老、助老的美德，并创设了一系列新的重要制度，如建立老年人节日制度等。这些制度旨在弘扬传统美德，增强全社会对老年人的尊重和关爱。

（九）详细规定法律责任和救济途径

该法在法律责任部分详细规定了老年人合法权益受到侵害时的法律救济途径。包括老年人或其代理人有权要求有关部门处理或依法向人民法院提起诉讼等。这些规定为老年人提供了坚实的法律后盾，确保他们的权益得到有效维护。

老年人权益保障法符合中国具体国情，它在维护老年人权益的同时，既保留了中华民族悠久的传统习俗，又充分反映了广大老年人的意愿，是一部具有中国特色、特点鲜明的维护老年人权益的法律。该法详尽地规定了老年人权益的各个方面，为各地制定地方性老年人权益保障法规树立了优秀典范，并为相关配套单行法律法规的出台打下了坚实的基础。

知识链接

老年人监护制度

监护是指对于不在亲权照护下的未成年人、精神病患者等无民事行为能力人和限制民事行为能力人，以及民事行为能力不充分的老年障碍人，为其人身权利、财产权利的照护而设置的民事法律制

度。老年人监护制度则是指为保护因身体功能或精神功能衰退，不能全部或部分处理自己事务的老年人的合法权益，而为其设立保护人，在尊重被监护人意志的基础上，对其人身财产及其他合法权益进行监督、保护和管理的一种民事法律制度。《老年人权益保障法》第 26 条确立了我国老年人监护制度的基础，我国的老年人监护制度正逐步与领先的成年监护制度相接轨。

老年人监护制度是社会对老年人权益保护的重要体现，它旨在确保老年人在生理和心理上得到充分的照顾，维护其尊严和自主权。作为护理人员，我们要深刻认识到这一制度的重要性，并将其内化为我们行动的指南。此外，老年人监护不仅仅是提供物质上的照顾，更重要的是给予他们情感上的支持和关怀，我们医务工作者要以一颗温暖的心去倾听他们的需求，尊重他们的意愿，让老年人感受到家的温暖。

三、其他有关老年人权益保障的规定

随着法律体系的日益完善，我国对老年人权益的保障立法也在逐渐完善，除《中华人民共和国老年人权益保障法》外，我国的其他法律规范中也体现了对老年人权益的保障，以下是一些具体的法律法规及其相关内容。

《中华人民共和国宪法》（简称《宪法》）作为国家的根本大法，规定了国家最根本、最重要的制度，它既是定国安邦的总章程，也是公民行为处世的准则。宪法中包含了关于老年人权益保障的相关条款，如《宪法》第四十五条规定"中华人民共和国公民在年老、疾病或者丧失劳动能力的情况下，有从国家和社会获得物质帮助的权利，国家发展为公民享受这些权利所需要的社会保险、社会救济和医疗卫生事业"；此条文对制定其他关于老年人权益保障的法律法规，以及在实际工作中保护老年人权益，均提供了重要指导方向。第四十九条规定"成年子女有赡养扶助父母的义务"；《中华人民共和国刑法》也对保护老年人权益方面作出了相应的规定，如第二百六十条规定"虐待家庭成员，情节恶劣的，处二年以下有期徒刑、拘役或者管制"。第二百六十一条规定"对于年老、年幼、患病或者其他没有独立生活能力的人，负有扶养义务而拒绝扶养，情节恶劣的，处五年以下有期徒刑、拘役或者管制"。《中华人民共和国社会保险法》第十八条规定"国家建立基本养老金正常调整机制。根据职工平均工资增长、物价上涨情况，适时提高基本养老保险待遇水平"。此外，虽然《中华人民共和国婚姻法》已废止，但其关于保护老年人合法权益的原则，以及子女对父母有赡养扶助义务的规定，在现行有效的《中华人民共和国民法典》婚姻家庭编中仍有所体现。《中华人民共和国民法典》第二十六条强调了成年子女对父母负有赡养、扶助和保护的义务；第一千零四十二条明确规定禁止家庭暴力，禁止家庭成员间的虐待和遗弃，这同样适用于对老年人的保护；第一千零六十七条具体规定了成年子女不履行赡养义务的，缺乏劳动能力或者生活困难的父母，有要求成年子女给付赡养费的权利。《中华人民共和国反家庭暴力法》中规定对于遭受家庭暴力的老年人要给予特殊保护。《中华人民共和国劳动法》第七十条规定了国家发展社会保险事业，建立社会保险制度，设立社会保险基金，以保障劳动者在年老等情况下获得帮助和补偿。这些与老年人保障相关的法律制度，不仅体现了国家对老年群体的重视和关注，也为他们提供了法律保障及维权途径。

自《老年人权益保障法》施行以来，各地区立法机构也相继出台了配套的地方性法规以确保该法律的实施，并且根据各自的经济状况和老龄化特点，融入了创新性的条款，体现了对老年人权益的保障。如《北京市老年人权益保障条例》第十五条规定老年人的房产权、房屋租赁权和居住权受法律保护。产权属于老年人的房屋，未经老年人同意或者授权，子女或者其他亲属不得强占、出卖、出

租、转让或者拆除。老年人承租的住房，子女或者其他亲属不得挤占，不得擅自改变租赁关系。第十七条规定老年人有依法继承配偶、父母、子女及其他亲属的遗产和接受遗赠的权利。第四十三条规定侵犯老年人合法权益，违反治安管理的，由公安机关依照治安管理处罚条例处罚；构成犯罪的，依法追究刑事责任。《上海市老年人权益保障条例》第十一条规定赡养人应当履行对老年人经济上供养、生活上照料和精神上慰藉的义务，照顾老年人的特殊需要。赡养人的配偶应当协助赡养人履行赡养义务。第三十条规定建立老年照料护理需求评估制度。对具有照料护理需求且符合规定条件的老年人，按照全市统一的标准对其失能程度、疾病状况、照护情况等进行评估，以确定照料护理等级，作为其享受相应照料护理服务的依据；对其中高龄、无子女的老年人予以优先保障，对经济困难的老年人给予适当补贴等。这些地方性法律规范中的具体条文，不仅体现了对老年人经济供养、生活照料和精神慰藉等基本权益的保障，还涵盖了住房、医疗、教育等多个方面的优待和照顾。这些措施有助于提升老年人的生活质量，促进社会的和谐发展，有助于维护老年人的尊严和权益，应积极推动其在实际生活中的落实和执行。

与老年人权益保障相关的众多法律法规共同构成了我国老年人权益保障法律体系，从宪法到地方性法规，都体现了对老年人权益的全方位保障，不仅为老年人提供了法律上的支持和保护，也为社会各界在保障老年人权益方面提供了明确的指导和规范。此外，目前我国老年人的权益保障体系仍处在逐渐健全和完善的过程中，但随着老龄化进程的加快等原因，现今的老年人权益保障法等相关内容依旧存在改进空间，今后还需提出进一步方案以应对老年人权益保障的最新需求。

第二节　世界其他国家老年人权益保障的状况

随着人口老龄化程度持续加深，世界各国制定了相应的法律政策以保护老年人的合法权益。但因受社会文化背景的影响，对于老年人的权益保障，不同的国家和地区对其有不同的政策措施。

（一）德国

德国较早就已进入了严重的老龄化阶段，为此采取了一系列措施保护老年人的权益，形成了富有自身特色的保障体系。

（1）建立了多层次、全方位的老年人权益保障体系，涵盖了国际公约、国内立法如基本法、部门法等多部法律，其中德国基本法与社会法典作为德国宪法与社会政策的实施性法律，是德国老年人权益保障政策的根本法律渊源与具体实施导向。

（2）制定了较为完善的社会保障措施，形成了以医疗保险、养老保险、失业保险为主体，事故保险、护理保险为辅助的社会保险体系，以及以社会保险为支柱，包括社会救济、社会抚恤、社会福利在内庞大的社会保障体系，对推动老年人权益保障和生活救济方面起到重大影响。

（3）德国是世界上第一个建立广泛养老保险制度的国家，多次对其进行改革，且德国重视部分老年特殊群体，如高龄老年人等，不但能使其充分享有可靠的养老保障及救济，而且也关注到了老年人精神生活方面的需要，为救助者提供体面、有尊严的生活。

（二）美国

美国是典型的老龄化国家，制定了相应的法律法规，建立了完善的社会保障体系，是有关老年人的法律和法规最多的国家之一。美国的老年人权益保障立法主要分为三个阶段。

1. 形成阶段（1935—1960 年） 1935 年美国颁布了《社会保障法》，主要创设老年人的养老保险制度；1937 年，针对老年人的住房保障问题颁布了《房屋法》。

2. 发展阶段（1960—1980 年） 二十世纪的六七十年代是美国养老保障法高速发展时期，相继颁布了《老年人法》《医疗保险制度》《禁止歧视老年人法》等多部法律对老年人权益进行保障，且各地建立老龄机构，为老年人提供帮助。

3. 完善阶段（1980 年至今） 美国的养老保障法进入了完善阶段，1984 年颁布了《退休平等法》等法律。

此外，上个世纪七十年代，美国为应对日益严重的老年人被虐待问题，确立了"强制报告制度"，即法律规定的报告主体在遇到应该报告的情形，除特殊情况外均应向有关部门实名报告，若未进行报告，应承担相应的法律后果。此制度的实施在一定程度上缓解了老年人遭受虐待的情况，更好的保障了老年人的权益。

（三）日本

日本已成为老龄问题严峻的超高龄社会，因此采用多项举措应对老龄化。

（1）1945 年至 1960 年，可以视为日本老年人权益保障立法的孕育阶段，先后颁布了一系列的老年人权益保障法律法规和政策规划。

（2）1963 年，日本颁布了《老年福利法》，被称为"老年人宪章"。该法律规定了公民有享受政府提供福利的权利，提出了国家、政府和社会团体对老年人福利的工作分工、费用承担比例和对福利事业的行政监督制度。

（3）1966 年制定的《雇用对策法》明确禁止用人单位在招聘员工时设定年龄限制。1997 年通过了《长期护理保险法》，将老年人的福利制度和医疗保健制度结合起来。

（四）韩国

在韩国老龄化程度不断加深的情况下，老年人的生活问题对其经济和社会发展提出了严峻的挑战，因而韩国政府制定了一系列与老年人相关的法律法规。为了促使老年人就业，韩国颁布了《高龄者就业促进法》，该法指出了禁止老年人就业年龄歧视问题，对其进行规定，使老年人的就业权益得到了保障。

（五）新加坡

面对老龄化挑战，新加坡政府逐步建立起政府引导、制度保障、社会参与、居家为主的养老模式，主要集中在中央公积金制度和家庭养老。

（1）新加坡最主要的养老保障为中央公积金体系，是新加坡社会保障体系的基石，涵盖住房、养老和医疗三大方面。根据人们不断变化的需求，灵活改进，最终形成了以中央公积金制度为基础，以各种保险计划为补充的多层次、多功能国家社会福利保障体系。

（2）重视家庭养老，通过立法和政策等强化了家庭养老责任，制定了各种优惠条件以支持家庭养老。如 1996 年生效的《赡养父母法》，该法针对子女赡养父母做出了全面的规定，同时明确了自我养老责任，是一部较齐全的法律。

我国自古以来就提倡孝老爱亲，倡导"老吾老以及人之老，幼吾幼以及人之幼"。老年人权益保障是一个严峻、复杂的社会问题，涉及多个学科和领域，应重视老年人的权益保障。让老年人老有所养、老有所依、老有所乐、老有所安，关系到社会的和谐稳定。医护工作者作为提供健康护理服务的主体，在预防、评估和解决老年人权益保障问题中具有重要作用，通过及时筛查出潜在或已发生的老年人权益受损的情况，对其进行细致的评估；综合地运用医学、护理知识及法律手段，有效地为老年人提供干预策略，帮助老年人解决权益受损问题，用法律武器维护老年人的合法权益，让他们免受伤害。

目标检测

答案解析

一、最佳选项题

1. 《中华人民共和国老年人权益保障法》共（　）章八十五条
   A. 六　　　　　　　　　B. 七　　　　　　　　　C. 八
   D. 九　　　　　　　　　E. 十

2. 《中华人民共和国老年人权益保障法》于（　）进行最新修订
   A. 1996 年 8 月 29 日　　B. 2009 年 8 月 27 日　　C. 2012 年 12 月 28 日
   D. 2015 年 4 月 24 日　　E. 2018 年 12 月 29 日

3. 美国的老年人权益保障立法主要分为（　）个阶段
   A. 三　　　　　　　　　B. 四　　　　　　　　　C. 五
   D. 六　　　　　　　　　E. 七

4. 《中华人民共和国老年人权益保障法》于（　）通过
   A. 1996 年 8 月 29 日　　B. 1996 年 10 月 1 日　　C. 1997 年 1 月 1 日
   D. 1999 年 3 月 1 日　　E. 2000 年 8 月 29 日

5. 下列关于我国老年人权益保障法，说法错误的是（　）
   A. 国家通过基本养老保险制度，保障老年人的基本生活
   B. 子女或者其他亲属不得干涉老年人离婚、再婚及婚后的生活
   C. 医疗机构应当为老年人就医提供方便，对老年人就医予以优先
   D. 为了维护自身的合法权益，老年人只能向人民法院提起诉讼
   E. 国家建立和完善老年人福利制度，根据经济社会发展水平和老年人的实际需要，增加老年人的社会福利

二、填空题

1. 《中华人民共和国老年人权益保障法》包括以下章节：总则、（　）、社会保障、社会服务、（　）、宜居环境、参与社会发展、法律责任、附则。

2. 《中华人民共和国老年人权益保障法》第二章将老年人受家庭赡养与扶养的权利细分为（　）、居住权、财产收益权、财产处分权、婚姻自由权、（　）、受扶养权等。

3. 老年人可享有的合法权益包括（　）、（　）、享受社会服务和社会优待的权利、（　）。

4. 在日本被称为"老年人宪章"的法律是（　）。

三、实例分析题

张奶奶，83 岁，因疾病致其自理能力下降，护理人员小赵在照顾张奶奶时协助其积极了解老年人权益保障的相关内容，耐心地向张奶奶讲解国家为老年人设立的各项社会保障措施，包括医疗保障、养老补贴以及针对特定困难情况的法律援助服务，帮助张奶奶申请相关的经济补助和法律援助，确保张奶奶的经济状况得到改善，保障其生活质量。

请思考:

1. 请举例说明我国有哪些法律法规涉及老年人权益保障的相关内容?
2. 老年人从国家和社会层面获得物质帮助的权利包括哪些内容?

（崔倩倩）

书网融合……

| 重点小结 | 微课 | 习题 |

参考文献

［1］胡秀英，肖惠敏. 老年护理学［M］. 5版. 北京：人民卫生出版社，2022.

［2］黄金. 老年护理学［M］. 3版. 北京：高等教育出版社，2020.

［3］董翠红，吕颖. 老年护理［M］. 北京：中国医药科技出版社，2021.

［4］赵久华. 老年护理学［M］. 2版. 北京：中国医药科技出版社，2022.

［5］中国营养学会. 中国居民膳食指南（2022）［M］. 北京：人民卫生出版社，2022.

［6］唐凤平. 老年护理［M］. 北京：人民卫生出版社，2023.

［7］单伟颖. 郭飏. 老年人常用照护技术［M］. 北京：人民卫生出版社，2021.

［8］徐桂华，何桂娟. 老年护理学［M］. 北京：人民卫生出版社，2022.

［9］严玮，张会. 老年护理［M］. 北京：中国医药科技出版社，2020.